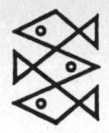

Über dieses Buch Die »neue Medizin« behandelt den Menschen als Einheit von Körper und Seele und nicht als Ensemble einzelner Körperteile und Organe mit einem davon weitgehend unabhängigen Seelenleben. Als Hauptursache der heute weit verbreiteten Krankheiten – Herz- und Kreislaufstörungen, Krebs, Arthritis, Kopfschmerzen, Erkrankungen der Atemwege – betrachtet die »Ganzheitsmedizin« den negativen Streß der verschiedensten Art, sei es im Beruf oder in den zwischenmenschlichen Beziehungen. Erstes Ziel der neuen Medizin sind Abbau oder, besser noch, Verhindern von Streß durch geeignete Formen der Entspannung und durch eine Änderung der Lebensweise. Der neuen Medizin geht es nicht um »Reparatur« von gesundheitlichen Schäden, sondern um Vorsorge und Lebensänderung – angesichts der ausufernden medizinischen Großindustrie sicherlich ein bedenkenswerter und unter Umständen revolutionärer Ansatz.

Der Autor Dr. Kenneth R. Pelletier ist Professor für Psychiatrie an der Universität von Kalifornien, Direktor eines Zentrums für psychosomatische Medizin und klinischer Psychologe mit eigener Praxis. Er hat zahlreiche Arbeiten über psychosomatische Fragestellungen veröffentlicht.

Kenneth R. Pelletier

Die neue Medizin

Gesundheit durch Vermeiden von Streß
Vorbeugen statt heilen

Aus dem amerikanischen von
Joachim A. Frank

Fischer Taschenbuch Verlag

Ungekürzte Ausgabe
Veröffentlicht im Fischer Taschenbuch Verlag GmbH,
Frankfurt am Main, Februar 1988

Lizenzausgabe mit freundlicher Genehmigung der
S. Fischer Verlag GmbH, Frankfurt am Main
Die amerikanische Originalausgabe mit dem Titel
›Mind as Healer, Mind as Slayer;
A Holistic Approach to Preventing Stress Disorders‹
erschien im Verlag Dell Publishing Co., Inc., New York
© 1977 Kenneth R. Pelletier
Für die deutsche Ausgabe:
© 1982 S. Fischer Verlag GmbH, Frankfurt am Main
Umschlaggestaltung: Jan Buchholz/Reni Hinsch
Druck und Bindung: Clausen & Bosse Leck
Printed in Germany
ISBN-3-596-23874-9

Meinen Eltern,
Roger N. Pelletier und
Lucy B. Pelletier,
die mir die Gaben der Liebe,
des Mitgefühls
und das Leben selbst geschenkt haben

Inhalt

Erster Teil: Einleitung

1. Die Verhütung streßbedingter Krankheiten 11

Zweiter Teil: Das Wesen des Stresses

2. Die Psychophysiologie des Stresses 43

   Psychosomatische Medizin 44
   Hirnfunktion und Streß 49
   Das autonome Nervensystem 56
   Das endokrine System und Streß 59
   Das Immunsystem und Streß 64
   Die Kampf-oder-Flucht-Reaktion 69
   Selyes Generelles Adaptations-Syndrom 71
   Ein neurophysiologisches Streßprofil 78

3. Streßauslöser 81

   Soziale Veränderung 83
   Die Arbeitsumwelt 88
   Technologische Neuerungen 92
   Das Individuum und psychosoziale Normen 95
   Die Bestimmung des eigenen psychosozialen Streßniveaus 105

Dritter Teil: Streß und Krankheit

4. Persönlichkeit und Krankheit 113

   A-Typ-Verhalten und kardiovaskuläre Krankheiten .. 119
   Persönlichkeit und Emotionen bei Krebs 128
   Persönlichkeit und rheumatoide Arthritis 143
   Persönlichkeit und Migräne 144
   Künftige Forschungen 146

5. Zivilisationskrankheiten 148

   Hypertonie und Arteriosklerose 150
   Migräne 160
   Krebs 164

Arthritis 171
Erkrankungen der Atemwege 174
Jenseits der Krankheit 177

Vierter Teil: Methoden der Streßbeherrschung

6. Meditation 179

Das Wesen der Meditation 180
Wissenschaftliche Beweise für die Rolle der Meditation
bei der Erleichterung von Streß 184
Meditation und psychosomatische Medizin 194
Formen der Meditation und ihre Wirkung
auf streßbedingte Krankheiten 198
Meditation als regenerativer Prozeß 209

7. Autogenes Training und Vergegenwärtigung 211

Autogenes Training 213
Grundsätzliche Körperhaltungen und Übungen
des Autogenen Trainings 217
Vergegenwärtigung 227
Vergegenwärtigung und Psychosomatische Medizin . . 233

8. Biofeedback 244

Klinisches Biofeedback 245
Biofeedback und Erhaltung der Gesundheit 248
Anwendungen des klinischen Biofeedback 257
Holistische Betrachtungen des klinischen Biofeedback 269

Fünfter Teil: Schlußwort

9. Auf dem Wege zu einer holistischen Medizin 277

Literaturverzeichnis 297

Namen- und Sachregister 323

Vorwort

Während der Niederschrift dieses Buches hat sich mein Leben und das der Menschen, die mir nahestanden, sehr verändert. Viele Freunde halfen mir durch ihre Ermutigung und ihre Geduld, und ich empfinde ihnen gegenüber große Dankbarkeit. Unter diesen Menschen möchte ich vor allem Joan Lynn Schleicher dafür danken, daß sie in ihrer Liebe und Weisheit ausharrte und während dieser vielen Lebensspannen meine beste Freundin und Gefährtin blieb. Danken möchte ich auch Arthur M. Young und Ruth Forbes Young, die mich zu einem erfüllten Leben inspirierten; Elisabeth Anne Berryhill, die mir ein Reich der Liebe und des Lichts zeigte, in dem ein Kinderherz immer aufgeschlossen bleiben kann; Dr. med. Arthur E. Gladman, der mich so viel von der Wissenschaft und Kunst des Heilens lehrte; Dr. med. O. Carl Simonton und Stephanie Matthews-Simonton für unsere Gespräche und für ihre Teilnahme an der Suche nach Linderung menschlichen Leidens; und Robert Briggs, der an dieses Buch glaubte und seine Vollendung ermöglichte.
Während dieser letzten Jahre haben viele meiner Freunde und Kollegen den Beginn einer Epoche gespürt – und an ihm teilgenommen –, in der die Erforschung des menschlichen Bewußtseins mit all seinen Aspekten wieder ihre volle Bedeutung erhalten sollte.
Für diesen unschätzbaren Austausch von Erkenntnissen und freundschaftlichen Neigungen danke ich vor allem Dr. phil. David Bresler, Josef Campbell, Dr. phil. Fritjof Capra, Dr. med. Stanislav Grof, Dr. phil. Joan Halifax-Grof, Dr. phil. Gay Gaer Luce, Dr. phil. Jacob Needleman, Dr. O. Irving Oyle, Dr. phil. Erik

Peper, Theodore Roszak, Dr. med. C. Norman Shealy, Tarthang Tulku, Rinpoche, und Dr. med. et Dr. phil. R. James Yandell. Jack Schwarz von der Aletheia-Stiftung habe ich für persönliche Führung zu danken, und seine Stiftung unterstützte einen Teil der in diesem Buch beschriebenen Forschungsarbeiten.

Während dieses Buch entstand, stellten mir Ärzte und Psychologen freigebig ihre Zeit und Sachkenntnis zur Verfügung, und ich danke ferner Alyce Green, Dr. phil. Elmer E. Green, Dr. phil. Joe Kamiya, Dr. med. Tod H. Mikuriya, Dr. med. Mark J. Rosenberg, Dr. med. Martin L. Rossman, Dr. med. Norman S. Tresser und Dr. med. et Dr. phil. Charles L. Yeager. Die Recherchen und die Niederschrift des Manuskripts wurden schließlich entscheidend gefördert durch Celia Zaentz, die mir so viel Zeit und Hilfe widmete, und durch Anne Breckenridge und Peter Dreyer, die bei der Bearbeitung behilflich waren. All diese Freunde und Kollegen leisteten einen großen Beitrag und machten dieses Buch möglich. Zusammen haben wir uns bemüht, einen tieferen Sinn für unser Leben zu finden und Geduld und Mitgefühl zu üben, indem wir in jedem Individuum das höchste Potential anerkannten. Mögen wir alle, wir und Sie, eine befriedigende Reise erleben.

Kenneth R. Pelletier
Berkeley, Kalifornien
April 1976

Erster Teil
Einleitung

1
Die Verhütung streßbedingter Krankheiten

»Streß« ist ein Ausdruck, der heute sehr ungenau gebraucht wird. Obwohl er etwas ist, dessen wir uns alle bewußt sind, ist er sehr schwer zu definieren. Hans Selye, der große Pionier der psychosomatischen Medizin, verwendete zwei Definitionen, eine einfache – »das Maß der Abnutzung innerhalb des Körpers« – und eine abstrakte, medizinische, die im 2. Kapitel ausführlicher erklärt werden soll: »Der Zustand, der sich durch ein spezifisches Syndrom manifestiert, das aus allen nichtspezifisch bewirkten Veränderungen innerhalb eines biologischen Systems besteht« (Selye, 1956). Streß ist ein integrales Element im biologischen System aller lebenden Organismen. Alle Lebewesen sind mit angeborenen Streßalarmreaktionen ausgestattet, die sie befähigen, ihre Umwelten zu bewältigen. Ohne Streß gäbe es nur sehr wenig konstruktive Tätigkeit oder positive Veränderung. Zwei der fundamentalen Merkmale des Lebens, Selbsterhaltung und Fortpflanzung, könnten ohne die angeborenen Streßmechanismen aller Lebewesen nicht in Erscheinung treten. Ein Leben ohne die Herausforderungen, die Streßreaktionen auslösen, wäre kein Leben. Doch für Menschen, die in den hochentwickelten, postindustriellen westlichen Kulturen leben, ist das Maß an Streß zu groß und damit schädlich geworden. Der Mensch von heute hat eine soziale und ökonomische Struktur und ein Gefühl des Zeitmangels entwickelt, die ihn häufigerem und stärkerem Streß unterwerfen als zu jeder anderen Zeit in der Geschichte der Menschheit, und die Folgen sind oft verheerend. Die meisten Menschen sind der Ansicht, daß ihnen keine andere Wahl bleibt, als dieses Streßniveau als festen Bestandteil ihres westlichen Erbes zu akzeptieren. Viele betrachten die in hohem Maße wettbewerbsorientierte Gesellschaft mit ihrem Zwang, mehr und immer mehr in immer kürzerer Zeit zu leisten, als ein unentrinnbares Lebensmuster, an das sie sich anpassen müssen.

Unter Streß leiden beide Geschlechter und alle Altersstufen, und er ist nicht auf das Stereotyp des gehetzten Managers beschränkt. Menschen in der späten Adoleszenz oder in ihren Zwanzigern können Streßwirkungen akkumulieren, die sich erst in ihren Vierziger- oder Fünfzigerjahren offen manifestieren. Streßbedingte Störungen gehen auf die langsame, evolutive Anhäufung von psychischen und physischen Streßreaktionen im Laufe des ganzen Lebens des Individuums zurück. Manche sind sich auf unbestimmte Weise bewußt, daß ihr persönlicher Streß einen hohen Zoll fordert. Andere wissen es mit Bestimmtheit und können als Beweise ihre Arztrechnungen vorlegen.

Viele der größeren, aus der Umwelt stammenden Streßauslöser sind offenkundig. Zu den allgemeineren Streßreizen gehören Luftverschmutzung und Lärm, Überfüllung in städtischen Lebensbereichen, Termindruck im Beruf und das ständige Gefühl des Wettbewerbs in der Arbeitswelt ebenso wie im häuslichen Leben. Davon ist so gut wie jeder betroffen. Negative Ereignisse wie finanzielle Schwierigkeiten, ein Todesfall in der Familie, eine Gesetzesübertretung und die Fälligkeit einer Anleihe sind ebenfalls sofort als starke Streßreize erkennbar. Streß kann sich auch aus der Beziehung eines bestimmten Individuums zu einem schwierigen Vorgesetzten, einem Problemkind, einem Freund, einer oder einem Geliebten oder einem Ehepartner ergeben. Alle diese Faktoren lassen sich verhältnismäßig leicht identifizieren. Es gibt jedoch eine Unzahl anderer Streßreize, die sich ebensostark auswirken, auf bewußter Ebene aber vielleicht nicht so offensichtlich sind. Viele davon sind Reaktionen auf Streß, die ihrerseits zu eigenen Streßreizen werden. Dazu gehören frei flottierende Angst, unerklärliche Abweichungen von den Schlaf- oder Eßgewohnheiten, Muskelspannungen oder -krämpfe und zahlreiche andere störende Symptome.

Nicht alle Arten von Streß entstehen unter negativen Bedingungen, obwohl diese falsche Vorstellung weit verbreitet ist. Neuere Experimente zeigen, daß Ereignisse, die von den meisten als positiv oder angenehm betrachtet werden, ebenso Streß auslösen können wie die als negativ empfundenen (Holmes und Rahe, 1967). Positive Geschehnisse wie eine Hochzeit, eine Beförderung, eine erwünschte Schwangerschaft, eine hervorragende persönliche Leistung, ja sogar ein einfacher Urlaub können eindeutige Streßreize sein. Vorfälle solcher Art verlangen von einem Menschen, daß er sich anpaßt oder ändert, und sie beanspruchen seine physischen und psychischen Adaptionsmechanismen ebensosehr wie negative Streßreize. Veränderung und rasche Anpassung sind die gemeinsamen Elemente sowohl positiver als auch negativer Streßreize. Die große Vielfalt von Streßauslösern im modernen Leben wird im dritten Kapitel ausführlich besprochen. Jede Veränderung im Leben eines Individuums verlangt Anpassung, und wenn Anpassungen innerhalb einer kurzen Zeitspanne zu oft vorgenommen werden müssen, sind Spannung und Streß die Folgen.

Wichtig ist, deutlich zu unterscheiden zwischen schädigenden und nichtschädigenden Streßreaktionen. Offensichtlich kann oder soll nicht jeglicher Streß vermieden werden. Eine normale, adaptive Streßreaktion tritt ein, wenn die Streßursache klar und erkennbar ist. Sobald die spezielle Schwierigkeit bewältigt ist, kehrt das Individuum relativ rasch zu einem normalen Funktionsniveau zurück. Wenn jedoch die Streßursache unklar und undefiniert ist, wenn sie lang andauert oder wenn mehrere Ursachen gleichzeitig wirken, findet das Individuum nicht so rasch zu einer normalen seelischen und körperlichen Grundlinie zurück. Es zeigt weiterhin eine potentiell schädliche Streßreaktion. Dieser Sachverhalt ist wesentlich für das Verständnis psychosomatischer Störungen.

Um ihn zu veranschaulichen, brauchen Sie nur an ein Ereignis zu denken, bei dem Ihr Leben tatsächlich in Gefahr war, an einen Autounfall etwa oder an einen schweren Sturz. Erinnern Sie sich an das Gefühl seelisch-körperlicher Erregung während dieser Streßreaktion? Als die Gefahr vorüber war, haben Sie wahrscheinlich »einen Seufzer der Erleichterung ausgestoßen«, während Sie wieder normal zu atmen begannen und das Zittern und die Euphorie in Ihrem Körper spürten. Das Ganze war eine normale Streßalarmreaktion (Notfallsreaktion), auf die als Gegenreaktion Entspannung folgte, bevor Sie zu Ihrem normalen Funktionsniveau zurückkehrten. Vergleichen Sie nun diese Reaktion und diese Empfindungen mit denen am Ende eines streßreichen Tages. Psychologisch betrachtet, scheinen sie vielleicht ganz anderer Art zu sein, aber das neurophysiologische Muster ist praktisch das gleiche. Nach einem streßreichen Tag funktioniert Ihre gesamte Physiologie nicht selten so, als ob Ihr Leben in Gefahr wäre. Da aber tatsächlich keine unmittelbare Gefahr für Ihr Leben besteht, haben Sie kaum die Gelegenheit, irgendeine bestimmte Ursache zu erkennen und sie zu verarbeiten. Die meisten Bedrohungen, denen wir uns täglich aussetzen, sind nur

unklar zu erkennen, und das verhindert eine ausreichende Erholung von der Streßalarmreaktion, die sie auslösen. Dieser nicht abgebaute Dauerstreß, dem das Individuum ständig ausgesetzt ist, ist in erster Linie an der Entwicklung streßbedingter Störungen schuld.
Der psychosoziale Streß wurde in unserer Kultur zu einem gefährlich kumulativen Phänomen, das unablässig seine Wirkungen ausübt. Eine tragische Folge davon ist, daß streßbedingte seelische und körperliche Erkrankungen im Laufe des letzten Jahrzehnts zum sozialen und gesundheitlichen Hauptproblem wurden. Streßbedingte Krankheiten sind in den postindustriellen Gesellschaften längst anstelle der epidemisch auftretenden Infektionskrankheiten von einst zum größten medizinischen Problem geworden. In den letzten Jahren haben sich in den Vereinigten Staaten, in Westeuropa und Japan vor allem vier Krankheiten bemerkbar gemacht. Sie werden als Zivilisationskrankheiten bezeichnet und sind kardiovaskuläre (das Herz und die Gefäße bzw. den Kreislauf betreffende) Leiden, Krebs, Arthritis und Erkrankungen der Atemwege (einschließlich Bronchitis und Emphyseme). Diese vier Leiden treten vor allem in den hochentwickelten Ländern der Welt auf. Die Ernährungsweise, die Umweltverschmutzung und vor allem der erhöhte Streß in den postindustriellen Gesellschaften werden als die wichtigsten Mitursachen ihrer Entwicklung betrachtet. Da diese Krankheiten hauptsächlich ältere Menschen befallen, läßt es die verlängerte Lebenserwartung in zunehmendem Maße dringlich erscheinen, daß Forscher und praktizierende Ärzte Mittel finden, um sie zu verhüten oder wenigstens zu lindern. Die Tatsache, daß diese Krankheiten häufiger in Ländern mit bestimmten Verhaltensweisen und Einstellungen auftreten, liefert einige Hinweise, die im vierten und fünften Kapitel ausführlich untersucht werden sollen.
Die meisten maßgeblichen medizinischen Fachbücher bezeichnen ungefähr 50 bis 80 Prozent aller Krankheiten als psychosomatisch oder streßbedingt, und selbst die konservativsten Autoren rechnen die folgenden Krankheiten zu den psychosomatischen: Magengeschwüre, schleimiger Dickdarmkatarrh, Dickdarmentzündungen mit Geschwürbildung, Bronchialasthma, allergische Hautentzündungen, Nesselsucht und angioneurotische Ödeme, Heuschnupfen, Arthritis, Raynaudsche Krankheit (Störung der Blutversorgung im Bereich der Hände und Füße), hoher Blutdruck, Schilddrüsenüberfunktion, Amenorrhöe (Ausbleiben der Regel), Bettnässen, paroxysmale Tachykardie (anfallweises Herzjagen), Migräne, Impotenz, allgemeine sexuelle Funktionsstörungen,

Einschlafschwierigkeiten, Alkoholismus und die ganze Skala der neurotischen und psychotischen Störungen. Man braucht keine Fachausbildung, um zu erkennen, wie weit verbreitet viele dieser Krankheiten in der Bevölkerung sind. So leiden in den Vereinigten Staaten schätzungsweise 20 bis 25 Millionen Menschen an Hypertonie oder zu hohem Blutdruck. Die Wirkungen der Hypertonie sind potentiell tödlich, denn sie führt zu Arteriosklerose und Herz- oder Hirnschlag durch zu starken Blutandrang. Zur Zeit ist die übliche Therapie bei Hypertonie die Daueranwendung blutdrucksenkender Medikamente. Aber von allen, die an Hypertonie leiden, einer Krankheit, die so gefährlich ist, daß sie oft »der stille Mörder« genannt wird, wurde nur die Hälfte ärztlich untersucht. Davon wird wiederum nur die Hälfte auch behandelt, und die Hälfte davon wirksam. Somit wird nur ein Achtel der an Hypertonie leidenden Bevölkerung der Vereinigten Staaten ausreichend versorgt (*Hypertension Handbook*, 1974). Einer anderen besorgniserregenden Statistik zufolge leiden 30 Millionen Amerikaner an Einschlafschwierigkeiten. Das sind die *bekannten* Schlaflosen, und die Ärzte können nur schätzen, wie viele es zusätzlich noch gibt, die nie ärztliche Hilfe gesucht haben. Wie viele Ihrer Freunde litten oder leiden an Migräne, Hypertonie, Asthma, Heuschnupfen, Arthritis, Magengeschwüren, nervösen Spannungen oder Alkoholismus? Wenn Sie antworten können »keiner«, haben Sie einen ganz außergewöhnlichen Freundeskreis.

In einer Gesellschaft und einem Wirtschaftssystem mit einem beispiellosen inhärenten Streß müssen wir Methoden entwickeln, um die Wirkung von Streß auf unser körperliches und seelisches Wohlbefinden zu mildern. Die in unserer Gesellschaft bewunderten Verhaltensvorbilder tragen mit ihrer Betonung des Ehrgeizes, der Tatkraft, der extremen Zielstrebigkeit, des finanziellen Erfolgs und des Anscheins ständiger Geschäftigkeit zu einem hohen Streßniveau bei. Viele gestehen jedoch ihre Enttäuschung über dieses Verhaltensvorbild offen ein. Immer mehr Menschen in den westlichen Gesellschaften suchen nach anderen Wegen zu Glück und Zufriedenheit. Das gegenwärtige Interesse an Werten der Gegenkultur, an der Ablehnung des Konsumverhaltens und der Technologie, an östlichen Religionen und Techniken der Meditation, die weitverbreiteten Bewegungen mit dem Ziel der Erweiterung des menschlichen Potentials und der Vertiefung der Selbsterforschung und eine neue Suche nach geistigem Wachstum scheinen darauf hinzudeuten, daß die Menschen neue Werte suchen, die ihnen helfen könnten, mit den Zwängen des modernen Lebens fertigzuwerden.

Die Verhütung von Krankheiten ist in dem Maße zu einem dringenden Problem geworden, in dem die ärztliche Behandlung immer schlechter verteilt, kostspielig und oft desorganisiert ist. Im *Scientific American* (April 1970) zählte Sidney Garfield, der Gründer der Kaiser-Permanente-Kliniken, vier Kategorien von Patienten auf: 1. Solche, die zum Arzt gehen und sich für gesund halten, was der Arzt bestätigt. 2. Solche, die sich für gesund halten, aber krank sind. 3. Solche, die sich für krank halten und es sind, und 4. die »besorgten Gesunden«, die sich über ihr Befinden Gedanken machen und im wesentlichen ihre Gesundheit bestätigt haben wollen, die gewöhnlich ausgezeichnet ist. Dieser letzten Gruppe gehören 30 bis 50 Prozent aller Besucher an, die das Sprechzimmer eines Arztes betreten. Seit diesem richtungweisenden Artikel haben Ärzte und Beamte des Gesundheitswesens einige kritische Fragen bezüglich der Gesundheitsfürsorge in den Vereinigten Staaten zur Sprache gebracht. Ein kürzlich erschienener Artikel faßt diese Fragen wie folgt zusammen:
»Macht ärztliche Behandlung die Menschen krank? Das heißt, verleitet die Existenz eines dominierenden ärztlichen Versorgungssystems, vor allem bei dem Fehlen einer gesellschaftlich akzeptierten Alternative, alle, die irgendeine Art von Hilfe brauchen, dazu, ›krank zu werden‹? Wie der Psychologe Ed Kelty vom NIMH* sagt, haben wir ›die Menschen gelehrt, die Sprache des Schmerzes zu sprechen‹, und dementsprechend müssen wir uns verhalten.
Kann man Menschen lehren, gesund zu werden, wenn sie, medizinisch gesehen, ohnehin nicht krank sind? Ist es möglich, augenblickliche Erleichterung zu verschaffen und künftige medizinische und emotionale Probleme zu verhüten, indem man sich auf das konzentriert, was den Patienten wirklich fehlt, und sie lehrt, mit dem Streß und mit ihrer Umwelt fertigzuwerden?
Kann die Feststellung, wer was braucht, dazu beitragen, ein System der Erhaltung der Gesundheit anstelle des gegenwärtigen krankheitsorientierten Systems der ärztlichen Versorgung aufzubauen?« [*Behavior Today*, 30. Juni 1975.]

Neuere Untersuchungen und die klinische Praxis haben gezeigt, daß es möglich ist, die Gesundheitsfürsorge umzuorientieren im Sinne einer vorbeugenden Streßverhütung und einer echten Erhaltung der Gesundheit und nicht so sehr der Heilung von Krankheiten. Für Gesundheitsfürsorge-Organisationen wie

---

* National Institute of Mental Health

Kaiser-Permanente ergeben sich daraus weitreichende Folgerungen, da im voraus finanzierte medizinische Gruppenprojekte durch die »besorgten Gesunden« überbelastet werden können. Bei Kaiser-Permanente in Santa Clara, Kalifornien, wird zur Zeit ein Forschungsprojekt durchgeführt, das sich auf einen Plan des Chefpsychiaters Robert Harrington stützt. Harringtons Projekt umfaßt eine medizinische und psychologische Behandlung, die auf die Aufdeckung von Streß abzielt. Die Patienten nehmen an einem Fortbildungsprogramm teil, das ihr Gesundheitsverhalten in einem positiven Sinne verändern soll. Zu diesem Programm gehören Kurse über Problemkreise wie kritische Lebensstadien, zwischenmenschliche Beziehungen und die Reduzierung von Streß. Wesentlich für ein solches System ist die Erziehung des Individuums dazu, übermäßigen Streß zu erkennen und abzubauen, und die entsprechenden Methoden beginnen sich abzuzeichnen.

Für die meisten Menschen ist eine radikale Änderung ihres Lebensstils einfach nicht möglich. Um die größeren Streßursachen in seinem Leben zu beseitigen, müßte einer vielleicht den Beruf, den Ehepartner, die Freunde, die Umgebung, die Lebensanschauung und die Lebensziele wechseln. Nicht viele Menschen sind mutig genug, frei genug von Verpflichtungen gegenüber anderen oder gewillt, die Sicherheit eines Platzes im System aufzugeben. Die allgemeinste Reaktion auf Streß besteht darin, seine Wirkungen auf Seele und Körper zu ignorieren, Erleichterung beim Alkohol, bei Beruhigungsmitteln und anderen gesellschaftlich akzeptablen Drogen wie Marihuana zu suchen oder die ernsteren Symptome mit Hilfe von Medikamenten zu lindern – aber das sind keine Lösungen. Während nun der auf den »Baby-Boom« der Nachkriegsjahre zurückgehende Bevölkerungszuwachs das zu Krankheiten neigende Alter erreicht, werden die ohnehin schon überforderten Gesundheitsfürsorge-Systeme unerschwinglich teuer, und ein kritischer Mangel an Personal und Einrichtungen macht sich bemerkbar. Bei der Zunahme streßbedingter physiologischer und psychologischer Störungen müssen die Heilberufe Methoden finden, um Streßkrankheiten nicht nur zu lindern, sondern von vornherein zu verhüten. Diese Methoden können aber nicht von solcher Art sein, daß sie vom einzelnen verlangen, aus der Gesellschaft auszubrechen. Sie müssen vielmehr in die bestehende soziale und berufliche Struktur ebenso wie in das Grundschema der gegenwärtigen Lebensstile eingefügt werden können. Daß dies möglich ist, ist eine Hauptthese dieses Buches.

Seit dem Mittelalter wurde der Mensch unter den getrennten Aspekten Körper, Seele und Geist gesehen. Die Medizin wurde von »Aderlassern« und »Steinschneidern« ausgeübt und widmete sich dem körperlichen Wohlbefinden des Menschen. Mit der Seele (im nichtreligiösen Sinne) befaßten sich okkulte Wissenschaften wie Magie und Alchimie, und der Geist gehörte in das Reich der orthodoxen Religionen. Die westliche Kultur neigte seit jeher dazu, die einzelnen Teile des Menschen zu betonen, anstatt ihn als ein untrennbares Ganzes zu betrachten. Diese Spaltung ist noch sehr deutlich in der heutigen Gliederung der Heilberufe zu sehen. Ärzte widmen sich der Behandlung des Körpers, Psychiater und Psychologen sind für die Heilung geistig-seelischer Störungen zuständig, und eine dritte Gruppe, die Geistlichkeit, nimmt sich der Heilung der Seele oder des Geistes im spirituellen Sinne an. Während andere Gesellschaften Heilungsrituale entwickelten, die den ganzen Menschen, ja die ganze Familie und soziale Gruppe betreffen, sind die Heilverfahren und -rituale des Westens durch Spezialisierung gekennzeichnet. Im Laufe der ganzen Geschichte der Heilberufe zeichnet sich eine deutliche Polarität ab. Auf der einen Seite gibt es eine philosophische und klinische Orientierung, die im wesentlichen alle psychologischen Faktoren außer acht läßt und sowohl Krankheit als auch Erhaltung der Gesundheit als etwas rein Körperliches betrachtet. Im Gegensatz dazu und als Reaktion darauf gibt es eine nicht minder extreme Anschauung, derzufolge jede körperliche Krankheit das Endergebnis einer psychischen Unzulänglichkeit des Individuums ist. Leiden von der gewöhnlichen Erkältung bis zur tödlichen Krankheit können ein göttliches Urteil bedeuten, das über den Betroffenen wegen seiner Missetaten verhängt wurde. Letztere Vorstellung hat ihre Wurzel im klassischen Kalvinismus, der die Ansicht vertrat, jede Form von körperlicher Krankheit zeige eine Verstoßung aus dem Zustand der Gnade an. Eine etwas differenziertere Version dieser kalvinistischen Auffassung ist bei vielen gegenwärtigen Wachstumsbewegungen zu erkennen, die in der Krankheit das Ergebnis einer Unzulänglichkeit oder eines Mangels an Bewußtsein oder Selbsterkenntnis seitens des betroffenen Individuums sehen. Unglücklicherweise kann diese Einstellung die Grundlage eines Gesellschaftsspiels – »Ich bin gesünder als du« – bilden, bei dem »Einsicht« zum neuen Statussymbol wird. Ein beiden Orientierungen gemeinsames Mißverständnis ist die Aufspaltung von Geist und Körper in völlig getrennte Wesenheiten.
Keine dieser beiden Anschauungen genügt, um die Psychogenese von Krankheiten zu erklären. Wenn Krankheitsverhütung das

letzte Ziel ist, müssen Fachleute und Laien beginnen, den ganzen Menschen in Betracht zu ziehen. Ein Individuum muß körperlich, seelisch und geistig gesehen werden mit der Absicht, so viel wie möglich von seiner Beziehung zu seiner gesamten Umwelt zu verstehen. Zu dieser Umwelt gehören seine Familie, sein Umgang mit seinesgleichen, seine Berufs- und Lebenssituation, seine Vorstellung von sich selbst und seine Rolle in der Gesellschaft ebenso wie seine Kindheit, die einen bedeutenden Teil seines gegenwärtigen Charakters geformt hat. Zum Glück zeichnet sich heute in den Heilberufen ein neuer Schwerpunkt ab, der durch eine solche ganzheitliche oder *holistische Betrachtung* des Menschen charakterisiert ist. Die holistische Medizin erkennt die unentwirrbaren Wechselbeziehungen zwischen einem Individuum und seiner psychosozialen Umwelt. Geist, Seele und Körper arbeiten als ein integrales Ganzes, und Gesundheit herrscht, wenn sie harmonisch übereinstimmen, während Krankheit die Folge ist, wenn Streß und Konflikte die Harmonie stören. Diese Auffassungen sind im Grunde humanistisch und stellen wieder den Patienten und nicht die medizinische Technologie in den Mittelpunkt. Die moderne Medizin neigte dazu, den Menschen als Maschine mit auswechselbaren Teilen zu betrachten, und entwickelte Verfahren, um diese Teile zu reparieren, zu entfernen oder künstlich nachzubilden. Das sind bedeutende Leistungen, aber die Heilberufe haben dabei den Menschen als dynamisches, integriertes und komplexes System mit einer ausgeprägten Fähigkeit zur Selbstheilung aus den Augen verloren. Die Betrachtung des ganzen Menschen legt das Hauptgewicht eher auf den Heilungsprozeß, die Erhaltung der Gesundheit und die Verhütung von Krankheit als auf die Behandlung bereits bestehender Leiden. Dieses Konzept der holistischen, vorbeugenden Gesundheitsfürsorge ist eine der wichtigsten Neuerungen in der modernen medizinischen Forschung und ihren klinischen Anwendungen. Es muß jedoch ausdrücklich gesagt werden, daß diese neue Auffassung die gegenwärtige allopathische Medizin nicht kritisiert oder bekämpft. Es gibt viele Fälle, in denen die herkömmlichen Heilpraktiken notwendig sind, und die Vorteile der medizinischen Technologie stehen außer Zweifel. Die holistische Medizin versucht, diese Fortschritte auf dem Gebiet der biomedizinischen Forschung mit einer humanistischen Einstellung zum Individuum zu vereinen.

Hier muß nun der Ausdruck »psychosomatisch« genauer untersucht werden, da er in diesem Buch immer wieder verwendet wird und, je nach dem Zusammenhang, in dem man ihn gebraucht, viele verschiedene Bedeutungen annehmen kann. In der traditionellen

Medizin bezieht sich der Ausdruck »psychosomatisch« auf ein Leiden, das fortdauert, obwohl keine klar diagnostizierte organische Erkrankung vorliegt. Trotz des offensichtlichen Fehlens einer organischen Krankheit bleiben die Symptome und die Klagen des Patienten unvermindert bestehen. In solchen Fällen nehmen viele Ärzte üblicherweise an, daß das Leiden nicht existiere, eingebildet, hypochondrisch sei, kurz, daß es keine wirkliche Grundlage habe. Leiden dieser Art nennt man »psychosomatisch«, was gleichbedeutend mit »eingebildet« ist. Im Zusammenhang mit einer holistischen Gesundheitsfürsorge – und in diesem Buch – bedeutet »psychosomatisch« jedoch etwas ganz anderes. Hier wird der Ausdruck gebraucht, um die Vorstellung von einer fundamentalen Interaktion zwischen Geist und Körper zu vermitteln, die bei allen Krankheiten und allen die Erhaltung der Gesundheit betreffenden Vorgängen in Erscheinung tritt. Nikolas Tinbergen, der 1973 den Nobelpreis für Physiologie und Medizin erhielt, faßt diese Vorstellung knapp zusammen, indem er schreibt: »Je mehr man über psychosomatische Krankheiten und allgemein über den äußerst komplexen Gegenverkehr zwischen dem Hirn und dem übrigen Körper entdeckt, desto offensichtlicher wird es, daß eine zu starre Unterscheidung zwischen Geist und Körper nur von beschränktem Nutzen für die medizinische Wissenschaft ist und tatsächlich ihrem Fortschritt hinderlich sein kann« (Tinbergen, 1974). Mehrere bedeutende Forscher unseres Jahrhunderts wie Claude Bernard, Harold G. Wolff, Iwan Pawlow, Walter B. Cannon, Hans Selye, A. T. W. Simeons und Tinbergen haben eine feste Grundlage für ein umfassenderes Verständnis der Beziehung zwischen Geist und Körper geschaffen. Eine Folgerung, die sich unmittelbar daraus ergibt, ist, daß alle Krankheiten insofern psychosomatisch sind, als Geist und Körper an ihrer Ätiologie beteiligt sind. Jede Krankheit entsteht aus einer komplexen Wechselwirkung von sozialen Faktoren, psychischem und physischem Streß, der Persönlichkeit des diesen Einflüssen ausgesetzten Menschen und seiner Unfähigkeit, sich Druck aller Art gut genug anzupassen. Sobald die Krankheit als komplexe Wechselwirkung dieser Faktoren gesehen wird, ist es auch möglich, Symptome als frühe Anzeichen einer übermäßigen Belastung des Geist-Körper-Systems zu erkennen. Zum größten Teil haben die Heilberufe eine solche holistische Auffassung nicht in den klinischen Rahmen aufgenommen. Die Ärzte werden noch dazu angehalten, sich zu spezialisieren – auf Kosten des Verständnisses der Bedeutung einer Betrachtung der ganzen psychosozialen Konstitution eines Menschen und ihrer Beziehung zu seiner

Krankheit. Die Spezialisierung ist noch das vorherrschende Modell – trotz des handgreiflichen Beweises, daß die Interaktion von Geist und Körper ein wesentlicher Faktor für das Verständnis der Entstehung, Verschlimmerung und Dauer praktisch aller Krankheiten ist. Es läßt sich feststellen, daß psychosomatische Betrachtungsweisen auch auf Krankheiten angewandt werden können, die üblicherweise nicht als psychosomatisch eingestuft werden, zum Beispiel auf Infektionskrankheiten.

Ein anderer wichtiger Begriff, der in der holistischen, vorbeugenden Medizin anders gesehen wird als in der traditionellen, ist der des »Placebos«. Das Placebo wird gewöhnlich definiert als »eine wirkungslose Substanz oder ein solches Präparat, das gegeben wird, um das symbolische Bedürfnis des Patienten nach einer medikamentösen Therapie zu befriedigen, und das man bei Kontrolluntersuchungen verwendet, um die Wirksamkeit von Medikamenten zu bestimmen; ebenso auch ein Verfahren ohne eigentlichen therapeutischen Wert, das für solche Zwecke angewandt wird« (*Dorland's Illustrated Medical Dictionary*, 1974). »Placebo« bezeichnet schließlich jeden Aspekt des Heilungsprozesses, der nicht einer physikalischen oder pharmakologischen Wirkung zugeschrieben werden kann. Zu dieser Kategorie gehören auch der gute Wille des Patienten, die Beziehung zwischen Arzt und Patient, Änderungen des Lebensstils und zahllose andere Variablen, die wesentliche Bestandteile eines holistischen Modells sind. Die Verachtung für »Placebo-Effekte« ist auch in der traditionellen Medizin nicht gerechtfertigt, da heilende Placebowirkungen bei der Behandlung einer großen Vielfalt von Krankheiten, vom Heuschnupfen bis zur Arthritis, eindeutig nachgewiesen werden können (Beecher, 1955). In einem Artikel im *Journal of the American Medical Association* stellten Herbert Benson und Mark D. Epstein von der Harvard Medical School fest: »Einstellungen von Patienten und Ärzten, die zu einer guten Beziehung zwischen Arzt und Patient führen, tragen zur Entstehung des Placebo-Effekts bei. Der Placebo-Effekt erhöht in den meisten Fällen das Wohlbefinden des Patienten, und dies ist ein wesentlicher Aspekt der Medizin ... Die Kraft des Placebos und seine positiven Wirkungen müssen viel stärker hervorgehoben werden« (Benson und Epstein, 1975). Andere Arten von Placebowirkungen lassen sich beobachten, wenn der Patient aktiv am Heilungsprozeß teilzunehmen beginnt. Solange aber »Placebo« ein abschätziger Ausdruck bleibt, werden Ärzte und Forscher weiterhin die subtilen und komplexen Faktoren ignorieren, die die Heilung fördern. Eine ernsthafte Untersuchung von Placebo-Effekten würde die koordi-

nierten Bemühungen von Forschern auf so weit auseinanderliegenden Gebieten wie Anthropologie und Molekularbiologie erfordern, und ein holistisches Modell der Gesundheitsfürsorge würde viel dazu beitragen, eine solche Forschung zu fördern.
Die Entwicklung eines Modells der holistischen Gesundheitsfürsorge würde die Gelegenheit für eine intensivere Zusammenarbeit zwischen vielen Disziplinen bieten, um die umweltbedingten, sozialen, psychologischen und biologischen Faktoren bei der Entstehung von Krankheiten und der Erhaltung der Gesundheit herauszuarbeiten. Tinbergen sagte: »... eine stärkere Beachtung des Körpers als Ganzes und der Einheit von Körper und Geist könnte die medizinische Forschung wesentlich bereichern... und uns letzten Endes helfen zu verstehen, was uns der psychosoziale Streß antut. Streß im weitesten Sinne des Wortes, die Unzulänglichkeit unserer Anpassungsfähigkeit, wird vielleicht zum größten zersetzenden Einfluß in unserer Gesellschaft werden« (Tinbergen, 1974). Der genaue Vorgang, durch den übermäßiger Streß zu Krankheit führt, wird bei einigen der häufigsten Streßkrankheiten klar erkannt, im Falle vieler anderer aber noch nicht recht verstanden. Es ist offensichtlich, daß bewußt oder unbewußt wahrgenommene Streßreize die neurophysiologische Aktivität, das endokrine und immunologische Gleichgewicht, die Blutversorgung und den Blutdruck, den Rhythmus der Atmung und die Verdauungsprozesse verändern. Diese Faktoren sind gut dokumentiert in Büchern wie Hans Selyes *Stress of Life*, Walter B. Cannons *Wisdom of the Body* und A. T. W. Simeons' *Man's Presumptuous Brain*. Oft sind die durch Streß ausgelösten Veränderungen kaum merklich, und der einzelne ist sich die meiste Zeit dieser Schwankungen nicht bewußt. Aber ob diese Streßreaktionen erkannt werden oder nicht: sie beeinflussen entscheidend die Widerstandsfähigkeit des Menschen gegen Krankheiten und richten ihrerseits selbst Schaden an.

In den einfachsten Grundzügen kann die Psychogenese einer Krankheit wie folgt beschrieben werden: Ein Mensch wird mit einer Streßsituation konfrontiert, deren Bewältigung ihm außerordentlich schwerfällt. Diese Situation übersteigt seine Kräfte, und er sieht keinen Ausweg. Daher trifft er eine unbewußte Wahl, die ihm eine Möglichkeit bietet, mit dieser unlösbaren Situation fertigzuwerden. Eine solche Möglichkeit ist die Entwicklung einer psychosomatischen Störung, beispielsweise einer Migräne, die ihn so stark beeinträchtigt, daß er handlungsunfähig wird und somit von den Verantwortlichkeiten, die so schwer auf ihm lasten, entbunden ist. Die Krankheitssymptome gestatten es dem Individuum, sich aus einer unhaltbaren Lage zurückzuziehen, wenn es sich mit anderen Mitteln nicht aus ihr befreien kann. Der Anthropologe Gregory Bateson nannte eine solche mißliche Situation »Double bind« oder »Doppelbindung« (Beziehungsfalle), in der das Individuum zwischen zwei gleichermaßen unannehmbaren Alternativen wählen muß, während es daran gehindert wird, seinem Dilemma Ausdruck zu verleihen (Bateson, 1972). Seine Symptome befreien den Menschen von der Notwendigkeit, sich mit der komplexeren und nicht zu bewältigenden Streßsituation zu befassen. Er ist nun krank, und seine Freunde und Verwandten stimmen ihre auf ihn bezüglichen Erwartungen darauf ab. Seine Krankheit schiebt eine Auseinandersetzung mit dem Problem auf oder verhindert sie vielleicht sogar völlig. Sobald dieser Weg einmal eingeschlagen wird und sich als erfolgreich erweist, besteht bei der betreffenden Person die Neigung, das gleiche Verhaltensmuster als Reaktion auf künftige Streßreize anzuwenden. Unglücklicherweise wird die Entscheidung, die zur Entwicklung einer Krankheit als Reaktion auf Streß führt, gewöhnlich auf der unbewußten Ebene getroffen, und solche Verhaltensmuster können weit über den Punkt hinaus beibehalten werden, wo sie noch wirksame Mittel sind, Streß zu bewältigen.

Das Problem der Rolle des Individuums bei der Entwicklung einer Krankheit führt unweigerlich zu dem Begriff der *Verantwortung*. Die Diskussion dieses Begriffs geht von völliger Ablehnung bis zu den esoterischen Betrachtungen des psychoanalytischen Jargons. Am häufigsten wird die eigene Verantwortung verneint, und zwar unter der naiven Annahme, daß niemand wirklich krank sein will, und in der umfangreichen Literatur über die psychologischen Faktoren der Krankheitsentstehung wird der Begriff der Verantwortung oft übersehen oder mißdeutet. Im Zusammenhang mit psychosomatischen Störungen besagt Verantwortung jedoch tatsächlich, daß das Individuum eine Wahl in bezug darauf trifft, wie es auf Streß reagieren will. Diese Wahl kann positiv oder negativ ausfallen, aber auch eine zweckmäßige, positive Wahl kann unzweckmäßig werden, wenn sie immer wieder automatisch wiederholt wird. Nach dieser Hypothese können Krankheiten das Ergebnis des Versuchs eines Menschen sein, eine gesunde Reaktion auf Krisen und Streß zu finden. Unglücklicherweise hat der Versuch, diese Lösung zu finden, oft einen Prozeß zur Folge, der einen Menschen in ein Schema zwängt, das als psychotisches Verhalten oder Krankheit bezeichnet werden kann (Pelletier und Garfield,

1976). Werden diese unbewußt erworbenen unzweckmäßigen oder dysfunktionellen Einstellungen zum Streß längere Zeit beibehalten, so können sie eher zu einer erhöhten Streßbelastung als zu einer Erleichterung führen und somit die Voraussetzungen für die Entwicklung schwerer psychosomatischer Krankheiten schaffen.

Dieser Vorgang wird veranschaulicht durch den Fall eines jungen Arztes, der in eine Klinik, die psychosomatische Medizin praktizierte, mit den äußeren Symptomen einer extremen Muskelspannung im Nacken und Rücken und im Gesäß aufgenommen wurde. Der durch diese Spannung verursachte Schmerz war so groß geworden, daß der Patient nur noch auf einem sehr weichen Kissen sitzen konnte. Nach einer kurzen Therapie, bei der auch klinisches Biofeedback angewandt wurde, zeigte es sich, daß der Arzt kurz vor dem Ausatmen die Schultern nach vorn schob und sie unmittelbar vor dem Einatmen zurückwarf. Diese blasebalgartige Bewegung verursachte eine starke und völlig unnötige Spannung in der Rückenmuskulatur, die aufwärts bis in den Nacken und abwärts bis in die Gesäßbacken und den Quadriceps ausstrahlte. Im Laufe der Therapie wurde sich der Patient seiner ungewöhnlichen Atemtechnik bewußt, und er erinnerte sich, daß er mit vierzehn Jahren von seinem Vater einen Schlag in die Magengrube erhalten und versucht hatte, wieder Luft zu bekommen, indem er seine Schultern auf diese blasebalgartige Weise vor- und zurückbeugte. Unter den damals gegebenen Umständen erfüllte diese Bewegung ihren Zweck. Der junge Mann ging jedoch nach diesem Vorfall und bis ins Erwachsenenalter hinein jedesmal, wenn er unter Streß stand, zu dieser Blasebalgatmung über, und die Folgen waren schädlich. Diese Atmung erfüllte nicht mehr den gewünschten Zweck, ihm zu helfen, wieder Luft zu bekommen und sich danach zu entspannen. Vielmehr trat die gegenteilige Wirkung ein. Sein Verhalten trug zu seinem Angstzustand bei, indem es die Spannung der Rückenmuskulatur erhöhte, und was einmal eine vollkommen funktionelle Reaktion gewesen war, war chronisch dysfunktionell geworden. Tatsächlich wurde so aus einer angemessenen positiven Wahl ein zunehmend negatives Verhalten, das zu extremer Spannung führte. Während der Therapie erkannte der junge Arzt schließlich seine eigene Verantwortung, und in verhältnismäßig kurzer Zeit war er imstande, die dysfunktionelle Atmung zu korrigieren und durch eine normale Atemtechnik zu ersetzen. Die Entdeckung und Korrektur solcher dysfunktioneller Verhaltensweisen ist ein wesentlicher Bestandteil der holistischen Medizin.

Da Fälle wie der hier geschilderte recht häufig auftreten, muß jede umfassende Therapie mit dem Ziel der Erleichterung psychosomatischer Erkrankungen diese unbewußten dysfunktionellen Systeme entdecken und dem Patienten alternative Verhaltensweisen anbieten. Bei dem Arzt mit der starken Muskelspannung war die Dysfunktion verhältnismäßig leicht zu diagnostizieren. Leider läßt sich die Art und Weise, in der sich pathologische Streßreaktionen manifestieren, nicht immer so klar definieren oder so leicht korrigieren. Meistens beeinträchtigt Streß ein Individuum durch seine autonomen Reaktionen, und er stört neurophysiologische Reaktionen, endokrine Funktionen und die unwillkürliche Muskulatur.

Versuche, eine lineare Verbindung zwischen bestimmten Arten von Streß und spezifischen Krankheiten herzustellen, werden wahrscheinlich zu nichts führen. Psychosomatische Krankheiten gehen zurück auf eine komplexe Wechselwirkung zwischen Geist, Körper und Umwelt und erfordern eine alle Systeme berücksichtigende oder holistische Betrachtung. Eine psychosomatische Störung wie eine kardiovaskuläre Erkrankung, Asthma oder Arthritis kann nicht auf eine simplizistische Weise, durch die Frage nach Ursache und Wirkung, verstanden werden. Viele psychotherapeutische Disziplinen verlassen sich ganz auf die Einsicht als das Mittel, ein Problem zu bewältigen. Aber einem Menschen lediglich Einsicht in bezug auf die Entstehung solcher Krankheiten zu verschaffen, genügt nicht notwendigerweise, um es ihm zu ermöglichen, sie zu überwinden. Auch nachdem einem Patienten die Streßursachen in seinem Leben und die Verhaltensweisen, die dem Problem zugrunde liegen, bewußt gemacht wurden, ist noch ein Prozeß durchzumachen, um das dysfunktionelle Verhalten abzulegen und ein neues zu erlernen. Was psychosomatisch Kranken nur sehr selten erklärt wird, ist die Beziehung zwischen Verhalten, Einstellungen und den autonomen neurophysiologischen Funktionen. Die Menschen müssen diese Beziehung verstehen und fühlen, bevor sie besondere Fertigkeiten erlernen können, die ihnen helfen, Streß abzubauen. Erst wenn sie imstande sind zu erkennen, wann sie extremem Streß ausgesetzt sind, und empfindlich werden für seine subtilen Auswirkungen auf ihren Körper, können sie wirksame Methoden der Streßreduzierung entwickeln. Die Anwendung von streßreduzierenden Techniken wie Meditation und Biofeedback ist ein großer Schritt vorwärts auf dem Weg zur Verhütung psychosomatischer Krankheiten, und die Menschen meditative Fähigkeiten zu lehren, die sie auf ihre Streßsituationen anwenden und leicht in ihren Tagesablauf aufnehmen können, ist eine der größten Aufgaben der holistischen, vorbeugenden Medizin.

Eine der echten Beschränkungen, denen heute die Heilberufe bei der Behandlung psychosomatischer Krankheiten unterworfen sind, ist der Umstand, daß es weit mehr Information über Krankheiten als über die Gesundheit und ihre Erhaltung gibt. Die meisten Anstrengungen in Forschung und klinischer Praxis konzentrieren sich auf die Heilung bereits bestehender Krankheiten. Das medizinische Modell der Krankheit ist gewöhnlich das der Infektion oder des Traumas, wobei es für eine diagnostizierte Krankheit eine einzige Ursache gibt. Wenn jedoch eine Krankheit auf mehrere nichtspezifische Streßreize zurückgeht, müssen Forscher in Betracht ziehen, was Hans Selye ein »generelles Adaptations-Syndrom« nannte (Selye, 1956). Dieses Syndrom umfaßt eine Vielfalt von psychologischen, neurologischen und endokrinologischen Faktoren und wird im nächsten Kapitel ausführlicher behandelt. Trotz der neuen Erkenntnisse hinsichtlich der Diagnose und der Identifizierung und Ätiologie organischer Krankheiten werden nur sehr geringe Fortschritte auf dem Gebiet der Erhaltung der Gesundheit gemacht. Die Forschung richtete ihre Energien ganz auf Krankheit und Heilung. Das ist eine gefährlich kurzsichtige Einstellung in einer Epoche unserer Geschichte, in der viele der Infektionskrankheiten, von denen die Menschheit jahrhundertelang heimgesucht wurde, beinahe völlig in Schach gehalten werden können. Ironischerweise nehmen die heimtückischeren Krankheiten, die durch ein Übermaß von sozialem und umweltbedingtem Streß verursacht werden, in den westlichen Gesellschaften zu und fordern Jahr für Jahr einen hohen Zoll an Menschenleben. Versuche, das Auftreten psychosomatischer Krankheiten mit den traditionellen Methoden der Medizin zu bekämpfen, haben kaum Aussicht auf Erfolg, denn die Linderung dieser Krankheiten erfordert eine neue Anschauung von der Interaktion zwischen Geist und Körper, die auf die Gesundheit hin orientiert ist.

Die derzeit üblichen therapeutischen Eingriffe bei psychosomatischen Erkrankungen sind alles andere als ermutigend. Die Behandlung von Patienten mit zu hohem Blutdruck besteht gewöhnlich aus der Verschreibung eines Medikaments oder einer Kombination von Medikamenten, um den Blutdruck zu regulieren. Leider können die Nebenwirkungen dieser Medikamente störender sein als die Krankheit selbst. Ihre Kosten und die Notwendigkeit einer ständigen pharmakologischen Abhängigkeit auf lange Zeit machen die Chemotherapie zu einer recht unbefriedigenden

Methode, ein so dringendes Problem zu lösen. Für die weitverbreitete Störung der einfachen nervösen Spannung wird jedes Jahr eine alarmierende Menge von Tranquilizern und Barbituraten verschrieben. Eine Studie über den Gebrauch von Tranquilizern wurde unlängst in den Vereinigten Staaten in 400 Apotheken durchgeführt. Sie ergab, daß jedes Jahr 144 Millionen neue Rezepte für psychotrope Medikamente einschließlich Antidepressiva und schwächerer und stärkerer Tranquilizer ausgeschrieben werden. Über die Hälfte dieser Rezepte waren für Diazepam (Valium) und Chlordiazepoxid (Librium) ausgestellt worden. Wenn der Verbrauch im gleichen Maße zunimmt, läßt sich, dem Psychiater Barry Blackwell zufolge, »vorhersagen, daß um die Jahrtausendwende, das heißt im Jahr 2000, alle Amerikaner Tranquilizer nehmen werden« (Blackwell, 1975). Millionen Amerikaner sind praktisch drogenabhängig, um ihre nervösen Spannungen zu erleichtern, und üben einen großen Teil ihrer Tätigkeiten in einem sedierten Zustand aus. Die Tranquilizer sind das große Problem, da »eine Studie über den Gebrauch psychotroper Medikamente zeigt, daß schwächere Tranquilizer die in der allgemeinen medizinischen Praxis am häufigsten verschriebenen Medikamente sind« (Blackwell, 1975). Die Mittel werden hauptsächlich verwendet, um Symptome der Angst oder Depression oder solche, die körperliche Krankheiten begleiten, zu dämpfen. Trotzdem ergab eine auf Bundesebene durchgeführte Untersuchung der allgemeinen Einstellung zu Tranquilizern, daß zwar die meisten Amerikaner sie für wirksam hielten, viele aber zögerten, sie zu nehmen, und zwar aus Gründen, die etwas mit dem Wunsch zu tun hatten, von Medikamenten unabhängig zu sein (Mannheimer et al., 1973). Nach Blackwell zeigt sich darin, daß die Ärzte zuviel verschreiben, daß die Meinungen der Patienten eine konservative Einstellung zum Gebrauch schwächerer Tranquilizer widerspiegeln. Blackwell vertritt außerdem die Hypothese, daß die beobachtete Wirkung dieser Medikamente auf die Interaktion zwischen Patient und Arzt während der Gespräche über die Wirkung der Psychopharmaka zurückgehen könnte. Rund 50 Prozent der Patienten mit kleineren emotionalen Schwierigkeiten, wie man sie in der allgemeinärztlichen Praxis sieht, zeigen bei verschiedenen Studien mit Medikamenten eine Reaktion auf Placebos. Im Vergleich damit reagieren 75 Prozent auf tatsächlich wirksame Medikamente (Wheatley, 1972). Sowohl Untersuchungsergebnisse als auch die Einstellung der Patienten lassen erkennen, daß die Chemotherapie mit psychotropen Mitteln daraufhin untersucht werden muß, wieweit psychosoziale Einflüsse für die beobachteten Wirkungen entscheidend sind. Andere Mittel, streßbedingte Angst zu erleichtern, könnten eine Alternative bieten und das Gefühl der persönlichen Leistungsfähigkeit des Individuums eher stärken als herabsetzen. Die Verhütung von streßbedingter Angst wäre ein erster Schritt, um die übermäßige Anwendung von psychotropen Medikamenten durch Laien und Ärzte einzudämmen.

Trotz der gegenwärtigen Unzulänglichkeiten unseres Gesundheitsfürsorge-Systems ist genug Information verfügbar, um die Basis eines wirksamen Modells der Prophylaxe zu bilden. Diese Information kann an Individuen weitergegeben werden und ihnen helfen, ihre Gesundheit zu erhalten und die Wahrscheinlichkeit der Entwicklung einer ernsthaften psychosomatischen Erkrankung zu verringern. Die vorbeugende Medizin muß auf der Schulung sowohl des Arztes als auch des Laien beruhen. Wenngleich dieses Buch vieles behandelt, was sich auf die Besserung bestehender Leiden bezieht, so ist es doch sein Hauptziel, eine Anzahl praktischer Methoden vorzuführen und näher zu erläutern, die dazu bestimmt sind, dem einzelnen zu helfen, seine Gesundheit zu erhalten und die Entstehung psychogener Krankheiten zu verhindern. Durch die steigenden Kosten und die überlasteten Einrichtungen macht das Gesundheitsfürsorgesystem des Landes eine kritische Zeit durch. Die Schulung in vorbeugenden Techniken ist daher nicht nur eine vernünftige Methode, der Lage Herr zu werden, sondern auch eine dringende Notwendigkeit.

Allerdings ist es nicht leicht, die Menschen in vorbeugender Medizin zu schulen. Für viele bringt es ein großes Umdenken in bezug auf ihre Einstellungen und eine Änderung von Gewohnheiten mit sich, die man einfach für selbstverständlich hält. Die meisten Menschen glauben, über vier der Grundfunktionen des Lebens gründliche Kenntnisse zu besitzen: Essen, Atmen, Geschlechtsverkehr und Entspannung. Man nimmt an, daß diese Funktionen automatisch sind und daß jede Abweichung von den vertrauten Normen falsch und krankhaft ist. Bei der Arbeit mit streßbedingten Störungen wird jedoch sofort klar, daß das nicht zutrifft und daß in den das Essen und Atmen, den Geschlechtsverkehr und die Entspannung betreffenden Gewohnheiten oft schwere Dysfunktionen auftreten, von denen viele das Ergebnis einer unbewußten Wahl sind. Viele Menschen leiden beispielsweise an gastrointestinalen Störungen wie schlechtem Stuhlgang oder Magenbeschwerden. Ein dysfunktionelles Eßverhalten ist teilweise die Folge von Streß und seinen Wirkungen auf die Verdauungsvorgänge, da eine unzulängliche Verdauung darauf zurückgehen kann, daß das Blut unter Streßbedingungen vom Magen abströmt. Streßbedingte hohe Salzsäurewerte im Magen führen zu schweren Verdauungsstörungen und schließlich nicht selten zu Geschwüren. Chronischer Durchfall kann das Ergebnis einer natürlichen Neigung zur Stuhlentleerung unter Streß sein. Dazu besteht bei vielen Menschen die starke Tendenz, solche vollkommen normalen Streßreaktionen als abnormal zu betrachten, was den Streß eher verstärkt als vermindert. Solche Reaktionen sind ein wesentlicher Aspekt der Entstehung psychosomatischer Erkrankungen. Der Neurologe und Psychiater A. T. W. Simeons schrieb ein ausgezeichnetes Buch mit dem Titel *Man's Presumptuous Brain* (Das anmaßende Hirn des Menschen), das diesen Prozeß des Ausbruchs psychosomatischer Krankheiten behandelt. Er sagt über den Betroffenen:

»Wenn diese ursprünglich normalen und äußerst wichtigen Reaktionen auf Furcht in sein Bewußtsein eindringen, deutet er sie als etwas Abnormes und faßt sie als Leiden auf... Diese nun weitgehend nutzlosen Reaktionen und ihre Fehldeutung als Krankheitsmerkmale rufen einen neuen – diesmal bewußten – Zustand der Beunruhigung hervor: die Furcht vor der Krankheit... Auf diese Weise schließt sich der Teufelskreis, der eine psychosomatische Krankheit auslöst« [Simeons, 1961].

Die Einzelheiten dieses Vorgangs sind wichtig für das Verständnis der Psychogenese von Krankheiten, und sie werden im nächsten Kapitel ausführlich erklärt.
Sexuelle Funktionsstörungen sind in der gegenwärtigen Gesellschaft ebenfalls weit verbreitet, und aus der Lektüre von Artikeln in der allgemeinen Presse geht hervor, daß sie zu einem nationalen Problem werden. Streß ist zweifellos ein beachtenswerter Faktor bei der Entstehung sexueller Störungen wie Impotenz, Unfähigkeit zum Orgasmus und Frigidität. Die Atmung ist eine weitere oft dysfunktionelle Grundfunktion. Unter Streß wird der Atem flach und unregelmäßig. Da der Betroffene nicht tief und regelmäßig atmet, wird die Versorgung mit Sauerstoff, den das Blut in den Lungen aufnimmt, reduziert. Nur sehr wenige Menschen nehmen sich die Zeit, ihre Atemgewohnheiten zu verbessern, indem sie systematisch die tiefe Atmung üben. Wenn die richtige Atmung regelmäßig geübt wird, wird sie schließlich zur natürlichen Gewohnheit und trägt zur Entspannung bei. Viele Menschen glauben jedoch immer noch, daß sie alles Nötige über die hier angedeute-

ten Atemfunktionen wissen. Auf einem oder mehreren dieser vier kritischen Gebiete gibt es in der allgemeinen Bevölkerung sehr viele dysfunktionelle Reaktionen. Die Erlernung neuer Gewohnheiten bei der Ausübung dieser Funktionen ist eine ausgezeichnete Methode, ein Modell einer vorbeugenden Gesundheitsfürsorge zu schaffen. Leider ist aber gerade die Tatsache, daß die meisten Menschen glauben, auf diesen Gebieten Bescheid zu wissen, der eigentliche Grund dafür, daß es so schwierig ist, dysfunktionelle Verhaltensweisen zu ändern.
Am naivsten ist die Einstellung zur Entspannung. Viele Menschen nehmen an, es sei ein wirksames Mittel, sich zu entspannen und Streß zu reduzieren, wenn sie sich vor dem Fernsehgerät in einen Sessel fallen lassen, im Garten arbeiten, einen ruhigen Nachmittag mit einem Buch verbringen oder sich auf einem Tennisplatz ausarbeiten. Aber bei all diesen Tätigkeiten und den vielen anderen, die der Entspannung dienen sollen, kann ein Mensch sowohl die seelische Angst als auch die neurophysiologischen Funktionen beibehalten, die für unvermindertem Dauerstreß charakteristisch sind. Eine tiefe Entspannung löst physiologische Veränderungen aus, die sehr ausgeprägt und eindeutig streßreduzierend sind. Wie Entspannungstechniken erlernt werden können und wie sie wirken, um Streß zu reduzieren, wird im 6. und 7. Kapitel erklärt. Meditationsübungen können alle soeben erwähnten Grundfunktionen einschließlich der Entspannung beeinflussen. Zu ihnen gehört oft die Konzentration auf ein einziges äußeres Bild, einen inneren Laut oder eine konstante biologische Funktion wie die Atmung, den Herzschlag oder den Geschlechtsverkehr. Wesentlich für jede Übung ist, daß eine bestimmte Tätigkeit regelmäßig mit anhaltender und konzentrierter Aufmerksamkeit ausgeübt wird. Die Meditation ist kein passiver Vorgang, sondern ein Mittel, das es dem Individuum erlaubt, seine tägliche Arbeit verhältnismäßig frei von neurotischen Ablenkungen aufzunehmen. Vorerst soll nur als wichtigster Punkt festgehalten werden, daß Entspannung durch Meditation kein spontan eintretender Zustand ist, der beim Fehlen von Streß herrscht. Meditation und Entspannung erfordern ebensoviel fleißige Übung wie jede andere Geschicklichkeit, und sie müssen erlernt und geübt werden, um wirksam zu sein.
Eine weitere Schwierigkeit bei der Ausübung einer vorbeugenden Medizin ist die ausgesprochene Neigung des Menschen, physiologische Hinweise zu ignorieren oder falsch zu deuten. Viele verhalten sich so, als wären sie vom Hals an abwärts anästhesiert, und nehmen sich selten die Zeit, auf die Weisheit des Körpers zu

lauschen. Streß wirkt zudem auf viele Menschen so unaufhörlich ein, daß sie ihn nicht einmal mehr erkennen, und dieser Mangel an Empfindlichkeit kann kumulativ gefährlich sein. Wenn wir die Anzeichen des Stresses ignorieren, konditionieren wir uns selbst dazu, eine noch stärkere Überbelastung an Streß zu ertragen, anstatt Mittel zu suchen, ihn zu erleichtern. Nehmen wir als Beispiel einen jungen Angestellten in mittlerer Führungsposition, der vielleicht einen hektischen Tag hinter sich hat und dem nicht sehr nach Geselligkeit zumute ist. Er muß aber an diesem bestimmten Tag wegen einer Cocktail-Party für einige Kunden seiner Firma länger in der Stadt bleiben. Auf der Party trifft er einen wichtigen Kunden, gegen den er eine heftige Abneigung entwickelt hat. Trotz dieser unangenehmen Situation muß sich der Angestellte wegen der gesellschaftlichen Umstände und der Geschäftsbeziehung liebenswürdig verhalten. Während er mit seinem Gesprächspartner Höflichkeiten austauscht, bemerkt er vielleicht, daß sich sein Magen unangenehm verkrampft. Das beunruhigt ihn, denn ein knurrender Magen ist in Gesellschaft ein wenig peinlich, aber es fällt ihm nicht ein, sich zu fragen, warum sein Magen überschüssige Säure absondert. Dieser Mann steht unter Streß, und sein Körper reagiert in der Weise, daß er Blut vom Magen abzieht, was ein subjektives Gefühl der Leere und Appetitverlust zur Folge hat. Er nimmt zu diesem Zeitpunkt vielleicht an, daß das Problem mit seinem Magen von der Situation unabhängig ist und eine oder mehrere akzeptable Ursachen hat. Die Furcht vor der Verlegenheit trägt zum Streß bei, den der Angestellte empfindet, und erschwert das Problem noch mehr. Leider verhalten sich viele Menschen jeden Tag stundenlang genauso – von der frühen Adoleszenz an und während ihres ganzen Erwachsenenlebens. Solange sie nicht beginnen, die Sprache ihres eigenen Körpers zu verstehen, werden sie außerstande sein, sich vor übermäßigem Streß und dem Ausbruch psychosomatischer Krankheiten zu schützen. Das Erkennen von Streßreizen und das Empfindlichwerden für entscheidende körperliche Hinweise sind wichtige Mittel für den Beginn einer prophylaktischen Gesundheitsfürsorge. Um erfolgreich zu sein, erfordert diese Methode einige größere Änderungen in den Einstellungen und im Verhalten derer, die sie anwenden. Das 3. Kapitel enthält Richtlinien in bezug auf diese Anzeichen von Streß und die Praktiken, die dazu dienen, das Individuum für psychosozialen Streß anzeigende Hinweise zu sensibilisieren. Tiefe Spaltungen zwischen Geist und Körper sind bei psychosomatischen Erkrankungen deutlich erkennbar, aber sie sind kein unvermeidlicher Zustand. Die Integration von Geist

und Körper ist eine schwierigere, aber auch befriedigendere Aufgabe.
Ohne Führung wäre sie schwer zu lösen, aber einige im vierten Teil beschriebene Therapien wenden ein holistisches Behandlungsmodell auf streßbedingte Krankheiten an. Manche Techniken wie, zum Beispiel, die Meditation, sind uralt. Andere, wie das klinische Biofeedback, sind neu und erweisen sich als besonders wirksam bei der Erleichterung psychosomatischer Störungen. Meditative Techniken einschließlich des Autogenen Trainings, der progressiven Entspannung, der verschiedenen Arten der klassischen Meditation und des Yoga und das klinische Biofeedback lehren den Menschen, sich auf verschiedenen Ebenen dem Streß anzupassen. In erster Linie unterweisen sie in der tiefen Entspannung, die in der turbulenten, ständig Streß ausübenden Umgebung, in der die meisten Menschen leben, von unschätzbarem Wert sein kann. Wie schon gesagt, tritt die meditative Entspannung nicht notwendigerweise spontan ein und muß erlernt werden. Ihre neurophysiologischen Merkmale und Wirkungen sind von völlig anderer Art als alles, was durch Alkohol oder Tranquilizer erreicht werden kann. Patienten mit Beschwerden von kardiovaskulären Erkrankungen bis zu Magengeschwüren und Allergien erhalten von ihren Ärzten ständig den Rat, sich zu entspannen, aber man zeigt ihnen nur selten, wie. Nur wenigen ist klar, daß meditative Entspannung Anstrengung und Übung erfordert. Was allgemein unter dem Begriff meditative Entspannung verstanden wird, ist im Augenblick noch sehr verworren.
Vielleicht die bedeutendste Leistung der meditativen Therapien wie Autogenes Training, progressive Entspannung und vor allem klinisches Biofeedback ist darin zu sehen, daß sie den Menschen lehren, Kontrolle über seine autonomen oder nichtwillentlichen physiologischen Funktionen auszuüben. Die autonome oder willentliche Kontrolle des nichtwillentlichen Nervensystems wurde noch vor einem Jahrzehnt kategorisch für unmöglich erklärt. Die willentliche Regulierung einer biologischen Funktion geht über innere, psychologische Zustände vor sich. Der Psychophysiologe Elmer E. Green schreibt. »In Wirklichkeit gibt es nicht so etwas wie eine Schulung in der Kontrolle der Hirnströme, es gibt nur eine Schulung in der Auswahl und Hervorhebung bestimmter subjektiver Zustände ... was (auf eine noch unbekannte Weise) entdeckt und manipuliert wird, sind subjektive Empfindungen, das Zentrum der Aufmerksamkeit und Denkvorgänge« (Green, Green und Walters, 1970). Durch diese Prozesse lernen die Patienten täglich, den Puls, den Blutdruck, die Hirnstromtätigkeit, die

Hauttemperatur, Kontraktionen der nichtwillentlichen Muskeln und zahlreiche andere autonome Funktionen zu regulieren. Auf neuere Forschungen auf den Gebieten der Neurologie und der Psychophysiologie gegründet, erwies sich die klinische Anwendung dieser Methode als ein hochwirksames Mittel, eine ganze Reihe psychosomatischer Krankheiten zu lindern.

Da die gesamte wissenschaftliche und allgemeine Literatur den Ausdruck »Kontrolle« in Zusammenhängen wie »die willentliche Kontrolle autonomer Funktionen« gebraucht, bedarf es einer Erläuterung der Definition des Begriffs »Kontrolle«, so wie er hier verwendet wird. Eine genauere Beschreibung dessen, was in diesen Systemen vor sich geht, wäre vielleicht »die harmonische Integration von willentlichen und autonomen (nichtwillentlichen) Prozessen«, da die Regulierung autonomer Funktionen nur dadurch zustande kommt, daß alle Bemühungen, sie zu kontrollieren, aufgegeben werden. Diese paradoxe Situation ist am ehesten der passiven Konzentration analog oder dem passiven Wollen oder dem zenbuddhistischen Begriff des *mushin* oder Nicht-Geistes, und »Kontrolle« ist eine höchst unpassende Bezeichnung für die tatsächlichen phänomenologischen Erfahrungen. Der Mensch des Westens scheint an einer Spaltung zwischen seinen psychologischen und seinen physiologischen Prozessen zu leiden, der, wie er glaubt, dadurch abgeholfen werden könnte, daß der Geist die Kontrolle über den Körper übernimmt. Unglücklicherweise ist aber gerade die Ursache der Spaltung ein tiefes Mißtrauen gegenüber den unbewußten oder autonomen Vorgängen, und dieses Mißtrauen kann nicht durch Kontrolle beseitigt werden. Es ist eine irrige Annahme, daß der Mensch des Westens das Unbewußte kontrollieren müsse; was tatsächlich not tut, ist eine harmonische Integration dieser Funktionen. Der Psychiater Andrew Weil von der Universität Harvard erkennt diese Schwierigkeit: »Das Problem besteht nicht darin zu lernen, das autonome Nervensystem zu kontrollieren; das Problem ist einfach, die Kanäle zwischen dem bewußten und dem unbewußten Geist zu öffnen« (Weil, 1973). Diese Frage ist mehr konkreter denn theoretischer Natur, da alle meditativen Entspannungstechniken die Beobachtung bestätigen, daß während der autonomen Regulierung die Kontrolle aufgegeben werden muß. Daher bezeichnet der Begriff »Kontrolle« die Zulassung von Kommunikationen zwischen psychologischen und physiologischen Vorgängen, so daß eine harmonischere Integration eintreten kann. Auf diese Weise kann der einzelne lernen, seine psychophysiologischen Reaktionen feiner zu unterscheiden, und beginnen, entsprechend zu handeln.

Sehr oft befähigt die willkürliche Regulierung innerer Zustände Patienten, die Symptome ihrer psychosomatischen Krankheit durch ihre eigenen Anstrengungen zu lindern, das heißt ohne äußere Eingriffe in Form von Medikamenten oder Chirurgie. Obwohl man eben erst damit begonnen hat, die willkürliche Kontrolle innerer Zustände auf die Verhütung und Behandlung von Krankheiten anzuwenden, stellt sie bereits heute eine potentielle revolutionäre Kraft für die Zukunft der vorbeugenden Gesundheitsfürsorge dar. Sie hat sich für viele Patienten als Anreiz erwiesen, ihren Lebensstil und ihre Einstellungen zu revidieren. Techniken der Selbstregulierung haben die Wirkung, dem Menschen ein Gefühl der Tüchtigkeit und der Herrschaft über sein eigenes Leben und seine Gesundheit zurückzugeben. Der Verlust dieses Gefühls der Tüchtigkeit kann eine der heimtückischsten Auswirkungen übergroßen Stresses sein. Wenn körperliche Erkrankungen einen Menschen zu quälen beginnen, fühlt er sich oft hilflos und hoffnungslos und sieht keine Möglichkeiten, sein Leben in Ordnung zu bringen. Unbewußt mag er vielleicht seine körperliche Erkrankung mit seiner psychischen und emotionalen Verfassung in Verbindung bringen, aber er ist nicht imstande, etwas zu unternehmen, um die abwärts führende Spirale der psychosomatischen Störungen zu unterbrechen. Der Streß hat seinen psychischen Widerstand geschwächt, und vielleicht auch seine Immunreaktionen. Sobald er ein Gefühl seiner eigenen Willensentscheidung zurückgewinnt, kann er die Invalidität vermeiden. Er beginnt dann zu erkennen, daß sich diese Selbstregulierung auf alle Lebensbereiche erstreckt und daß er seinem Lebensstil eine positivere Richtung geben kann.
Dieser Begriff der individuellen Willensentscheidung ist wesentlich für die holistische Medizin. Ein großer Teil des menschlichen Verhaltens kann erklärt werden durch die genetische Ausstattung, durch körperliche Faktoren, unbewußte Entscheidungen und Umweltbedingungen, aber eine simplizistische Reduzierung allen menschlichen Verhaltens, die die Willensentscheidung ausschließt, scheint nach den empirischen und phänomenologischen Beobachtungen nicht zulässig zu sein. Eben wegen der nun erkannten Bedeutung des Willens wird mehr Gewicht darauf gelegt, daß der Patient aktiv und mitverantwortlich am Heilungsprozeß teilnimmt und nicht nur ein passives Opfer entweder der Krankheit oder der Behandlung ist. Eine der Schlüsselfragen in den neuen Therapien und bei der Verhütung und Heilung psychosomatischer Krankheiten lautet: Wieweit ist die Behandlung imstande, den Willen des Patienten zu mobilisieren? Während der

ganzen Geschichte der Heilkunst haben sich Ärzte immer wieder über die offenbar unerklärliche Genesung schwerkranker Patienten und über die plötzliche schwere Erkrankung von Patienten, die vollständig hätten genesen sein müssen, gewundert. Zu den subtilen, aber mächtigen Einflüssen gehören unausgesprochene Veränderungen in der psychischen Einstellung des Patienten, durch die er eine willensmäßige Kontrolle über den Verlauf seiner Krankheit und die Erhaltung seiner Gesundheit ausübt. So wie psychogene Faktoren eine beträchtliche Rolle hinsichtlich der Verursachung und Dauer der Krankheit spielen, können sie auch einen tiefen Einfluß auf die Heilung haben und manchmal über Leben und Tod entscheiden. Arnold A. Hutschneckers Buch *The Will to Live* und die Visualisierungs- oder Vergegenwärtigungs-Methoden, die der Radiologe O. Carl Simonton bei Krebskranken anwandte, unterstreichen die entscheidende Rolle, die der Wille des Patienten im Verlauf jeder Krankheit spielen kann. Sogar im Verlauf einer tödlichen Krankheit zeigen manche Patienten unerwartete Perioden einer spontanen Genesung, wenn sie den tiefen Wunsch zu leben haben. Ihr Wunsch richtet sich oft darauf, ein bedeutendes Ereignis wie etwa die Geburt eines Enkelkindes noch zu erleben.

Unser medizinisches Vokabular enthält eine ganze Reihe von Ausdrücken, um die unerwarteten Ergebnisse spontaner Genesung von schwerer Krankheit zu beschreiben. Patienten können aus der Krankheit mit einer erhöhten, anstatt einer verminderten Leistungsfähigkeit hervorgehen, aber die Ursache dieser unerklärlichen Heilungen wird kaum verstanden. Was immer sonst noch zu einer solchen Heilung beitragen mag: es kann als sicher gelten, daß ein kritischer, noch zu erforschender Bereich die Beziehung zwischen der psychologischen Prädisposition des Individuums zu genesen und ihrer Wirkung auf die tatsächliche Genesung ist. In all diesen Fällen läßt sich ein gemeinsamer Faktor nachweisen – die Fähigkeit des Geistes, eine entscheidene Rolle dabei zu spielen, das Individuum zu heilen oder zu töten.

Die im vierten Teil behandelten streßreduzierenden Techniken betreffen alle die Mobilisierung des Willens des Individuums. In manchen Fällen nimmt dieser Wille eine aktive Form an, etwa durch die Änderung von Verhaltensmustern und von Einstellungen zu sozialen und umweltbedingten Umständen oder den Entschluß, sich der Übung meditativer Techniken zu widmen. In anderen Situationen wirkt der Wille passiv, zum Beispiel bei den subtilen autonomen Lernprozessen des Biofeedback, wo ein allzu aktives Streben seitens des Individuums seinen Fortschritt regelrecht behindern kann. Einer der größten Vorteile des klinischen Biofeedback ist, daß, sobald der Patient einmal erkannt hat, daß er autonome Funktionen kontrollieren kann, sein Wille die Krankheit zu bekämpfen und darauf hinzuarbeiten, einen Zustand der Gesundheit aufrechtzuerhalten, wiederbelebt zu werden scheint. Der Gewinn der Kontrolle über eine bestimmte nichtwillentliche Funktion kann einen Menschen dazu ermutigen, die Selbstlenkung auch in anderen Bereichen seines Lebens auszuüben, die sich auf seine Gesundheit und seine psychologische Einstellung beziehen. Es muß hierbei festgehalten werden, daß diese Anpassungen und Veränderungen im Rahmen der gesellschaftlichen Verpflichtungen und der Berufsarbeit des einzelnen vorgenommen werden können und nicht notwendigerweise eine völlige Umstellung oder Revolutionierung seines Lebensstils erfordern.

Die Wichtigkeit des Erkennens und der Änderung von destruktivem Verhalten als Mittel der Erhaltung der Gesundheit wird in den Heilberufen immer mehr eingesehen. Neuere Forschungen zeigen eine deutliche Beziehung zwischen bestimmten Verhaltensweisen und einer Prädisposition seitens der Personen mit solchen Verhaltensweisen zur Entwicklung bestimmter psychosomatischer Krankheiten. Aus umfangreichen Studien geht hervor, daß es spezifische Persönlichkeitstypen gibt, die für spezifische Arten von psychosomatischen Erkrankungen anfällig sind. Eine der umfassendsten Studien auf diesem Gebiet ist derzeit die von Meyer Friedman und Ray Rosenman, zwei Kardiologen am Mount Zion Hospital in San Francisco. Nachdem sie mit zahlreichen Patienten, die an kardiovaskulären Krankheiten litten, gearbeitet hatten, entdeckten sie bei diesen ein klar definierbares Verhaltensmuster. Ein Hinweis, der ihnen half, die Bestandteile dieses Musters zusammenzusetzen, war die zufällige Beobachtung eines Polsterers. Als er in die Behandlungsräume der Ärzte geholt wurde, um die Stühle, auf denen die Patienten saßen, neu zu polstern, bemerkte der Handwerker, daß die Sitze nur an den Vorderrändern abgewetzt waren, so, als hätten die Patienten buchstäblich auf der Stuhlkante gesessen. Friedman und Rosenman machten sich diese Beobachtung zunutze und stellten ein konsistentes Schema von Persönlichkeitsmerkmalen ihrer Patienten zusammen. Typische Herzkranke saßen gewöhnlich auf den Stuhlkanten, und man stellte fest, daß sie ungeduldig, aggressiv, außerordentlich zielstrebig, ehrgeizig, ruhelos und immer unter Zeitdruck waren, auch wenn sie sich angeblich »entspannten«.

Friedman und Rosenman sprachen in diesem Falle von einem A-Typ-Verhalten und berichteten über ihre Studien in *Type A Behavior and Your Heart* (1974). Bei ihrer folgenden Arbeit entwarfen sie lange Befragungen, um noch mehr Merkmale des A-Typ-Verhaltens festzustellen. Persönliche Gespräche mit den Patienten bestätigten eindeutig ihre anfängliche Theorie von einer Korrelation zwischen A-Typ-Verhalten und Herzkrankheiten. Entspanntere Individuen wurden B-Typ genannt, und sie waren nicht annähernd so oft in den Sprechzimmern der Ärzte zu sehen wie die A-Typen.

Es gibt noch andere Persönlichkeitstypen, die für bestimmte Krankheiten prädisponiert zu sein scheinen. Sie werden im vierten Kapitel beschrieben. Ein Profil ist, zum Beispiel, die karzinogene Persönlichkeit, die unter extremem Streß mit großer Wahrscheinlichkeit an Krebs erkrankt. Eine weitere ist die Migräne-Persönlichkeit, die an Migräne- oder Spannungskopfschmerz oder beidem leidet. Eine Korrelation scheint auch zwischen einigen anderen, weniger gut herausgearbeiteten Persönlichkeitsprofilen und spezifischen Krankheiten zu bestehen. Im Gegensatz zu diesen Persönlichkeitstypen gibt es Individuen, die medizinisch gesehen krank sind, diese Tatsache aber aktiv leugnen. In einem vor einigen Jahren erschienenen Artikel heißt es:

»Forscher haben festgestellt, daß eine enge Verbindung zwischen einer hohen Inanspruchnahme ärztlicher Hilfe und psychosozialem Streß besteht. Ob hier eine Beziehung von Ursache und Wirkung vorliegt oder nicht – es steht fest, daß das traditionelle medizinische Modell... nicht den psychologischen und sozialen Bedürfnissen entsprach. Die Forscher haben auch einiges über einen anderen Menschentyp entdeckt, die medizinisch kranke Person, die sich nicht krank fühlt. Ihre typischen Merkmale sind: Vorfreude auf die Zukunft, Vorsicht in bezug auf Veränderungen, wenn sie unter Streß steht, und eine Fähigkeit, sich persönliche Befriedigung trotz Veränderung der Lebensumstände zu bewahren« [*Behavior Today*, 30. Juni 1975].

Es scheint, daß solche Individuen an jeder Anzahl von Krankheiten leiden können, aber hinsichtlich der Bewältigung von Streß und seines störenden Einflusses auf die Gesundheit geschickt zu leugnen verstehen. Psychogene Faktoren beim Ausbruch oder bei der Verleugnung von psychosomatischen Krankheiten lassen sich nicht voll beurteilen oder verstehen, solange nicht weitere Untersuchungen in bezug auf die Persönlichkeit und ihre Bedeutung für Gesundheit und Krankheit durchgeführt wurden.

Trotz der Identifizierung dieser Persönlichkeitsmerkmale, die man in der maßgeblichen psychologischen Literatur schon seit mehr als dreißig Jahren kennt, bleibt das Hauptproblem ungelöst: Wie können diese psychosomatischen Erkrankungen verhütet werden? Die psychosozialen Krankheitsfaktoren erkennen ist eine Sache, aber es ist etwas ganz anderes, wirksame Mittel zu entwikkeln, durch die solche Krankheiten erleichtert oder überhaupt verhütet werden können. Trotz der umfangreichen Literatur, die psychische und physische Krankheitsfaktoren miteinander in Verbindung bringt, bleiben die Methoden, diese Einflüsse zu ändern, praktisch unerforscht. Einige Neuerungen jüngeren Datums in der holistischen Medizin sind allerdings vielversprechend.
Eine der wichtigsten Methoden ist die Regulierung des autonomen Nervensystems durch klinisches Biofeedback, um Fehlfunktionen der Muskeltätigkeit, des Blutdrucks, der Herz- und der Hirnstromtätigkeit zu korrigieren. Untersuchungen von Elmer E. Green und mir selbst mit für die Meditation besonders begabten Menschen wie Jack Schwarz und Swami Randa zeigen, daß man auch lernen kann, körperliche Funktionen wie Schmerz und Blutungen zu regulieren. Diese und viele andere neue Methodologien stellen Mittel dar, eine neue Medizin zu schaffen, die sich auf die Erhaltung der Gesundheit gründet.

Während aber Forscher und Praktiker danach streben, Streß zu erleichtern, ist es außerordentlich wichtig, sich vor Augen zu halten, daß nicht jeder Streß ausgeschaltet werden kann und soll. Ein erhöhter Spiegel neurophysiologischer Aktivität bei körperlicher Anstrengung oder in vorübergehenden Krisen hat nichts mit chronischem, unvermindertem Streß zu tun. Die individuelle Entwicklung erfordert eine Vielfalt von Reizen, und ein ruhiger, sorgenfreier Lebensstil bedeutet nicht Gesundheit. Krankheits-, Streß- oder Krisenperioden im Leben eines Menschen können Zeiten tiefer persönlicher Wandlung sein. Solche Geschehnisse bieten dem Individuum und dem Menschen in seiner Umgebung die Möglichkeit, größere Veränderungen im Leben vorzunehmen. In einem ganz buchstäblichen Sinne kann ein Zusammenbruch ein Durchbruch sein (Laing, 1969; Perry, 1962). Sowohl körperliche als auch seelische Krankheiten wirken potentiell eher regenerierend als von Natur aus degenerierend. In seinen frühen Schriften hielt C. G. Jung fest, daß primitive Menschen Krankheit nicht als Schwäche des bewußten Geistes deuteten, sondern eher als eine ungewöhnliche Stärke des unbewußten Geistes, der dabei ist, einen Menschen von einem Lebensstadium in ein anderes überzuführen. Symptome können Anzeichen des Versuchs eines Menschen sein, einen tiefen Prozeß der Selbstheilung durchzumachen, der durch die Chemotherapie eher gestört als gefördert werden könnte. Die Reduzierung der exzessiven und potentiell tödlichen Aspekte dieses Übergangs ist ein wünschenswertes Ziel, aber das heißt nicht, daß das Individuum auf einen Zustand selbstzufriedener Lethargie reduziert werden soll.

Vielleicht der wesentlichste Grundzug holistischer Heilsysteme ist die tiefe Veränderung, die in den Anschauungen eines Menschen erforderlich ist. Sobald sich ein Mensch die Vorstellung zu eigen macht, daß er aktiv und verantwortlich am Prozeß der Selbstheilung beteiligt ist, ist er nicht mehr das passive Opfer einer Krankheit oder der passive Empfänger einer Therapie. In den modernen Wissenschaften – von der Neurophysiologie des Bewußtseins bis zur Quantenphysik – hat es sich gezeigt, daß die Struktur der persönlichen Anschauungssysteme in bezug auf das eigene Ich ebenso wie auf das Universum die Erfahrung bestimmt (Musès und Young, 1972). Jedes Anschauungssystem enthält eine sich selbst erfüllende Vorhersage: Was erwartet wird, wird beobachtet, und was beobachtet wird, bestätigt die Erwartungen. Jede Erfahrung, die außerhalb dieses kulturellen, sozialen und individuellen Grundmusters liegt, wird beiseite geschoben (Kiev, 1969). Eine unmittelbare Folge dieses Prinzips ist, daß sich ein Mensch, wenn er sein Anschauungssystem ändert, weiter neuer Bereiche von Möglichkeiten bewußt wird. Paradigmata sind der Veränderung unterworfen, und das drängende Bedürfnis nach einer umfassenderen Deutung des Menschen und seiner Welt ist überall um uns her zu spüren: in der Zauberei von Carlos Castanedas Don Juan, in den metaphysischen Folgerungen der Quantenphysik und der Bewußtseinserforschung und in den Anwendungen der Meditation und des Biofeedbacks in den Heilberufen.

Eines der Hauptprobleme des gegenwärtigen mechanistischen Anschauungssystems ist die Vorstellung, daß Materie vor Bewußtsein kommt. Die Naturwissenschaft beschreibt ein evolutives Fortschreiten von anorganischer Materie zu nicht-bewußten Wesen wie Pflanzen und niederen Tieren und schließlich zum Bewußtsein bei höheren Tieren und beim Menschen. Das Bewußtsein entsteht angeblich spontan, wenn Tiere eine gewisse Komplexität der Hirnstruktur erreichen. Das erinnert an die Anfang des 18. Jahrhunderts aufgestellte Theorie über die spontane Verbrennung aufgrund von »Phlogiston«, an die man glaubte, bis die Rolle des Sauerstoffes bei der Verbrennung entdeckt wurde. Die physikalische Materie wird für primär gehalten, und im

Bewußtsein sieht man ein Epiphänomen, eine Begleiterscheinung, die in einem gewissen Stadium der biologischen Evolution spontan auftritt. Diese Anschauung ist bestenfalls eine bloße Annahme und kann schlimmstenfalls eine falsche Vorstellung sein, die Neuerungen im Wege ist.

In allen meditativen Systemen wird dagegen das Bewußtsein als primär angesehen. Die Macht der Visualisierung oder Vergegenwärtigung, der Hypnose, der Träume und der meditativen Praktiken, körperliche Krankheiten zu heilen, erfordert eine solche Anschauung. Von einem rein materialistischen, mechanistischen Standpunkt aus gesehen, wird diesen Phänomenen wenig Glauben geschenkt, da man die winzigen in Frage kommenden Energiequanten nicht für fähig hält, eine Wirkung auf ein so großes System wie den menschlichen Körper auszuüben (Young, 1976). Dies ist wiederum eine falsche Auffassung, da Technik und Kybernetik gezeigt haben, daß kleine Energiemengen verstärkt werden können, bis sie eine große Wirkung haben – so wie etwa die Auslösung der Reaktion einer photoelektrischen Zelle eine große Schiebetür öffnen kann. Nach der gegenwärtigen neurologischen Theorie ist das Hirn ein vollkommenes Beispiel eines solchen Verstärkers (Eccles, 1950). Ein winziges Geschehen wie ein Gedanke, ein Bild, eine Empfindung kann eine überwältigende Wirkung auf den Körper haben. Hier muß jedoch darauf hingewiesen werden, daß diese von einer holistischen Orientierung betonten Anschauungen vorläufig Hypothesen sind. Sie müssen geprüft und daraufhin untersucht werden, ob sie bessere Ergebnisse hinsichtlich des Verständnisses und der Linderung von Krankheiten und der Förderung des seelischen und körperlichen Wohlbefindens zeitigen.

Es ist nur zu leicht, ein System von Vorstellungen durch andere, ebenso restriktive zu ersetzen. So wäre es völlig unbegründet, die Aufgabe aller chirurgischen Eingriffe und der Verschreibung von Medikamenten zu fordern und auf einer strengen Befolgung der Methoden der Introspektion und der biologischen Ernährung zu bestehen. In zahllosen Fällen sind die tradionellen Heilpraktiken notwendig. Das Eingreifen des Chirurgen ist bei einer schweren Verletzung ebenso unerläßlich wie bei einer Appendizitis, und die chemotherapeutische Behandlung des Diabetes kann diese Krankheit weitgehend in Schranken halten. Während jedoch Medikamente gegen zu hohen Blutdruck die Symptome mildern oder organische Schäden verhüten können, haben sie Nebenwirkungen, und sie beeinflussen nicht die zugrunde liegenden Streßprobleme im kardiovaskulären System. Der Tag, an dem die

Hypertonie zum erstenmal diagnostiziert wird, könnte der richtige Zeitpunkt sein, den Lebensstil des Erkrankten zu untersuchen, um schwerere Symptome oder eine lebenslange Abhängigkeit von zunehmend höheren Dosen von Medikamenten zu verhindern. Es ist heute unwahrscheinlicher denn je, daß einmal ein pharmakologisches Allheilmittel das fundamentale Problem von Krankheit und Gesundheit lösen wird. Man sollte sowohl die Vorzüge als auch die Beschränkungen der Chirurgie und der Chemotherapie erkennen.

In der gesamten Literatur über Streß und streßbedingte Krankheiten ist nur wenig Information über Methoden zur Vermeidung oder Verminderung von Streß zu finden, um Krankheiten zu verhüten. Die Forschung konzentriert sich größtenteils auf die Herstellung der psychophysiologischen Beziehungen zwischen Streß und Krankheit. Forscher und Praktiker müssen nun die Mittel untersuchen, durch die Streß reduziert wird, anstatt den größten Teil ihrer Bemühungen auf die Krankheit zu richten, die das Endergebnis ist. Das ist keine einfache Aufgabe, da der Streß als solcher schwer zu erkennen ist und die Menschen dazu erzogen werden, seine Ursachen und Wirkungen zu ignorieren. Viele neigen dazu, ihre Streßgefühle zu unterdrücken, da die gegenwärtige soziale Verhaltensnorm dahin geht, außerordentlich hohe Streßniveaus zu ertragen. Es ist etwas Märtyrerhaftes an dieser Einstellung, das keineswegs konstruktiv ist. Umfangreiche Programme sind nötig, um die Menschen wieder zur Erhaltung der Gesundheit zu erziehen. Der einzelne muß nicht nur die Verantwortung für die Erhaltung seiner Gesundheit übernehmen, sondern auch aktiv am Heilungsprozeß teilnehmen und dem Arzt bei seinen Bemühungen helfen, wenn er krank ist. Jeder sollte lernen, die stärkeren Streßreize in seinem Leben zu erkennen, zu wissen, wann der Streß durch Dauer oder Intensität ein gefährlich hohes Niveau erreicht hat und wie er ihn physiologisch beeinträchtigt, und vor allem, was für Methoden er anwenden kann, um den Streß zu erleichtern. All das bedeutet einen radikalen Bruch mit dem gegenwärtigen System, in dem die Gesundheitsfürsorge die Domäne der Fachleute ist, bis der einzelne bereits eine schwere psychosomatische Krankheit entwickelt hat.

In diesem ganzen Buch liegt das Hauptgewicht auf dem Biofeedback und den meditativen Techniken als den wichtigsten Mitteln, psychosomatischen Störungen vorzubeugen. Es ist jedoch außerordentlich wichtig, sich vor Augen zu halten, daß noch andere Faktoren für die Erhaltung der Gesundheit entscheidend sind. Genetik, Ernährung, familiäre und Umweltfaktoren sind alle von entscheidender Bedeutung, aber sie würden den Rahmen dieses Buches sprengen. Hier geht es in erster Linie um die Neurophysiologie des Stresses und um wirksame Mittel, destruktive Niveaus von Streßreaktivität abzubauen. Auch wenn diese Behandlung der Psychogenese von Krankheiten lediglich dazu dient, die Unzulänglichkeiten unserer gegenwärtigen Forschung und klinischen Praxis aufzudecken, hat sie ihren Zweck erfüllt. Es gibt noch wesentlich mehr über die Ätiologie psychosomatischer Krankheiten zu entdecken und noch mehr auf dem Gebiet der vorbeugenden und heilenden Techniken. Sobald Ärzte und Laien eine verständnisvollere Einstellung zur Erhaltung der Gesundheit gewinnen und die Laien beginnen, eine aktive Rolle bei ihrer Genesung zu spielen, wird die vorbeugende Medizin zur Wirklichkeit werden. In einer holistischen Auffassung, die Techniken von den alten meditativen Systemen bis zur biomedizinischen Technologie des 20. Jahrhunderts vereinigt, liegt eine neue Medizin vor, die das Hauptgewicht auf die Fähigkeit aller Menschen legt, ein heilsames inneres Gleichgewicht zu wahren und in Harmonie mit ihrer Umwelt zu leben.

Zweiter Teil
Das Wesen des Stresses

2
Die Psychophysiologie des Stresses

Jahrhundertelang hat die Natur der Wechselwirkung zwischen Geist und Körper Ärzte und Philosophen fasziniert. Untersuchungen, wie sich psychische Vorgänge auf Gesundheit und Krankheit auswirken, gehen zurück bis ins Altertum, wenngleich sie immer eine umstrittene Angelegenheit waren. Selbst heute noch wird die Übertragung einer psychologischen Reaktion in eine physiologische kaum genau verstanden. Daher neigten die Vertreter der traditionellen Medizin immer dazu, ihre Aufmerksamkeit auf die rein körperlichen Erscheinungsformen der Krankheit zu beschränken und die Rolle des Stresses und der Emotionen in der physischen Pathologie zu ignorieren oder auszuklammern.

Es gibt viele Theorien über das Wesen des Stresses und der streßbedingten Krankheiten. Dieses Kapitel behandelt die psychologischen, neurophysiologischen und biochemischen Aspekte der Streßreaktionen und geht dabei von gewissen Grundannahmen aus. Zunächst einmal lebt jedes Individuum auf dem Niveau eines erträglichen, das heißt nicht pathogenen, nicht krankmachenden Stresses, der tatsächlich zu einer erhöhten Tätigkeit und Leistung beiträgt. Dieses gesunde Gleichgewicht kann durch eine große Vielfalt psychologischer, körperlicher und umweltbedingter Streßreize gestört werden. Das so entstehende Ungleichgewicht verursacht eine Funktionsstörung (Dysfunktion) in einem oder mehreren psychologischen oder physiologischen Systemen, die sich daraufhin einem Zustand der Über- oder gelegentlich auch Unteraktivierung nähern. Hält diese Überaktivität länger an, so wird das betroffene Individuum verwundbarer für negative Geschehnisse in seinem Leben wie, zum Beispiel, den Verlust der

Stellung, persönliche Kränkungen oder andere traumatische Ereignisse. Solche Auslöser können ein potentiell schädliches Niveau von neurophysiologischem Streß in Symptome verwandeln, die den Ausbruch einer psychosomatischen Krankheit anzeigen. Auf den folgenden Seiten wollen wir diesen Entwicklungsprozeß von der geringen, notwendigen Streßreaktivität bis zum chronischen, schwächenden Krankheitszustand verfolgen. Wir haben aber nicht die Absicht, bei den degenerativen oder psychosomatischen Erkrankungen zu verweilen. Eben die Tatsache, daß sich Streßkrankheiten entwickeln und erst nach einer verhältnismäßig langen Zeit auftreten, ist Grund zu Optimismus. Wenn ein pathologischer Zustand früh genug entdeckt werden kann, wird es möglich, ihn zu korrigieren und den degenerativen Verlauf zur Krankheit hin zu verhindern. Diese Definition des Prozesses, der zu psychosomatischen Erkrankungen führt, ist ein notwendiger erster Schritt auf das letzte Ziel zu, die Mittel der Verhütung zu entwickeln.

Psychosomatische Medizin

Trotz großen Widerstandes hat sich die Anschauung, daß sich der psychische Zustand eines Patienten auf seine Gesundheit auswirkt, durchgesetzt und an Glaubwürdigkeit gewonnen. Im 19. Jahrhundert verfaßte der berühmte Londoner Arzt Daniel Hack Tuke ein erschöpfendes Werk mit dem Titel *Illustrations of the Influence of the Mind upon the Body* (Erläuterungen des Einflusses des Geistes auf den Körper), in dem er zu dem Schluß gelangte:

»Wir haben gesehen, daß der Einfluß des Geistes auf den Körper keine vorübergehende Kraft ist; daß er in der Gesundheit sensorische Funktionen erhöhen oder sie völlig aufheben kann; daß er das Nervensystem erregen und damit die verschiedenen Formen konvulsiver Tätigkeit der willkürlichen Muskeln verursachen oder sie vollends unterdrücken kann, so daß sie kraftlos werden; daß er die Muskeln des organischen Lebens und die Prozesse der Ernährung und Ausscheidung anregen oder lähmen – ja sogar den Tod herbeiführen kann; in der Krankheit kann er die Funktionen wiederherstellen, die er in der Gesundheit wegnimmt, indem er die sensorischen und motorischen Nerven neu anregt, eine gesunde Gefäß- und Nervenkraft weckt und der vis medicatrix Naturae hilft, die Krankheitswirkung abzustreifen oder krankhafte Ablagerungen zu absorbieren« [Tuke, 1884].

Zum Glück für die Zukunft der Medizin stand dieser Arzt mit seiner Anschauung nicht allein da. Im Laufe der Jahre bekannten sich viele andere Ärzte und Forscher zu einem Glauben an die Bedeutung psychologischer Faktoren für die Krankheit, und sie begründeten schließlich die psychosomatische Medizin. Sie ist ein Gebiet, auf dem es vorerst noch mehr Fragen als Antworten gibt, aber während die Forscher mehr Beweismaterial für die Rolle der Emotionen in Gesundheit und Krankheit suchen, wird sie rasch zu einer der produktivsten Forschungsrichtungen der modernen Medizin.

Anfangs waren es die Beobachtungen scharfsichtiger Ärzte, die die Beziehungen zwischen Streß und psychosomatischen Krankheiten sichtbar machten. Man stellte wiederholt fest, daß bestimmte psychische Bedingungen mit spezifischen organischen Krankheiten oder mit der zunehmenden Schwere der Erkrankung verbunden zu sein schienen. Dieser augenscheinliche Hinweis blieb jedoch, so zwingend er war, zunächst nur ein bloßer Eindruck. Wenn auch ein psychologisches Merkmal oder Ereignis zeitlich mit dem Ausbruch oder dem Fortschreiten der Krankheit zusammenfallen kann, so ist es schwer zu beweisen, daß es irgendeine Wirkung auf den Krankheitsprozeß hat. Tatsächlich kann das psychologische Geschehen einfach in Verbindung mit der Krankheit auftreten oder sogar durch diese verursacht werden. Unter den vielen anderen Faktoren in der physischen Veranlagung des Patienten und in seiner Lebenssituation kann noch ein weiteres mitwirkendes Element vorhanden sein, das dem Beobachter entging. Um mit Sicherheit sagen zu können, daß eine psychologische Prädisposition oder irgendein anderer einzelner Faktor die Grundursache einer Krankheit ist, müßte ein Forscher alle erdenklichen Faktoren des Kranheitsprozesses erklären können. Die psychosomatische Forschung sieht eine besondere Schwierigkeit darin, eine eindeutige Beziehung von Ursache und Wirkung zwischen psychologischen Ereignissen und einer Erkrankung herzustellen.

Ein der Kybernetik entlehnter Begriff liefert ein brauchbares Mittel, die Entwicklung psychosomatischer Krankheiten zu verstehen. Es ist der des Regelkreises, in dem ein Ereignis ein anderes auslöst, das seinerseits wieder ein anderes auslöst, und in dem jedes dieser Ereignisse als Ursache oder Wirkung gesehen werden kann, je nachdem wo man den Kreis willkürlich unterbricht. Ein Regelkreis neigt dazu, stabil zu sein und, wie der Name sagt, sich selbst zu regeln, aber eine Störung im System kann durch ihre Wirkung auf andere Bestandteile des Systems verstärkt werden.

Ein solches System hat eine beträchtliche Erklärungskraft in bezug auf psychosomatische Gesundheit oder Krankheit. Nach Phillip G. Zimbardo, einem Psychologen an der Stanford University, ist der Regelkreis selbsterhaltend und selbstverstärkend: »Nichtkognitive Rückkopplung wird zu einer zusätzlichen Eingangsgröße in einem geschlossenen Regelkreis, die zu einer ansteigenden Intensität führt, deren Endzustand aufgrund der Kenntnis der anfänglichen Grenzbedingungen nicht vorausgesagt werden kann« (Zimbardo, *Cognitive Control*, 1969). Bei psychosomatischen Störungen kann eine geringfügige Veränderung der geistig-seelischen oder körperlichen Funktion eines Individuums durch andere geistige oder körperliche Faktoren verstärkt werden. Die Verursachung ist in einem solchen System ohne Bedeutung, es sei denn als rein philosophische Spekulation. Systeme sind nur willkürlich auf Beziehungen zwischen Ursache und Wirkung reduzierbar, und solche Reduzierungsversuche haben sich in der psychosomatischen Forschung und in der klinischen Praxis als unergiebig erwiesen. Bei der Betrachtung psychosomatischer Krankheit oder Gesundheit wird angenommen, daß ein geringfügiger geistiger oder körperlicher Faktor das auslösende Ereignis gewesen sein kann, daß aber nach dem Eintritt dieses Ereignisses das ganze System beeinträchtigt wird und als Ganzes behandelt werden muß, um Gleichgewicht und Gesundheit wiederherzustellen.

Ein Beispiel für die Art dieses Ablaufs ist der Migränekopfschmerz. Die Migräne kann ausgelöst werden durch einen Ernährungsfehler, durch psychischen Streß, durch verschiedene andere Faktoren und durch eine Wechselwirkung zwischen ihnen. Was zuerst kommt, ist eine rein akademische Frage, da das auslösende Ereignis rasch verstärkt wird und zu schweren Symptomen führt. Sobald sich der Betroffene des ersten Schmerzes bewußt wird, der den Ausbruch der Migräne anzeigt, erlebt er eine erhöhte Spannung in Erwartung des Anfalls und seiner vernichtenden Wirkung auf seine Leistungsfähigkeit. Seine zunehmende Spannung steigert den Schmerz, der seinerseits wieder die Spannung verstärkt, und so fort, bis der schwere Migräneanfall eingetreten ist. Oft entsteht dabei ein erhöhter Muskeltonus, durch den zur Migräne noch Spannungskopfschmerz hinzukommen kann.

Wenn ein solches System, negativ gerichtet, Störungen verursachen kann, enthält es die Möglichkeit, Gesundheit und Wohlbefinden herbeizuführen, sobald es sich in einer positiven Richtung bewegt. Läßt sich eine negative Veränderung entdecken, bevor sie ernsthaften Schaden anzurichten beginnt, so kann der Betroffene in den Prozeß eingreifen. Er kann durch eine Anwendung streßreduzierender Techniken eine positive Veränderung in das System einführen. Deren Wirkungen werden verstärkt und können den degenerativen Prozeß beenden. Für die meisten Menschen sind psychische Änderungen leichter zu entdecken und zu behandeln als feine biochemische oder physiologische. Durch die Wiederherstellung des Gleichgewichts kann das Individuum sich dann einem Zustand erhöhter, und nicht verminderter, Leistungsfähigkeit nähern.

Zwei wichtige Punkte sind bei der Behandlung psychosomatischer Störungen zu beachten. Der eine ist, daß Streßreaktionen einschließlich verschiedener physiologischer Veränderungen wie, zum Beispiel, eines steigenden Blutdrucks, vollkommen normal sind. Der zweite ist, daß jedoch der Mensch dazu neigt, diese normalen physiologischen Reaktionen mißzuverstehen. Der Neurologe und Psychiater A. T. W. Simeons schlug 1960 ein Kommunikationsmodell für psychosomatische Krankheiten vor. Aufgrund von Untersuchungen auf den Gebieten Neurologie, Paläontologie und Anthropologie behauptet Simeons, das höhere Zentrum des Hirns, die Großhirnrinde oder der Kortex, habe sich so weit entwickelt, daß es nun eine zu strenge Kontrolle über die niedrigeren Zentren und die subkortikalen oder das Zwischenhirn betreffenden Prozesse ausübt. Simeons weist darauf hin, daß der moderne Mensch in zunehmendem Maße moralischen Geboten unterworfen ist, die keine biologische Grundlage haben, und daß diese moralischen Gesetze rein kortikal, das heißt bewußt formuliert und allein aus der kulturellen Umwelt heraus entstanden sind, die sich der Mensch geschaffen hat. Der Mensch übt somit eine bewußte Zensur über seine mehr biologisch begründeten Reaktionen auf Streß aus. Diese Zensur wird eher als ein Prozeß der mißdeuteten Kommunikationen zwischen kortikalen und subkortikalen Hirnfunktionen gesehen denn als ein angeborener und unabänderlicher Konflikt zwischen bewußten und unbewußten Vorgängen. Simeons' grundsätzliche Beobachtungen lauten wie folgt:

»Der Kortex des modernen Menschen, der die Zwischenhirn-Reaktionen auf der Ebene des Bewußtseins zensiert hat, ist außerstande, die körperlichen Vorbereitungen auf Flucht richtig zu deuten. Sein Kortex kann nicht verstehen, daß sein primitives Zwischenhirn noch wie eh und je auf Bedrohungen reagiert, die der Kortex nicht mehr als solche akzeptiert. Wenn diese einst normalen und lebenswichtigen Reaktionen auf Flucht nicht sein klares Bewußtsein erreichen, deutet er sie als etwas Anormales und betrachtet sie als Leiden. Er spricht von Verdauungsstörungen, wenn ihm Angst den Appetit verdirbt, und von Schlaflosigkeit, wenn ihn abends Furcht wachhält... Aus dem beschleunigten Herzschlag wird Herzklopfen, die plötzliche Ausscheidung von Abfallstoffen nennt er Durchfall, die Verspannung seiner Rückenmuskeln Hexenschuß und so fort. Die Zivilisation ist es, die den Menschen daran hindert zu erkennen, daß solche körperliche Reaktionen lediglich die normalen Folgen von Alarm im Zwischenhirn und die Mobilisierung jener wunderbaren Fluchtmechanismen sind, denen er seine Existenz als Spezies verdankt« [Simeons, 1961].

Normale subkortikale Reaktionen werden also im Kortex als Anzeichen von Krankheit gedeutet, was die Angst des Individuums erhöht. Im wesentlichen ist dieser Zyklus für die Entstehung der psychosomatischen Krankheiten verantwortlich. Während die elementaren Triebe wie der Geschlechtstrieb, Hunger, Schlaf und Furcht dem Zwischenhirn zugeordnet sind, betrachtet man das weite Spektrum menschlicher Emotionen wie Mitleid, Scham, Hoffnung oder Schuldgefühl als »kortikale Elaboration« der elementaren Triebe.
Die meisten Menschen mißdeuten oder ignorieren die wesentlichen, entscheidenden Anzeichen normaler Streßreaktivität, und eben das kann schädlicher sein als der Streß selbst. Solche Überreaktionen sind der Grund für das »Türenknallen« oder den Tritt nach der Katze nach einem aufreibenden Arbeitstag. Diese Orientierung und Konzentration eines allgemeinen neurophysiologischen Erregungszustandes bildet die Grundlage einer Theorie der Emotionen, die Stanley Schacter von der Columbia University aufstellte. Schacter schreibt:

»Angesichts eines physiologischen Erregungszustandes, für den ein Individuum keine unmittelbare Erklärung findet, ›etikettiert‹ es diesen Zustand und beschreibt seine Gefühle mit den ihm verfügbaren kognitiven Begriffen... Man könnte voraussagen, daß ein und derselbe Zustand physiologischer Erregung als ›Freude‹ oder ›Wut‹ etikettiert oder mit irgendeinem anderen von einer großen Anzahl emotionaler Etikette versehen werden könnte, je nach den kognitiven Aspekten der Situation« [Schacter, 1964].

Schacters Theorie befaßt sich in erster Linie mit dem Verhalten des Individuums in einer sozialen Situation, und nicht spezifisch mit psychosomatischen Krankheiten, aber sie stützt sich weitgehend auf die von Simeons zitierten Untersuchungsergebnisse. Der wesentliche Grund ist, daß die Physiologie des Individuums schlecht dazu ausgerüstet ist, mit der langen Dauer von Streß und Angst fertigzuwerden, wie sie in unserer gegenwärtigen Gesellschaft üblich ist – und vor der keine *physische* Flucht ergriffen wird. Während der Subkortex auf Streß reagiert, indem er sich auf Kampf oder Flucht vorbereitet, beherrscht sich das Individuum bewußt. Die Unbeweglichkeit wird vom Subkortex als unzulängliche Vorbereitung auf Kampf oder Flucht gedeutet, und das Individuum erlebt eine zunehmende Spannung in einem höchst destruktiven Zyklus. Das Verständnis dieses Zyklus ist einer der Schlüssel für die Behandlung psychosomatischer Krankheiten.

Soziale, umweltbedingte und physiologische Streßreize beeinträchtigen die Fähigkeit des Menschen, sich anzupassen. Jede potentielle Streßursache in seiner Lebenssituation wird aber nur dann zu einem akuten Streßreiz, wenn sie seinen psychischen Zustand beeinflußt und als streßhaft wahrgenommen wird. Die Nachricht von Tausenden von Überschwemmungsopfern ist nicht an sich streßhaft, es sei denn ein guter Freund oder ein Verwandter befindet sich unter den Opfern. Ist die wahrgenommene Bedrohung stark, so erfolgt eine komplexe neurophysiologische Reaktion. Wenn diese Streßreaktion chronisch wird oder lang andauert, kann sie die Abwehrmechanismen des Körpers schwächen und das Individuum entweder veranlassen oder dazu prädisponieren, eine psychosomatische Krankheit zu entwickeln. Um die Natur dieser Streßreaktion und die komplexe Interaktion von psychischen und physischen Faktoren in Gesundheit und Krankheit darzustellen, bringen die nächsten Abschnitte einige technische, aber außerordentlich wichtige Informationen.

Hirnfunktion und Streß

Will man verstehen, wie chronischer oder lang anhaltender Streß körperliche Schäden hervorrufen kann, so gibt es zwei Bereiche gegenwärtigen medizinischen Wissens, die untersucht werden müssen. Erstens, durch welche Mechanismen setzen das Hirn und das neuroendokrine System wahrgenommenen psychischen Streß in körperliche Reaktionen um? Und zweitens, welches ist die exakte Natur der Reaktion, und wie beeinträchtigt sie bei längerer

Dauer die Fähigkeit des Körpers, Krankheiten abzuwehren? Letztere Frage soll zusammen mit den gängigsten Modellen der Psychophysiologie des Stresses später in diesem Kapitel erörtert werden. Im Augenblick wollen wir uns darauf konzentrieren, wie das Hirn und das neuroendokrine System die »Streßmeldung« durch den Körper weitergeben und die angeborenen Ressourcen des Körpers mobilisieren, um der Bedrohung entgegenzuwirken. Das Verständnis dieser Prozesse liefert eine Grundlage für die Selbsterziehung in bezug auf die Erhaltung der Gesundheit und erhöht die Sensibilität für die Vorgänge im eigenen Körper.

Das Gehirn (siehe Abb.) besteht im wesentlichen aus zwei Teilen, dem auch Großhirnrinde genannten Kortex oder oberen und dem Subkortex oder unteren Teil. Die subkortikalen Bereiche des Hirns sind zuständig für die wesentlichen Körperfunktionen und enthalten das Kontrollzentrum für das autonome oder unwillkürliche Nervensystem, das in der Hauptsache für die physiologische Aktivierung verantwortlich ist, die im Laufe einer Streßreaktion eintritt. Der Subkortex, der mit dem Hirnstamm beginnt, umfaßt drei größere Hirnteile: 1. Das Kleinhirn oder Cerebellum, das als Koordinationszentrum für die Körperbewegungen dient und das körperliche Gleichgewicht aufrechterhält. 2. Das verlängerte Mark (*Medulla oblongata*); es enthält die Zentren für die Steuerung von so lebenswichtigen Dingen wie Herzschlagfolge, Atmung und Durchmesser der Blutgefäße, und 3. Die Brücke (*Pons*), die eine Rolle bei der Regulierung des Schlafzyklus spielt. Das verlängerte Mark ist die Hauptverbindung zwischen dem Hirn und dem Rückenmark. Es liegt zwischen der Brücke oben und dem Rückenmark unten und stellt, wie der Name sagt, dessen direkte Verlängerung dar.
Vom Hirnstamm an aufwärts kommt als nächster wichtiger Bestandteil des Subkortex das Zwischenhirn (*Dienzephalon*), das zwischen dem Mittelhirn und den Großhirnhalbkugeln liegt und aus den *Basalganglien*, dem *Thalamus* und dem *Hypothalamus* besteht. Das Zwischenhirn ist zuständig für Emotionen wie Furcht, Haß, Leidenschaft, Wut und Euphorie. Wäre dieser Bereich nicht von höheren Zentren im Kortex beherrscht, so würde der Mensch dazu neigen, ständig zwischen extremen Emotionen hin und her zu schwanken. In dieser Hirnzone befindet sich der kleine Hypothalamus, der für das Verständnis von Reaktionen auf Streß von erstrangiger Bedeutung ist. Er ist ein etwas launisches Gebilde, das die Großhirnrinde mit unterschiedlichem Erfolg unter Kontrolle zu halten versucht. Zu den Funktionen des

DAS GEHIRN (LÄNGSSCHNITT)

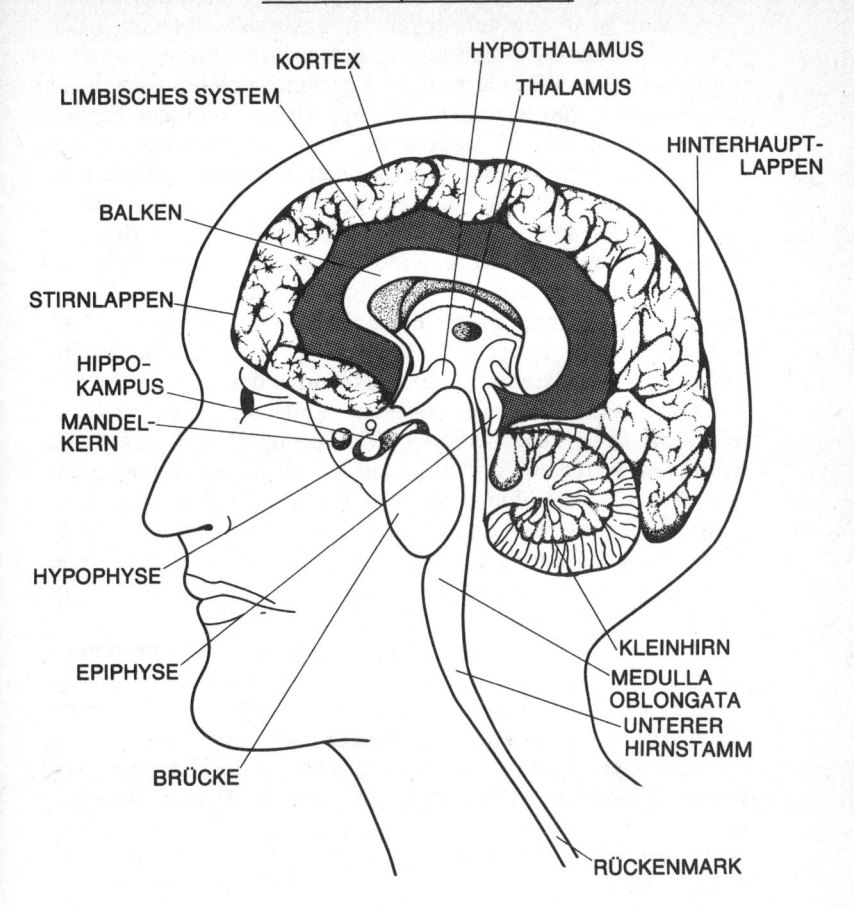

- KORTEX
- HYPOTHALAMUS
- LIMBISCHES SYSTEM
- THALAMUS
- HINTERHAUPTLAPPEN
- BALKEN
- STIRNLAPPEN
- HIPPOKAMPUS
- MANDELKERN
- HYPOPHYSE
- EPIPHYSE
- KLEINHIRN
- MEDULLA OBLONGATA
- UNTERER HIRNSTAMM
- BRÜCKE
- RÜCKENMARK

Hypothalamus gehört die Steuerung der Körpertemperatur und des Hungergefühls. Er ist ein starkes Lustzentrum, der Hauptaktivator des autonomen Nervensystems und spielt während der Streßreaktionen eine zentrale Rolle bei der Übertragung neurologischer Reize in endokrine Prozesse. Vor allem aber steuert der Hypothalamus die Hirnanhangdrüse oder Hypophyse, die wichtigste innersekretorische Drüse des Körpers. Die Wechselwirkung zwischen dem Hypothalamus und dem endokrinen System ist entscheidend für die Entstehung psychosomatischer Krankheiten.

Nach dem Zwischenhirn und höher in der Hierarchie des Gehirns kommt das limbische System, das komplexer als das Zwischenhirn, mit diesem aber eng verbunden ist. Innerhalb des limbischen Systems befinden sich mehrere Gebilde einschließlich von Teilen der Schläfen- und Stirnlappen des Großhirns und gewisser thalamischer und hypothalamischer Kerne. Dieses limbische System wird oft das viszerale Hirn genannt, denn es ist phylogenetisch ein alter Teil des Gehirns und steuert unter anderem fundamentale biologische und viszerale Funktionen. In erster Linie ist es zuständig für verschiedene Aspekte des Gefühlslebens und Verhaltens, vor allem für einige Arten des äußeren Ausdrucks von Emotionen. Es steht auch in Verbindung mit den Schläfenlappen, die die hauptsächlichen Empfangsbereiche für das Hören sind. Chirurgische Eingriffe an den Schläfenlappen zeigen, daß sie das Sexualverhalten beeinflussen und über das Vorhandensein oder Fehlen von Gefühlsäußerungen entscheiden. Verletzungen dieser Hirnteile führen zu »Halluzinationen, Verwirrung des Erkennens und Erinnerns, gestörtem Verhalten zur Wirklichkeit, Traumzuständen, Bewußtseinstrübung, sensorischen Ausfällen und psychomotorischer Epilepsie« (Gardner, 1968). Wenn dies der Fall ist, so wird hinlänglich klar, daß eine eindeutige, wenn auch undefinierte Beziehung zwischen Gemütsverfassungen und neurophysiologischer Aktivität besteht.

Ein Teil des limbischen Systems, dem sich die Aufmerksamkeit immer mehr zuwendet, ist der Hippokampus. Dieser Teil des Gehirns wird auch Rhinenzephalon (griechisch) oder Riechhirn, Nasenhirn genannt, da man glaubte, er habe hauptsächlich etwas mit dem Geruchssinn zu tun. Er besteht aus einem primitiven Kortex-Typ, dem Archikortex, und eine elektrische Reizung dieser Zone, verursacht eine weitgehende konvulsivische Aktivität in den höheren Großhirnhemisphären. Forscher stellten fest, daß gewisse Gerüche imstande sind, lebhafte Bilder hervorzurufen. Vielleicht ist dieses Phänomen der weitreichenden primitiven Wirkung des Hippokampus auf höhere Hirnzentren zuzuschreiben. Dieses Gebiet des Gehirns bedarf noch gründlicherer Erforschung, denn hier könnten sich weitere Verbindungen in der Neurophysiologie des Bewußtseins ergeben. Wie chirurgische Eingriffe im Hirn Änderungen der psychologischen Funktion zur Folge haben, läßt der Aufbau des Hirns als Regelkreis vermuten, daß psychologische Faktoren wie extreme emotionale Zustände auch Hirnstrukturen beeinflussen.

Den Gipfel der Hirn-Hierarchie bildet der Kortex, die Großhirnrinde oder graue Substanz, die alle abstrakten Funktionen höherer Ordnung wie Sprache, Gedächtnis und Urteilsvermögen beherrscht. Die meisten dieser höheren Funktionen haben ihren Sitz in den Stirn-, Schläfen- und Scheitellappen, wobei die intellektuellen Tätigkeiten des Lesens und der Sprachformulierung im linken Stirnlappen und holistischere Wahrnehmungen in den rechten Stirnlappenteilen lokalisiert sind (Galin, 1974). Von der Großhirnrinde aus werden die primitiveren Teile des Hirns kontrolliert. Eine der Verbindungen zwischen kortikalen und subkortikalen Systemen ist der sensomotorische Kortex. Diesen kann man sich als ein zweieinhalb Zentimeter breites Band vorstellen, das über die Großhirnrinde von einem Ohr zum andern verläuft. Von hier aus werden willkürliche Muskelbewegungen angeregt. Die Bewegungsimpulse entstehen im sensomotorischen Kortex und gehen in Bahnen abwärts zur Basis des Kortex und durch die Medulla zur gegenüberliegenden Hirnhälfte, bevor sie durch die Wirbelsäule hinunterlaufen, um auf die entsprechenden Muskeln übertragen zu werden. Die elektrische Aktivität im sensomotorischen Kortex ist besonders interessant wegen ihrer Rolle in der psychomotorischen Epilepsie. Wenn sich die elektrische Aktivität in diesem Bereich des Hirns verlangsamt oder asynchron wird, kann ein epileptischer Anfall folgen. Unlängst haben Forscher auf dem Gebiet des Biofeedbacks entdeckt, daß Epileptiker lernen können, die einem Anfall vorausgehende Änderung der elektrischen Aktivität zu erkennen und dann den Prozeß willkürlich umzukehren und den Anfall zu vermeiden (Sterman, 1974). Daß ein solcher Grad von Sensibilität erlernt und wirksam genutzt werden kann, ist nur ein Beispiel dafür, welchen Wert es hat, die Menschen dazu zu erziehen, auf ihren Körper zu »horchen«, um eine Selbstregulierung zu erreichen.

Schließlich gibt es noch eine äußerst wichtige Hirnstruktur, das *retikuläre Aktivierungssystem*, das für die Natur psychosomatischer Krankheiten und die psychosomatische Interaktion von großer Bedeutung ist. Vor den fünfziger Jahren war die herrschende Vorstellung vom Hirn eine dualistische. Die Forscher neigten dazu, zwischen kortikalen und subkortikalen Hirnfunktionen zu unterscheiden. Die Psychologen betrachteten die beiden Bereiche als mehr oder minder getrennte Einheiten und klassifizierten menschliches Verhalten als der Natur nach kortikal oder subkortikal. In letzter Zeit hat ein neueres Modell dieses dualistische ersetzt. Die Stirnlappen des Kortex kontrollieren und regulieren viele Funktionen des Hypothalamus und des Hirnstamms durch Nervenkanäle *zwischen* Kortex und Subkortex. Diese Verbindungen bilden ein kompliziertes System von zusammenhängenden Regelkreisen. Information wird durch afferente (das heißt zu einem Zentrum führende) Nervenbahnen in den Regelkreis eingegeben. Die afferenten Bahnen leiten Impulse direkt zum Kortex und gleichzeitig in den Hirnstamm durch kollaterale Nerven, die sich mit dem retikuläres Aktivierungssystem genannten Netzwerk von Nerven verflechten. Strukturell ist das retikuläre System eine »Zellensäule«, die die zentralen Teile des Mittelhirns bis hinauf in das Gebiet des Thalamus besetzt. Der Neurochirurg J. D. French beschrieb die Funktionen des retikulären Systems wie folgt:

»Es erweckt das Hirn zum Bewußtsein und erhält es rege; es regelt den Verkehr von Meldungen im Nervensystem; es überwacht die zahllosen Reize, die auf unsere Sinne eindringen, nimmt an, was wir wahrnehmen müssen, und weist ab, was bedeutungslos ist; es dämpft und verfeinert unsere Muskeltätigkeit und unsere Körperbewegungen. Wir können noch weiter gehen und sagen, daß es auf bedeutende Weise zu den höchsten geistigen Prozessen beiträgt – der Ausrichtung der Aufmerksamkeit, der Introspektion und zweifellos allen Formen des logischen Denkens« [French, 1957].

Das retikuläre System überschreitet einige konventionelle anatomische Grenzen, die man dem Hirn zuschreibt, und bietet die Grundlage für die Forderung nach der Erkenntnis einer besser integrierten Beziehung zwischen den kortikalen und subkortikalen Funktionen. Da die subkortikalen Teile des Gehirns die autonomen oder unwillkürlichen Nervenfunktionen steuern, läßt das neurologische Beweismaterial einen Dialog zwischen autonomen Vorgängen und den Denkzentren im Kortex vermuten. Das retikuläre System ist eines der besten neurophysiologischen Beweisstücke für eine enge Verbindung zwischen Geist und Körper.
Wie French erläutert, dient das retikuläre System zwei fundamentalen Zwecken: 1. einer allgemeinen Weckfunktion, durch die es den Kortex aktiviert, so daß er für viszerale Reize empfänglich wird, und 2. der Übertragung von Impulsen vom Kortex zur Muskulatur und zum autonomen Nervensystem. Das retikuläre System ist somit eine Art Straße mit Gegenverkehr und befördert Meldungen, die von den höheren Bewußtseinszentren aufgenommen werden, an die Organe und Muskeln weiter, während es gleichzeitig Reize, die von der muskulären oder organischen Ebene ausgehen, hinauf zum Kortex leitet. Auf diese Weise kann ein rein körperlicher Streßreiz die höheren Denkzentren beein-

flussen, und ein seelisch oder intellektuell wahrgenommener Streßreiz kann neurophysiologische Reaktionen hervorrufen. Das retikuläre System scheint außerdem die Aufgabe zu haben, Reize aus dem autonomen Nervensystem auszuwählen und zu überprüfen, bevor sie in den kortikalen oder bewußteren Bereichen des Gehirns registriert werden. Es gibt eine sehr umfangreiche Literatur, aus der hervorgeht, daß unterschwellig wahrgenommene Reize wie diffuser Lärm, schädliche Gerüche oder Fotografien mit Darstellungen von Greueln die Wirkung haben können, bei einem Menschen Angst auszulösen, ohne daß er weiß, warum er Angst hat (Shevrin, 1973). Manche viszerale Reize werden nie auf einer Ebene wahrgenommen, die man Bewußtsein nennen könnte, aber sie werden unterschwellig verzeichnet, außerhalb des Bewußtseins, und beeinflussen das Verhalten eines Menschen.

Das Studium der Neurophysiologie des Gehirns und vor allem neuere Kenntnisse, die sich auf die integrierende Funktion des retikulären Systems beziehen, lehren uns viel über Streß und die Entstehung psychosomatischer Krankheiten. Sie zeigen anschaulich, daß Körper und Geist zusammenarbeiten und nicht als voneinander unabhängig betrachtet werden können. In der Vergangenheit neigten die Forscher dazu, das Nervensystem und die höheren Hirnzentren als ein Aggregat mit getrennten Schaltkreisen zu sehen, von denen jeder eine bestimmte Aufgabe erfüllt. Neuere Untersuchungsergebnisse scheinen darauf hinzudeuten, daß das Nervensystem ein einheitliches, holistisches System darstellt, wobei dem retikulären System eine wesentliche integrierende Funktion zufällt. Dieses neue Modell weist auf ein Kontinuum der Interaktion von Geist und Körper hin, und in diesem Kontinuum vermittelt das retikuläre System Bewußtsein.

Sobald man einmal die gegenseitige Verbindung zwischen der kortikalen und der subkortikalen Ebene des Gehirns versteht, wird es möglich, die Natur der Streßreaktivität zu untersuchen. Man denke sich ein streßhaftes Ereignis, das zunächst durch die rationalen, geistigen Fähigkeiten des Kortex wahrgenommen wird. Eine solche Streßmeldung wird durch intrakortikale Schaltkreise an die niedrigeren subkortikalen Bereiche des Gehirns weitergegeben, wo sie eine Reihe von neurophysiologischen Reaktionen auslöst.

Es gibt zwei primäre physiologische Systeme, die durch Streß aktiviert werden. Das eine ist das autonome oder nichtwillentliche Nervensystem, das andere das endokrine System. Hier kommt nun dem Hypothalamus im Mittelhirn eine Rolle zu, deren Bedeutung immer klarer erkannt wird, denn dieses unscheinbare Gebilde übt offenbar eine entscheidende Kontrolle sowohl über das autonome Nervensystem als auch über das endokrine System aus. Wie wir gesehen haben, ist der Hypothalamus eng mit den limbischen Strukturen des Gehirns verbunden, die mit dem emotionalen Verhalten zu tun haben. Mehrere limbische Strukturen sind mitbeteiligt an der Entscheidung, wann der Hypothalamus die endokrinen Drüsen und das autonome Nervensystem stimulieren soll. Es gilt als gesichert, daß eine Rückkopplung zwischen Hypothalamus und Kortex besteht. Aber trotz der Gewißheit, daß eine solche Verbindung vorhanden ist, wird diese höchst komplexe Wechselwirkung nur teilweise verstanden. Viele sehen im Hypothalamus das Hauptzentrum, das die affektiven Aspekte des menschlichen Lebens regiert (Chauchard, 1962; Gellhorn und Loofbourrow, 1963). Aber der Hypothalamus beherrscht oder beeinflußt nicht nur eine Vielzahl physiologischer Vorgänge, sondern wirkt zusammen mit dem Hirnstamm und dem retikulären System auch auf den Schlaf-Wach-Mechanismus ein und beeinflußt stark die kortikalen elektrischen Rhythmen. Bedeutend im Hinblick auf den Streß ist vor allem die Tatsache, daß der Hypothalamus offensichtlich auf emotional/psychische Reize aus dem limbischen System und auf geistig wahrgenommene Streßreize aus dem Kortex zu reagieren scheint. Da er seinerseits die wichtigsten adaptiven Systeme des Körpers, das autonome Nervensystem und das endokrine System, aktiviert, scheint er das kritische Glied in der Kette der Ereignisse zu sein, durch die psychischer Streß eine körperliche Reaktion hervorruft.

Um zu verstehen, was geschieht, wenn der Hypothalamus den Abwehrmechanismen des Körpers das Alarmsignal »Streß« gibt, müssen die Funktionsweisen dieser Systeme ausführlicher behandelt werden. Wieder ist vieles davon technisch ein wenig schwierig, aber es kann von großem Wert für jeden sein, der das Verhalten seines eigenen Körpers verstehen möchte.

Das autonome Nervensystem

Wie der Name andeutet, beherrscht das willkürliche Nervensystem die quergestreiften oder willkürlichen Muskeln, die für die Körperhaltung und alle vom individuellen Willen ausgelösten Bewegungen zuständig sind. Das autonome System wird dagegen

das unwillkürliche genannt, denn es steuert unter anderem die gastrointestinalen, vaskulären und reproduktiven Vorgänge, von denen man gewöhnlich annimmt, daß sie vom Willen unabhängig sind. Nach der klassischen Neurologie ist eine bewußte Beherrschung oder Beeinflussung autonomer Funktionen nicht möglich. Wie wir jedoch später sehen werden, haben moderne Biofeedback-Techniken diese Theorie umgestoßen und schlüssig bewiesen, daß der Mensch lernen kann, autonome Funktionen zu beherrschen und subtile Arten der Selbstregulierung vorzunehmen. Diese Entdeckung ist eine der bedeutendsten der gegenwärtigen Medizin mit weitreichenden Folgen für die Zukunft der holistischen, vorbeugenden Gesundheitsfürsorge.
Das autonome System arbeitet die meiste Zeit mit Hilfe von viszeralen Reflexen, die auf Impulse aus den Eingeweiden und einigen inneren sensorischen Rezeptoren zurückgehen. Werden diese Impulse vom autonomen System aufgenommen, so werden die entsprechenden Reaktionen auf sie durch Reflexe auf die Organe zurückübertragen. Eine autonome Reaktion auf viszerale Reflexe mobilisiert die Ressourcen des Körpers, um Streßreize zu verarbeiten. Wenn jemand einem geistigen oder körperlichen Streßreiz ausgesetzt ist, reagiert das autonome Nervensystem »automatisch«, indem es eine Reihe komplexer neurophysiologischer und biochemischer Veränderungen im Körper auslöst.
Zwei getrennte, aber voneinander abhängige Teile des autonomen Systems sind für die Regulierung dieser Veränderungen zuständig. Der eine ist das *sympathische Nervensystem,* der andere das *parasympathische.* Im allgemeinen dient das sympathische Nervensystem dazu, unwillkürliche Muskeln zu spannen und zusammenzuziehen, zum Beispiel die winzigen Muskeln in den Wänden der Blutgefäße, und das endokrine System zu aktivieren, obwohl es in manchen Körpersystemen auch für eine Erweiterung der Gefäße sorgt. Im Gegensatz dazu löst das parasympathische System im allgemeinen eine Erweiterung der glatten Muskulatur des Körpers aus und führt einen Zustand der Entspannung herbei. Die Tätigkeit des autonomen Nervensystems ruft viele körperliche Reaktionen hervor, die sich in unserer Alltagssprache widerspiegeln. So hat, zum Beispiel, das sympathische System mit seiner erhöhten Aktivierung emotionale Begleiterscheinungen, die durch Ausdrücke wie »Zittern vor Angst«, »kalte Füße«, »ein Schauer läuft mir über den Rücken« oder »Herzjagen« wiedergegeben werden. Jeder dieser subjektiven Zustände ist die individuelle psychologische Deutung der Tätigkeit des sympathischen

Systems. In Streßsituationen neigt das Blut dazu, aus der Körperperipherie wie den Händen und Füßen und aus dem Magen-Darm-Trakt abzuströmen und sich im Kopf und Rumpf zu sammeln. Die Zusammenziehung der peripheren Gefäße ist die physiologische Ursache von Empfindungen wie »kalte Füße«, »klamme Finger«, »Frösteln« oder »ein Krampf in der Magengrube«. Unsere Sprache ist voll von solchen Ausdrücken, die eine Empfindlichkeit für offenkundige Streßsymptome anzeigen, obwohl diese oft ignoriert werden. Subjektiv sind die Gesamtmerkmale einer Überaktivität des sympathischen Nervensystems: erweiterte Pupillen, eine zugeschnürte Kehle, Spannung im Nacken und im oberen Rücken bei hochgezogenen Schultern, flache Atmung, beschleunigter Herzschlag und Puls, kalte, schweißnasse Hände, ein verkrampftes Zwerchfell, ein steifes Becken mit einem tauben Gefühl in den Genitalien und einem fest verschlossenen After, kontrahierte Beugemuskeln in den Beinen und gehemmte Streckmuskeln. Diese Reaktionen sind praktisch die gleichen bei Mensch und Tier als Vorbereitung auf Kampf oder Flucht. Und jedes dieser Symptome oder Signale ist für den einzelnen ein Hinweis darauf, daß er unter Streß steht.
Ähnlich spiegelt sich auch die Tätigkeit des parasympathischen Nervensystems in unserer Sprache. Im allgemeinen sind die subjektiven Empfindungen, die sie auslöst, angenehmer. Zu den Ausdrücken, die wir gebrauchen, um sie zu beschreiben, gehören »warmherzig«, »tiefes Mitleid empfinden«, »stolzgeschwellt« oder »glühend vor Erregung«. Man nimmt allgemein an, daß sich das sympathische und das parasympathische Nervensystem gegenseitig hemmen, aber das ist nicht ganz korrekt. Das sympathische System beeinflußt oder innerviert einige Funktionen, auf die das parasympathische keine Wirkung hat. Dazu gehören die Tätigkeit der Schweißdrüsen und der Lungenmuskulatur, der Blutzuckerspiegel und der Grundstoffwechsel. Ebenso innerviert das parasympathische System einige Muskeln, die nicht dem Einfluß des sympathischen unterliegen, wie zum Beispiel die Lidmuskeln. In anderen Fällen arbeiten die beiden Systeme zusammen, um eine Wirkung zu erzielen. Das parasympathische System ruft, zum Beispiel, die Peniserektion hervor, während das sympathische die Ejakulation auslöst. Es gibt einen wesentlichen Unterschied zwischen den beiden Systemen, der für das Verständnis von Streßreaktionen wichtig ist. Die parasympathische Nerventätigkeit ist verhältnismäßig spezifisch in ihrer Wirkung und selektiv bei der Aktivierung der von ihr beherrschten Organe. Das sympathische System kann zwar auch selektiv arbeiten, wirkt aber gewöhnlich

durch einen allgemeinen Erregungseffekt auf Nerven- und Drüsenfunktionen, den man »Massenentladung« nennt (Guyton, 1971). Durch die Massenentladungs-Reaktion werden große Teile des sympathischen Nervensystems gleichzeitig erregt. Man bezeichnet dieses Phänomen manchmal als »Kampf-oder-Flucht-Reaktion«, und es stellt die umfassendste Reaktion des Körpers auf extremen Streß dar. Alle Streßreaktionen können als ergotrope, das heißt im Sinne einer Leistungssteigerung wirkende (von griech. *ergon* – Arbeit) Reaktionen zur Einleitung von Kampf oder Flucht betrachtet werden. Dagegen wird die Bewegung zur tiefen Entspannung hin als trophotrope (von griech. *trophe* – Nahrung) Reaktion bezeichnet, durch die der Mensch die »Nahrung« der Entspannung erhält. In letzter Zeit erhielt diese trophotrope Reaktion erhöhte Aufmerksamkeit als »Entspannungsreaktion« (Benson, Beary und Carol, 1974), die im 6. Kapitel ausführlich diskutiert wird. Vorerst genügt es zu sagen, daß, wenn die Kampf-oder-Flucht-Reaktion lange anhält und wenn ein Individuum nicht kämpfend oder fliehend handeln kann, um seinen Körper von dieser Reaktion zu befreien, die Folgen gesundheitsschädlich sein können.

Das endokrine System und Streß

Wenn das sympathische Nervensystem durch Reaktion auf Streß aktiviert wird, arbeitet es eng koordiniert mit dem endokrinen System (siehe Abb.) zusammen. Das Wissen von der Interaktion zwischen dem Zentralnervensystem und dem endokrinen System ist außerordentlich wichtig für das Verständnis der Vorgänge, durch die ein psychologisches Ereignis in eine physiologische Reaktion übertragen wird. Zu den Drüsen des endokrinen Systems gehören unter anderen die Hirnanhangdrüse oder Hypophyse, die Schilddrüse und die Nebenschilddrüsen, die Langerhansschen Inseln (der innersekretorische Teil der Bauchspeicheldrüse), die Nebennieren und die Keimdrüsen. Die Funktionen der endokrinen Drüsen erfordern eine äußerst komplexe Reihe von Regelkreisen. Wir wollen uns auf die Reaktionen beschränken, die in Streßsituationen auftreten. Hinsichtlich der endokrinen Aktivität übt wieder der Hypothalamus eine wichtige Regulierungsfunktion auf die Hypophyse aus, die ihrerseits das übrige endokrine System steuert. Während der anfänglichen Reaktion des Körpers auf Streß ist die Hypophyse nicht direkt mitbeteiligt, aber sie spielt

DAS ENDOKRINE SYSTEM

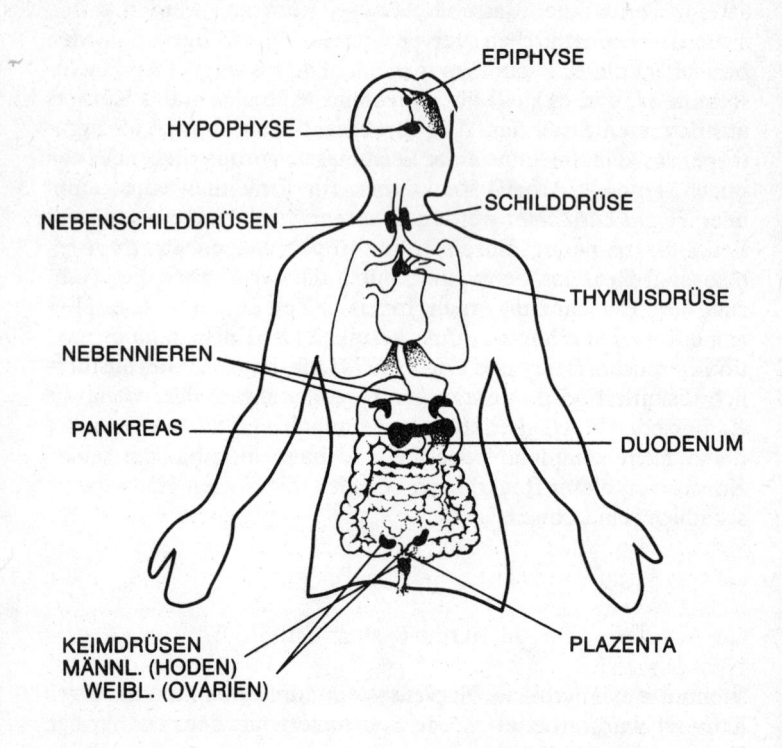

Diagramm mit Beschriftungen:
- EPIPHYSE
- HYPOPHYSE
- NEBENSCHILDDRÜSEN
- SCHILDDRÜSE
- THYMUSDRÜSE
- NEBENNIEREN
- PANKREAS
- DUODENUM
- KEIMDRÜSEN MÄNNL. (HODEN) WEIBL. (OVARIEN)
- PLAZENTA

eine Rolle von zunehmender Bedeutung in der sekundären, anhaltenden Streßreaktion. Der Hypothalamus ist mit der Hypophyse auf zwei klar unterscheidbaren physiologischen Wegen verbunden. 1. Sekrete des Hypothalamus werden durch direkte Gefäßverbindungen zum Vorderlappen der Hypophyse geleitet, und 2. hypothalamische Nervenenden schließen an ihrem hinteren Lappen an. Der Hypothalamus selbst setzt sich aus zwei sich gegenseitig hemmenden Teilen zusammen. Der seitliche vordere Teil hemmt Reaktionen des autonomen sympathischen Systems und ebenso auch die Absonderung von Streßhormonen aus der Hypophyse. Andererseits regt der mittlere hintere Teil sowohl Tätigkeiten des sympathischen Nervensystems als auch die Absonderung der Streßhormone der Hypophyse an. Dieses dynamisch ausbalancierte System stellt ein weiteres wichtiges Bindeglied zwischen dem neurologischen und dem biochemischen System des Körpers dar. Streß übt eine deutliche Wirkung auf dieses heikle Gleichgewicht zwischen dem Hypothalamus und der Hypophyse aus, die in der Mitte des Kopfes an der Unterseite des Gehirns liegt und ungefähr so groß wie eine kleine Kirsche ist. Diese Drüse ist das Hauptzentrum für die Regulierung der Hormone und der Hormonproduktion und beeinflußt die Tätigkeit des gesamten endokrinen Systems. Hypophysenhormone werden in das Blut ausgeschüttet und überbringen den anderen endokrinen Drüsen spezifische Meldungen. Eine dieser Substanzen ist Vasopressin, ein bei Streß auftretendes Hormon, das vom Hinterlappen der Hypophyse abgesondert wird. Vasopressin verengt die Arterienwände und erhöht damit den Blutdruck. Der Vorderlappen der Hypophyse sondert das adrenocorticotrope Hormon (ACTH oder Kortikotropin), das thyreotrope Hormon (TTH oder Thyreotropin) und die gonadotropen, das heißt auf die Keimdrüsen wirkenden, Hormone ab. Diese Sekrete erfüllen getrennte und selektive Funktionen, die allgemein den Körper darauf vorbereiten, einen Streßreiz zu bewältigen, indem sie den Blutkreislauf, die Herzschlagfolge, den Grundstoffwechsel und andere Vorgänge beschleunigen. In bezug auf Streß ist die wichtigste all dieser Reaktionen die Wirkung des Kortikotropins auf die Nebennieren. Zur selben Zeit, in der das Kortikotropin auf die Nebennierenrinde einwirkt, sondert die Hypophyse auch Thyreotropin ab. Dieses Hormon veranlaßt die Schilddrüse, Thyroxin auszuschütten, das den Stoffwechsel des Körpers ebenso wie das Wachstum und die sexuelle und geistige Entwicklung regelt. Unter Streß wird der Stoffwechsel in den Geweben durch Thyroxin heftig angeregt. Der Betroffene schwitzt leicht und fühlt sich nervös und zitterig; sein Herz schlägt zu schnell, die Atmung wird rascher und ungewöhnlich tief, und er ermüdet leicht. Thyroxin und Adrenalin arbeiten eng zusammen und rufen viele gleiche subjektive Wirkungen hervor. Ein hoher Thyroxinspiegel läßt das Körpersystem offensichtlich stärker auf Adrenalin reagieren. Im allgemeinen scheint Adrenalin eine größere Rolle bei kurzem Streß zu spielen, während bei lang anhaltendem Streß Thyroxin in größeren Mengen vorhanden zu sein scheint. (McQuade und Aikman, 1974). Es erübrigt sich zu sagen, daß der durch einen hohen Thyroxinspiegel verursachte Zustand der Überaktivierung auf die Dauer nicht angenehm zu ertragen ist und zu chronischer Müdigkeit und sogar Schlaflosigkeit führen kann. Interessant ist, daß während einer Streßreaktion, wenn die Streßhormone Kortikotropin und Thyreotropin in den

Blutkreislauf gelangen, die Produktion von Geschlechtshormonen und von Somatotropin, das das Körperwachstum reguliert, abnimmt.

Bei Streß wird die erste und schnellste Reaktion durch die sympathischen und parasympathischen Komponenten des autonomen Nervensystems bewirkt. Gemeinsam versuchen diese Systeme, verschiedene Körperfunktionen anzupassen, um der Streßsituation zu begegnen. Der nächste Schritt, der von der neurologischen zur endokrinen Reaktivität führt, wird vollzogen, wenn das sympathische Nervensystem die Produktion von Adrenalin durch die Nebennieren anregt. Die Nebennieren, zwei den Nieren oben aufsitzende Drüsen, sind nur ein Teil des komplexen endokrinen Systems, aber sie sind von großer Bedeutung für das Verständnis der Beziehung zwischen Streß und psychosomatischen Krankheiten. Obwohl alle endokrinen Drüsen für den Widerstand gegen Krankheit wichtig sind, scheinen die Nebennieren und die Hypophyse am stärksten an der Informationsverarbeitung während des Stresses beteiligt zu sein. Auf ihre Funktionen konzentrierte sich hauptsächlich die Aufmerksamkeit der Forscher auf den Gebieten Streß und psychosomatische Medizin.

Für das Verständnis der psychophysiologischen Grundlage des Stresses und der Entstehung von psychosomatischen Krankheiten ist eine Analyse der Nebennierentätigkeit unerläßlich. Diese Drüsen bestehen aus zwei funktionell verschiedenen Teilen. Der äußere und größere Teil ist die Nebennierenrinde. Der innere Teil ist das Mark. In den Anfangsstadien einer Streßreaktion wird das Mark zur Tätigkeit angeregt durch Streßsignale, die ihm durch Reize des sympathischen Nervensystems zugeleitet werden. Als Antwort auf diese Reize sondert das Mark Adrenalin (auch Epinephrin genannt) und Noradrenalin (auch Norepinephrin) ab. Das Adrenalin tritt bei Streß in den Blutstrom ein und wird durch den ganzen Körper verteilt. Die Freisetzung von Adrenalin bringt zusammen mit vom Hypothalamus ausgehenden Impulsen die Hypophyse und ihre Hormone ins Spiel. Diese Hormone der »Hauptdrüse« beeinflussen ihrerseits die anderen Drüsen mit innerer Sekretion und ihre Hormone und regulieren dadurch die Abwehrmechanismen des Körpers und die Anpassung. Die Hormone der Nebennierenrinde spielen eine wichtige Rolle bei der Aufrechterhaltung der physiologischen Homöostase, das heißt des normalen Gleichgewichts des Körpers ohne Streßalarmreaktion. Die Sekrete der Nebennierenrinde, deren Produktion durch Kortikotropin angeregt wird, lassen sich in zwei Gruppen einteilen. An erster Stelle kommen die Glukokortikoide, so genannt wegen ihrer Fähigkeit, den Blutzuckerspiegel zu heben. Zu ihnen gehören die Hormone Kortison (pharmaz. Cortison) und Kortisol, die Entzündungen verhindern und daher entzündungshemmende (antiphlogistische) Kortikoide genannt werden. An zweiter Stelle steht die Gruppe der Mineralkortikoide, die die Fähigkeit des Körpers, Natriumchlorid (Kochsalz) zurückzuhalten, erhöhen und den Kaliumspiegel senken. Zu dieser Gruppe gehören die Hormone Desoxykortikosteron und Aldosteron, die entzündungserregende (phlogogene) Kortikoide genannt werden, da sie Entzündungen fördern. Die Kenntnis dieser Nebennierenrindenhormone ist außerordentlich wichtig, wenn man verstehen will, wie Streß körperlichen Schaden anrichten kann, und sie ist auch wesentlich für das Verständnis der im 5. Kapitel behandelten arthritischen Erkrankungen. Sie treten mehr im Zusammenhang mit lang anhaltendem, chronischem Streß als bei akuten Reaktionen auf und können die Nieren unheilbar schädigen. Außerdem spielen diese Hormone eine große Rolle bei der Steuerung der Immunreaktionen des Körpers, und wie wir später sehen werden, ist die erhöhte oder verminderte Immunreaktion ein primärer Faktor, der über Gesundheit oder Krankheit entscheidet.

Wir alle kennen das Gefühl einer plötzlichen Erregung, den sogenannten »Adrenalin-Schock«. Er tritt auf, wenn das Nebennierenmark seine Streßhormone ausschüttet und den ganzen Körper veranlaßt, mit einem Ruck und einer ungeheuren Energieaufwallung zu reagieren. Eine solche Reaktion befähigt Menschen manchmal, körperliche Höchstleistungen zu vollbringen, zu denen sie normalerweise nicht imstande wären; so kann etwa eine Frau ein Auto anheben, um ihren darunterliegenden Mann zu befreien. Das ganze Körpersystem tritt in einen Zustand der Überaktivierung ein: Das Herz jagt, die Körpertemperatur steigt, der Sauerstoffverbrauch nimmt zu. Es gibt feine Unterschiede in der Art dieser Kampf-oder-Flucht-Reaktion, die das Ergebnis der unterschiedlichen Sekretionen der Nebennieren sind. Zwei Sekrete des Nebennierenmarks, Adrenalin und Noradrenalin, dienen verschiedenen Zwecken, und das Verhältnis, in dem sie abgesondert werden, wird in einem Regelkreis durch den Hypothalamus über das sympathische Nervensystem bestimmt. Adrenalin wirkt über die Leber und führt dem Blut Glukose zu; es liefert damit eine rasch verfügbare Energiequelle für die Zellen und deren Stoffwechsel als Reaktion auf Streß. Es erhöht außerdem den Kohlehydrat-Stoffwechsel, erweitert die Arterien der Herz- und Skelettmuskeln, beschleunigt den Herzschlag, vergrößert das Schlagvolumen, das heißt die Blutmenge, die das Herz durch den Körper pumpt, erhöht die Temperatur und steigert den Sauerstoffverbrauch und die Kohlendioxidproduktion. Außerdem entspannt es die glatten Muskeln des Magen-Darm-Trakts, bewirkt gleichzeitig eine Zusammenziehung der Afterschließmuskeln und erweitert die bronchiale Muskulatur. Flache Atmung und Kontraktion des Afters gehören zu den subjektiven Komponenten dieser Reaktion.

Dagegen verengt Noradrenalin normalerweise die Arterien, es erhöht den Blutdruck und hat weit weniger Einfluß auf den Blutzucker und den Herzschlag als Adrenalin (Schildkraut und Kety, 1967). Beide, Adrenalin und Noradrenalin, führen zu einer erhöhten Zirkulation von freien Fettsäuren. Es besteht ein merklicher Unterschied in bezug auf das Verhältnis von Adrenalin zu Noradrenalin je nach der Art der Streßreaktion, die ihre Sekretion bewirkt. Die Gründe, warum in dem einen Fall Adrenalin und in einem anderen Noradrenalin ausgeschüttet wird, versteht man noch nicht recht, aber viele Forscher neigen dazu, Adrenalin als das »Angsthormon« und Noradrenalin als das »Wuthormon« zu betrachten. Mit anderen Worten, eine Unterscheidung, die eindeutig als psychologischer Natur klassifiziert werden kann, scheint der entscheidende Faktor für die Reaktion des Nebennierenmarks zu sein.

Das Immunsystem und Streß

Potentiell ist eines der negativsten Ergebnisse übermäßiger Streßniveaus die Wirkung auf die Immunreaktion. Die Reaktion des Immunsystems stellt die stärkste Abwehr des Menschen gegen Mikroorganismen dar. Auch hier wieder herrscht noch große Ungewißheit hinsichtlich der präzisen Mechanismen, durch die psychologischer Streß die Immunität beeinträchtigt, aber es gibt genug Beweise für einen Zusammenhang, die eine gründliche Forschung rechtfertigen. Einer, der am meisten Neues zur Erforschung der Beziehung zwischen Streß und Immunität, vor allem im Hinblick auf die Rolle des Immunsystems bei Krebs, beigetragen hat, ist George F. Solomon von der Stanford University School of Medicine. Solomon kennt aus eigener Anschauung viele der Schwierigkeiten, denen Forscher auf allen Gebieten der psychosomatischen Medizin gegenüberstehen. Er schrieb über seine Arbeit: »... sowohl Immunreaktionen als auch durch Streß verursachte physiologische Veränderungen variieren mit den Spezies, der genetischen Konstitution und den Umweltfaktoren und können sich auf vielfache Weise manifestieren. Beide Systeme sind multifaktoriell, und ihre Interaktion ist zweifellos außerordentlich komplex, wodurch die Reproduzierbarkeit jeder Wirkung von einer großen Anzahl äußerer Einflüsse abhängig wird. Zudem existieren in beiden Systemen stabilisierende Regelkreise« (Amkraut und Solomon, 1975). Nichtsdestoweniger haben Solomon und seine Kollegen begonnen, ein Modell der Verbindungen zwischen Zentralnervensystem und Immunität auszuarbeiten.

Der größte Teil ihrer Forschungsarbeit konzentrierte sich bisher auf chirurgische Eingriffe in gewisse Bereiche des Hypothalamus und seine Wirkung auf den Thymus (die Thymusdrüse), der bei der Immunreaktion eine zentrale Rolle spielt. Die Fähigkeit, auf Antigene (artfremde Stoffe und Gifte, die die Bildung von Antikörpern hervorrufen) zu reagieren, setzt einen funktionierenden Thymus voraus, der seinerseits von Impulsen aus dem Hypothalamus abhängt, um die Aktivität des Immunsystems auszulösen. Solomon und andere wiesen an Ratten im Laborversuch nach, daß Verletzungen in einem spezifischen Teil des dorsalen Hypothalamus die Thymustätigkeit hemmen und die Immunreaktion beeinträchtigen. Die Tätigkeit der Thymusdrüse beherrscht die endokrine Funktion, die für die Reifung von T-Lymphozyten (Thymuslymphozyten) bestimmend ist. Diese Zellen sind für die allgemeine Überwachung und die Bildung von Antikörpern von großer Bedeutung. Wenn Teile des dorsalen Hypothalamus herausgeschnitten werden – und damit die Thymusfunktion beeinträchtigt wird – , kommt es zu einer Unterdrückung wichtiger Antikörper-Reaktionen und einer verlängerten Zurückhaltung von Antigenen im Blut (Korneva und Khai, 1963). Es ist bezeichnend, daß Zonen des Hypothalamus, deren Entfernung Versuchstiere für Krankheiten anfällig macht, genau die gleichen Hirnteile sind, die beim Menschen am stärksten auf emotionalen Streß reagieren. Der Thymus selbst reagiert durch seine Verbindung mit dem Hypothalamus ebenso auf Streß, und er spielt eine wichtige Rolle in dem Regelkreis, der das endokrine System steuert. Im besonderen beeinflußt die Thymusfunktion die Bildung von Thyroxin durch die Schilddrüse, das den Stoffwechsel und den Herzschlag beschleunigt. Wenn die Hormonspiegel verändert werden, ist eine häufige Folge die Zunahme von Nebennierenrindenhormonen in Form von entzündungserregenden und entzündungshemmenden Kortikoiden im Blut. Sind sie längere Zeit im Körpersystem vorhanden, kann ein

Ungleichgewicht entstehen, das unter Umständen die Wirksamkeit der immunologischen Abwehrmechanismen schwer beeinträchtigt.

Marvin Stein, Raul C. Schiavi und Maria Camerino von der Mount Sinai School of Medicine in New York legten einen umfassenden Überblick über den »Einfluß des Gehirns und des Verhaltens auf das Immunsystem« vor. Ihr Artikel konzentriert sich vor allem auf die im Tierversuch demonstrierte Wirkung von Hypothalamusverletzungen auf die Immunprozesse. Sie führen zahlreiche Experimente an, bei denen Variablen wie Streß durch elektrischen Schock, hohen Lärmpegel und Zusammensein auf zu engem Raum die Anfälligkeit eines Tiers für bösartige Geschwulste und Viruskrankheiten nachweisbar erhöhten. Aus ihren Untersuchungen folgern sie, daß der Hypothalamus der neurophysiologische Mechanismus zu sein scheint, der die psychosozialen Einflüsse in immunologische Reaktionen umsetzt. Sie fassen ihre Studien mit den Worten zusammen:

»Es ist experimentell gezeigt worden, daß psychosoziale Vorgänge die Anfälligkeit für einige Infektionen und für einige neoplastische Prozesse und einige Aspekte der humoralen und zellulären Immunreaktionen beeinflussen. Diese psychosozialen Wirkungen können zur Tätigkeit des Hypothalamus in Beziehung stehen. Ein Überblick über die Mechanismen, die bei Immunreaktionen im Spiel sein können, zeigt, daß es keinen einzelnen verursachenden Faktor gibt. Verschiedene Prozesse können beteiligt sein, einschließlich solcher des autonomen Nervensystems und der neuroendokrinen Aktivität« [Stein, Schiavi und Camerino, 1976].

Offensichtlich sind noch mehr Untersuchungen nötig, um die exakten Vorgänge zu erkennen, durch die psychosoziale Ereignisse in neurologische und biochemische übertragen werden, damit ein umfassendes Modell der psychosomatischen Krankheiten ausgearbeitet werden kann. Von besonderer Bedeutung für dieses Modell ist die Rolle des Stresses und seiner Wirkungen auf das Immunsystem.

Man kann sich das Immunsystem als aus drei verschiedenen Teilen zusammengesetzt vorstellen: dem afferenten, dem zentralen und dem efferenten. Der afferente Teil reagiert als erster auf das Eindringen eines Antigens in das Körpersystem. Diese primäre Reaktion mobilisiert drei Arten von immunkompetenten Zellen: 1. die Thymuslymphozyten, die aus dem Thymus stammen. 2. die dem humoralen Abwehrsystem angehörenden Blutlymphozyten

(B-Lymphozyten), die die Immunreaktion einleiten, und 3. die Makrophagen oder großen Phagozyten: Freßzellen, die die Fähigkeit haben, körperfremde Teilchen zu verschlingen. Der zentrale Teil des Immunsystems ist zuständig für den Ablauf der Immunisierung und regt die Abwehrmechanismen gegen den Krankheitsprozeß an. Das Ausmaß der Immunreaktion auf ein gegebenes Antigen und möglicherweise auch die Art seiner Interaktion mit immunkompetenten Zellen hängt von der Anzahl der schon vorher vorhandenen T- und B-Lymphozyten ab, die imstande sind, spezifisch auf das Antigen zu reagieren. Im efferenten Teil zerstören die T-Lymphozyten das Antigen durch direkten Kontakt oder durch die Absonderung von Toxinen, und die Immunreaktion ist beendet. Im allgemeinen begrenzt sich die Immunreaktion selbst, aber die daran beteiligten Rückkopplungsmechanismen werden vorerst nur unzulänglich verstanden. Klar ist jedoch, daß diese Mechanismen sowohl physiologische als auch psychologische Faktoren einschließen. Das scheint besonders für ansteckende Krankheiten, Autoimmunkrankheiten, Allergien und Krebs zu gelten. Solomon schreibt dazu:

»Streß und emotionale Nöte können die Funktion des Immunsystems beeinflussen. Daher könnten umweltbedingte und psychologische Faktoren unter manchen Bedingungen an der Pathogenese des Krebses beteiligt sein... wie auch an der von anstekkenden und autoimmunen Krankheiten, die eine Verbindung mit Zuständen einer relativen immunologischen Unzulänglichkeit zu haben scheinen. Es gibt eine beträchtliche Anzahl von Daten, die eine Beziehung zwischen Persönlichkeitsfaktoren, Streß und vor allem dem Versagen psychischer Abwehrmechanismen und dem Ausbruch und Verlauf von Krebs und von ansteckenden und autoimmunen Krankheiten herstellen« [Solomon, 1969].

Die Immunreaktion funktioniert unter den meisten Bedingungen hinlänglich gut, aber sie ist streßanfällig. Man nimmt allgemein an, daß jeder Mensch ständig Antigenen ausgesetzt ist, die solche Krankheiten hervorrufen können. Gewöhnlich reichen die Abwehrmechanismen aus, um das Einsetzen eines Krankheitsprozesses zu verhindern. Unter normalen Bedingungen erhält der Körper ein konstantes Gleichgewicht zwischen krankheitserregenden Ereignissen und den Immunabwehrmechanismen aufrecht.
Nach Solomons Modell beruht die »Überwachungs«-Fähigkeit des Körpers darauf, daß die T-Lymphozyten die neuen Oberflächen-Antigene an den mutierenden Zellen erkennen. Das ist die

erste Verteidigungslinie gegen den Krebs. Die geringste Schwächung dieser Fähigkeit könnte es aber Krebszellen ermöglichen »durchzuschleichen«. Solomon bemerkt: »So würde eine minimale Unterdrückung entweder der zentralen oder der efferenten Aktivität durch streßhafte Ereignisse... zum Fortschreiten der Geschwulst beitragen« (Amkraut und Solomon, 1975). Es wurde auch beobachtet, daß viele Patienten mit fortgeschrittenen Krebskrankheiten verschiedener Art eine verminderte Immunität zu haben scheinen. In manchen Fällen kann die Injektion von immunitätsfördernden Stoffen wie, zum Beispiel, dem Bazillus Calmette-Guérin (BCG), einem Impfstoff gegen Tuberkulose, Tumoren reduzieren.

Streß scheint hauptsächlich den efferenten und bis zu einem gewissen Grade auch den afferenten Teil des Immunsystems zu beeinflussen. Solomon und seine Kollegen vertreten die Theorie, daß ein wichtiges, wenn nicht überhaupt das wichtigste Angriffsziel des Stresses die Tätigkeit der Makrophagen ist, da sie eine bedeutende Rolle in allen Teilen des Immunsystems spielen. Makrophagen sind Zellen, deren eigentliche Aufgabe darin besteht, den Organismus von abgestorbenen oder beschädigten Tumorzellen zu befreien. Die durch Streß bewirkte Änderung im Immunsystem ist im allgemeinen klein, und sie bestimmt den Verlauf der Krankheit hauptsächlich dadurch, daß sie das Gleichgewicht zwischen toxischen Faktoren und Abwehrmechanismen verschiebt. Diese relativ geringfügigen Änderungen des immunologischen Gleichgewichts können jedoch das ganze System verschieben und ein Individuum für die Entwicklung einer schweren Krankheit anfällig machen. Man braucht keine großen Veränderungen im neurophysiologischen System eines Menschen zu entdecken, um seine erhöhte Anfälligkeit zu erklären. Die Veränderungen können sehr subtil und schwer zu erkennen sein, aber man nimmt an, daß eine erhöhte emotionale Reaktivität, die durch streßhafte Änderungen im Leben entsteht, schon genügt, um Funktionsstörungen im Hirn auszulösen, die ihrerseits das fundamentale immunologische Gleichgewicht des Individuums stören.

Das Immunsystem eignet sich recht gut für die übliche wissenschaftliche Methode der Isolierung immer kleinerer Elemente zum Zweck der genauen Untersuchung. Allerdings ist diese Methode zwar ergiebig, aber auch eng begrenzt. Sie vernachlässigt die Vielfalt der Faktoren außerhalb des Immunsystems, die sich eindeutig auf seine Funktion auswirken. In einem Überblick über seine Arbeit bemerkt Solomon abschließend:

»Wenn die Information sowohl in der Immunologie als auch in der Endokrinologie gegenwärtig explosive Ausmaße annimmt und Tag für Tag neue Fakten ans Licht kommen, die für diese Wissenschaften von Bedeutung sind, so glauben wir doch nicht, daß das Studium unseres Problems in der nahen Zukunft wesentlich vereinfacht werden wird... Wir glauben, daß die Lösung in der Entwicklung des Grundkomplexes liegt, der als ein Ganzes betrachtet und studiert werden muß... [dies] wird auch dazu führen, die Wechselbeziehungen zwischen Emotionen und endokrinen Drüsen einerseits und zwischen endokrinen Drüsen und Immunität andererseits zu bestimmen – Dinge, die sich offensichtlich nur sehr schwer unabhängig voneinander studieren lassen. Mit anderen Worten, Beziehungen, die wir bei einer solchen Untersuchung feststellen, werden uns eine Drei-Punkt-Peilung von Streß, endokrinen Drüsen und Immunsystem ermöglichen und die drei betroffenen Disziplinen, Verhaltenswissenschaften, Neuroendokrinologie und Immunologie, fördern« [Amkraut und Solomon, 1975].

Die immunologische Grundlagenforschung Solomons und anderer hat die Hypothese bestätigt, daß Streß kleine Veränderungen in Immunmechanismen bewirkt. Wirksame Eingriffe könnten imstande sein, diese geringfügigen Störungen des Gleichgewichts zu regulieren, bevor sie verstärkt werden, bis keine Korrektur mehr möglich ist.

Die Kampf-oder-Flucht-Reaktion

Um das Streßmodell, soweit wir es nun entwickelt haben, zu rekapitulieren: Es steht fest, daß aufgenommene Information Veränderungen im Zentralnervensystem hervorruft, die eine Streßreaktion auslösen können. Psychischer Streß kann zu hypothalamischen Sekretionen führen und die Hypophyse während der sekundären, länger anhaltenden Streßreaktion veranlassen, Hormone auszuschütten, die ihrerseits die entsprechenden innersekretorischen Drüsen anregen. Einige dieser Sekrete gelangen durch den Blutkreislauf ins Hirn. Sie erregen das Hirn noch mehr oder stimulieren spezifische Teile des Hypothalamus. Dieser Regelkreis beeinflußt Art und Intensität der Reaktion und die Genauigkeit der Wahrnehmung des Individuums (Gellhorn und Loofbourrow, 1963). Zwischen der Erregung des Kortex, der

Tätigkeit des Hypothalamus, dem Muskeltonus, der Aktivität des Sympathikus und den endokrinen Funktionen besteht eine enge Korrelation und ein ständiger Zustand dynamischen Fluktuierens. Unter den meisten Umständen sind diese Fluktuationen auf die Erhaltung der Homöostase hin orientiert, und die Abweichungen sind minimal. Zu anderen Zeiten, wenn die Interaktion zwischen Geist, Körper und Umwelt durch streßhafte Reize gestört wird, regen diese psychophysiologischen Fluktuationen die Organsysteme zu kräftiger Aktivität an und mobilisieren die Abwehrmechanismen des Körpers, um die kritische Lage zu meistern.

Wenn es Ihnen gelungen ist, den vorausgegangen Beschreibungen dieses komplexen Interaktionssystems zu folgen und sie zu verarbeiten, besitzen Sie bereits ein ziemlich umfassendes Verständnis der Vorgänge, durch die der Körper auf geistig-seelischen und körperlichen Streß reagiert. Es muß Ihnen dann auch klargeworden sein, daß sich aus psychischem Streß, dem Sie ausgesetzt sind, neurophysiologische Folgen als Begleiterscheinungen ergeben.
Die Streßreaktivität des Menschen ist ein wesentlicher psychophysiologischer Prozeß, der es dem Individuum gestattet, die vielen Beanspruchungen, denen es jeden Tag ausgesetzt ist, zu bewältigen. Sie ist eines der empfindlichsten und wichtigsten Überlebenssysteme des Körpers. Es gibt jedoch ein Grundproblem bezüglich der Art und Weise, in der der Mensch seiner Veranlagung nach auf Streß reagiert. Physiologisch gesehen, ist der Mensch für die Verarbeitung von Streß mit ziemlich den gleichen Systemen ausgestattet wie die Tiere, aber bei ihm kommt eine Komplikation hinzu. Informationen, die durch die höheren Bewußtseinszentren aufgenommen werden, rufen ebenfalls eine körperliche Streßreaktion hervor. Diese Informationen sind psychologischer und emotionaler Natur und gründen sich auf die Wahrnehmung der Ereignisse in der Umwelt des Individuums. Wenn Menschen größerem Streß ausgesetzt sind, werden sie im Grunde genommen wie Tiere zu einer Kampf-oder-Flucht-Reaktion erregt. Darin liegt das Problem: Ein Tier kann auf eine Bedrohung mit Kampf oder Flucht antworten, aber wir können es oft nicht. Ein großer Teil des Stresses, den wir erleben, kann nicht dadurch bewältigt werden, daß wir kämpfen oder davonlaufen, obwohl wir ursprünglich die Neigung verspüren mögen, das eine oder das andere zu tun. In unserer komplexen Gesellschaft mit ihren sehr strengen Geboten in bezug auf annehmbares Verhalten werden Kampf und Flucht oft nicht als richtige Reaktion auf Streßsituationen betrachtet. Wenn Ihnen Ihr Chef mitteilt, daß Sie die erwartete Gehalts-

erhöhung nicht bekommen werden, können Sie nicht über ihn herfallen oder buchstäblich vor der Situation davonlaufen. Sie nehmen sich daher nach besten Kräften zusammen, um auf eine würdevolle Weise zu reagieren, und internalisieren Ihre Enttäuschung, d. h., Sie schlucken sie hinunter. Trotz Ihrer erzwungenen äußeren Ruhe tritt aber Ihr Körper in einen Zustand der Vorbereitung auf Streß ein. Durch das ganze neuroendokrine System werden Meldungen weitergegeben, die bedeutende Veränderungen in Ihrer Biochemie verursachen. Wenn ein Tier dazu erregt wird, zu kämpfen oder zu fliehen, findet rasch eine ähnliche biochemische Veränderung statt. Sobald aber das Tier gehandelt hat, indem es kämpfte oder floh, läßt seine neurophysiologische Streßreaktion rasch nach, sein Körper geht in einen Zustand der tiefen Entspannung über und kehrt schließlich zur Homöostase zurück. Beim Menschen kann es sich jedoch ergeben, daß er keine gesellschaftlich annehmbare Möglichkeit zu handeln hat. Da der negative psychische Zustand anhält, dauert auch die physische Streßreaktion an. Unter diesen Umständen aber, wenn eine Streßreaktion verlängert und nicht abgebaut wird, werden die mit dem Streß verbundenen biochemischen Veränderungen potentiell gesundheitsschädlich.

Unsere neurophysiologischen Reaktionen zur Bewältigung von Streß sind anachronistisch geworden. Da die Gesellschaft verfügt, daß die herkömmlichen Methoden des Streßabbaus nicht annehmbar sind und da die Natur unserer sozialen Organisation jedes Individuum, das der Gesellschaft angehört, einer noch nie dagewesenen Streßbelastung aussetzt, ertragen viele von uns lang anhaltende Streßreaktionen weit häufiger, als der Erhaltung der Gesundheit zuträglich ist.

Selyes Generelles Adaptations-Syndrom

Was geschieht, genau betrachtet, während einer lang anhaltenden, nicht abgebauten Streßreaktion, die so viel Schaden anrichtet? Ein großer Teil der Theorien darüber ist noch rein spekulativ, aber dank der Arbeit einiger Forscher häuft sich allmählich gesichertes Wissen an. Als erster unter den Streßforschern ist Hans Selye zu nennen, ein Endokrinologe, der das Institute of Experimental Medicine and Surgery der Universität von Montreal leitet. Im Jahre 1956 veröffentlichte Selye *The Stress of Life* (dt.: *Streß beherrscht unser Leben,* 1958), ein Buch, das immer noch ein

»Klassiker« auf diesem Gebiet ist. Seine Studien über die Nebennieren und ihre Beziehung zur Hypophyse und anderen physiologischen Vorgängen bildeten die Grundlage für einen großen Teil der Streßforschung. Wie schon gesagt wurde, definiert Selye Streß als »einen Zustand, der sich durch ein spezifisches Syndrom manifestiert, das aus allen nichtspezifisch bewirkten Veränderungen innerhalb eines biologischen Systems besteht« (Selye, 1956). Mit anderen Worten: Streß manifestiert sich durch eine spezifische Konstellation von physiologischen Vorgängen, und nicht als die Vorgänge selbst. Diese spezifische Serie von Vorgängen nannte Selye das Generelle Adaptations-Syndrom (G.A.S.). Die Aktivierung des G.A.S. kann durch jede beliebige Anzahl verschiedener Reize erfolgen und ist daher »nichtspezifisch bewirkt«. Im Laufe der Jahre beobachtete Selye, daß Krankheiten und ihre besonderen Ursachen Reaktionssyndrome hervorrufen, die für diese Krankheiten und Ursachen spezifisch sind. Jede Krankheit verursacht ein bestimmtes Schema neurophysiologischer Veränderungen, das für die betreffende Krankheit charakteristisch ist. Gleichzeitig tritt in Verbindung mit diesen Krankheiten das G.A.S. auf, und es ist in seiner Manifestation nicht selektiv. Selyes Arbeit zielte darauf ab, die Natur dieses Syndroms und seine Folgen für die Gesundheit zu bestimmen.
Selye arbeitete zunächst im Labor mit Ratten, die verschiedenen Arten von extremem Streß ausgesetzt wurden. Er stellte vier ständig auftretende Charakteristika in der physiologischen Reaktion der Ratten fest: eine wesentliche Vergrößerung der Nebennieren, eine Schrumpfung oder Atrophie von Thymus, Milz, Lymphknoten und anderen lymphatischen Gebilden, ein beinahe völliges Verschwinden der eosinophilen Leukozyten und blutende Geschwüre in der Magenwand oder im Zwölffinderdarm.
Selyes Streßmodell betont besonders die Rolle des Hypophysenhormons ACTH, das die Nebennierenrinde dazu anregt, ihre Hormone in das System abzusondern, und das die allgemeine Reaktion auf Streß einleitet. In jüngster Zeit neigten manche Forscher dazu, zwischen zwei Arten von Streß und ihrer jeweiligen Wirkung auf den Körper zu unterscheiden. Der erste ist der akute Streß, bei dem eine unmittelbare Bedrohung und die Notwendigkeit einer augenblicklichen Reaktion gegeben sind. Der zweite ist der chronische Streß, der längere Zeit unvermindert anhält. Die neuesten Untersuchungen scheinen darauf hinzudeuten, daß bei akutem Streß das Adrenalin und das Noradrenalin aus dem Nebennierenmark aktiviert werden. Bei chronischem Streß dagegen nehmen die Kortikoide aus der Nebennierenrinde an Bedeu-

tung zu und sind in größeren Mengen im Blut vorhanden. Selye und andere betrachten die Niere als ein für das Generelle Adaptations-Syndrom wesentliches Organ. Sie reguliert die chemische Zusammensetzung und den Wassergehalt des Blutes und der Gewebe durch ihre Ausscheidungsfunktion und ist wichtig für die Aufrechterhaltung der Homöostase. Wenn das System längere Zeit große Mengen von Kortikoiden enthält, steigt der Blutdruck, und die Nieren können schwer geschädigt werden. Die entzündungserregenden Kortikoide können durch die Hypertonie Nierenkrankheiten verursachen (Selye, 1956). So kann eine lang anhaltende Streßreaktion letzten Endes zu stark erhöhtem Blutdruck und zu einem Nierenleiden führen, das seinerseits wieder die Hypertonie verschlimmert. Man hat hier ein weiteres Beispiel für einen negativen Regelkreis-Effekt, der auf eine akute psychosomatische Erkrankung hinzielt. Entzündungserregende Kortikoide können außerdem Risse in den Arterienwänden verursachen, die durch Cholesterinplättchen, eine Art von Narbengewebe, abgedichtet werden. Sobald es zu solchen Cholesterienablagerungen kommt, ist das Herz erhöhtem Streß ausgesetzt. Zu starke Cholesterinablagerungen führen zur sogenannten Arterienverkalkung oder Arteriosklerose. Eine fortgeschrittene Arteriosklerose verringert die Versorgung des Herzens mit Blut und Sauerstoff und kann ein Koronarversagen zur Folge haben. Außerdem geschieht es nicht selten, daß sich die Cholesterinplättchen von den Arterienwänden lösen und durch die Arterien zum Herzen befördert werden. In solchen Fällen kann es zu Verstopfungen der größeren Koronargefäße kommen, die das Absterben eines Teils des Herzmuskels verursachen, so daß zuletzt wieder ein Koronarversagen eintritt. Normalerweise überwacht die Leber die Menge der Kortikoide im Blut und reduziert sie nötigenfalls. Aber bei Streß wird der Kontrollmechanismus der Leber umgangen, und daher können ständig Kortikoide in hoher Konzentration durch den Körper zirkulieren.

Offensichtlich können hohe Kortikoid-Spiegel in Verbindung mit einer erhöhten Salzsäure-Sekretion und dazu der Aktivität des sympathischen Nervensystems gastrointestinale Geschwüre hervorrufen. Diese sind auch typisch für eine lang anhaltende G.A.S.-Reaktivität. Schon 1842 beschrieb der britische Arzt Thomas Curling akute gastrointestinale Geschwüre bei Patienten mit ausgedehnten Hautverbrennungen. Im Jahre 1867 stellte ein Wiener Chirurg dasselbe Phänomen bei Patienten nach größeren Operationen mit nachfolgender Infektion fest (Selye, 1974). Es gab keinen erdenklichen Grund, die Geschwüre mit den anderen Leiden der Patienten in Verbindung zu bringen, aber sobald diese Geschwüre als Charakteristika einer nichtspezifischen Streßreaktion erkannt wurden, begriff man, warum sie bei Patienten mit anderen Leiden auftraten. Untersuchungen zeigten, daß bei Hunden und Affen, die für kurze Zeit in einen Angstzustand versetzt wurden, die Salzsäure-Absonderung im Magen abnahm. Dauerstreß führte jedoch zu einer Umkehrung dieser Reaktion, und die Salzsäure-Sekretion nahm erheblich zu. Wieder deuten die Beweise offenbar darauf hin, daß Dauerstreß bei der Auslösung von Krankheiten die Hauptrolle spielt.

Selye rechnet auch die Abnahme der Zahl der eosinophilen Leukozyten zu den Hauptelementen des G.A.S. Diese Blutzellen sind ein wesentlicher Bestandteil des Immunsystems des Körpers, da sie »serologische Immunreaktionen und die allergische Überempfindlichkeit gegenüber fremden Substanzen« regulieren (Selye, 1956). Im wesentlichen sind sie für den Körper die Helden auf weißen Rossen, die eindringende fremde Streitkräfte überwältigen und verschlingen. Bezeichnenderweise ist die Zahl dieser Zellen im Blut von Krebskranken oft merklich dezimiert. Diese Beobachtung war eines der ersten Untersuchungsergebnisse, die auf eine Verbindung zwischen Dauerstreß und einer Schwächung des Teils des Immunsystems hinwiesen, der für den Schutz gegen Krebszellen zuständig ist. Die Tatsache, daß bei chronischem Streß eosinophile Leukozyten in geringerer Anzahl vorhanden sind als unter normalen Umständen, bedeutet außerdem eine verminderte Widerstandskraft gegen verschiedene Arten von Infektionskrankheiten. Die solche Krankheiten erregenden Mikroorganismen, die ständig in unserem Körper vorhanden sind, werden normalerweise von den weißen Blutkörperchen unschädlich gemacht. Nimmt die Zahl dieser weißen Blutkörperchen ab, so sind wir verwundbarer für Mikroorganismen und die Krankheiten, die sie verursachen.

Selyes Streßmodell schließt auch ein Phänomen mit ein, das er Lokales Adaptations-Syndrom (L.A.S.) nennt. Zu diesem Syndrom gehören unter anderem Entzündungen, das heißt Schwellungen, Rötung, Hitze und Schmerz. Eine Entzündung kann die verschiedensten Ursachen haben, zum Beispiel das Eindringen körperfremder Mikroorganismen, wenn wir uns schneiden oder auf andere Weise verletzen. Andere Entzündungsursachen sind Allergene wie Staub oder Blütenpollen, Insektenstiche oder die Ablagerung von Abfallstoffen in überanstrengten Muskeln, die

die bekannten Muskelschmerzen hervorrufen. Wo immer im Körper es zu einer Entzündung kommt und was immer ihre Ursache ist: der Vorgang ist praktisch immer der gleiche. Der Zweck der Entzündung ist, den eindringenden Erreger zu isolieren, um seine Ausbreitung zu verhindern und es den Abwehrmechanismen des Körpers zu ermöglichen, ihn, sobald er isoliert ist, durch die Tätigkeit der weißen Blutkörperchen und der Enzyme zu vernichten. Nebennierenhormone spielen bei Entzündungen eine wichtige Rolle, da einige von ihnen entzündungserregend und andere entzündungshemmend wirken. Das Lokale Adaptations-Syndrom scheint sich mit dem G.A.S. zu verbinden, denn das G.A.S. ist es, das die Nebennierenrindenhormone mobilisiert. So kann ein rein physischer, lokaler Streßreiz den ganzen Streßmechanismus des Körpers in Bewegung setzen.

Wichtig ist bei alldem, daß die entzündungserregenden und -hemmenden Kortikoide richtig reagieren. Eine Entzündung kann im Körper schweren Schaden anrichten, indem sie zur Zerstörung von Zellen und zur Bildung von Narbengewebe führt und benötigte Ressourcen von anderen Körperprozessen abzieht. Hält der Streß lange an und befinden sich größere Mengen von Kortikoiden längere Zeit im Blut, so kann das Gleichgewicht gestört werden, und die Folge davon ist eine abnorme Entzündung, das heißt eine, die ihren Zweck nicht mehr erfüllt. Allergien, zum Beispiel, sind gewöhnlich gekennzeichnet durch eine Entzündung der Schleimhäute der Nase, des Rachens und der Augen, und sie können eine Fehlfunktion darstellen, die auf einen Überschuß von entzündungserregenden Kortikoiden im Blut zurückgeht. Die Forschung auf diesem Gebiet hat eine mögliche psychologische Grundlage für die Beobachtung geliefert, daß allergische Reaktionen häufig streßbedingt sind. Umgekehrt kann ein Mensch unter Dauerstreß leichter als sonst zu Infektionen neigen, weil er einen Überschuß von entzündungs*hemmenden* Kortikoiden im Blut hat, der verhindert, daß ein notwendiger entzündlicher Prozeß stattfindet. In dem einen wie dem andern Fall kann Streß eine falsche adaptive Reaktion auslösen, die zu einer weiteren Streßursache wird, anstatt der Streßerleichterung zu dienen.

Nach Selye macht das G.A.S. drei Phasen durch: Alarm, Widerstand und Erschöpfung. Die Alarmphase ist die erste und heftigste Reaktion auf einen Streßreiz. In diesem Augenblick wird der gesamte Streßmechanismus des Körpers mobilisiert, und der Streßreiz übt eine allgemeine Wirkung auf die psychophysiologischen Funktionen aus. Während der Alarmphase steigen die

Sekretionen der Nebennierenrinde sprunghaft an. Eine der wesentlichsten Aufgaben des G.A.S. besteht darin, die Zuständigkeit für die Bewältigung eines Streßreizes dem Organ oder System zu übertragen, das dazu am besten imstande ist, und es wählt und aktiviert die geeignetste Abwehr. Damit beginnt die Phase des Widerstandes. Während dieser Periode nehmen die Sekretionen der Nebennierenrinde wieder ab, und die Bewältigung des Streßreizes wird zur spezifischen Aufgabe desjenigen Systems, das am besten dafür ausgerüstet ist. Der Widerstand gegen den Streßreiz ist in dieser Phase groß, aber wegen der Wirkungen des G.A.S. und der Tatsache, daß Ressourcen aus anderen Bereichen abgeleitet werden, kann die allgemeine Widerstandsfähigkeit gegen Krankheit gering sein. In der Erschöpfungsphase erlahmt das Organsystem (oder der Prozeß), das gegen den Streßreiz eingesetzt wurde, und bricht zusammen. Die Nebennierenrinden-Sekretionen steigen wieder an, und das erschöpfte System wird von seiner Last befreit, die wieder von der nichtspezifischen, für die Alarmphase charakteristischen Reaktion übernommen wird.

Der ganze Prozeß läuft so ab, daß die Fähigkeit des Körpers, dem Streßreiz standzuhalten, maximiert wird. Auch nachdem in einem Körperbereich die Erschöpfungsphase eingetreten ist, kann die Last auf ein anderes System verlagert werden, das ebenso imstande ist, die Lage zu meistern. Diese Drei-Phasen-Reaktion führt nicht notwendigerweise zu psychosomatischer Krankheit, und Streßreaktivität darf nicht mit Schädigung oder Krankheit gleichgesetzt werden. Tatsächlich kann Streß auch dazu beitragen, die Verjüngung von Zellen und Geweben anzuregen. Künstlich herbeigeführte Streßreize wie Aderlässe und elektrische und chemische Schocks können den Körper aus einer wirkungslosen Reaktion herausreißen, die Übertragung der Zuständigkeit für die Abwehr auf andere Bereiche fördern und die Produktion frischer Zellen stimulieren, die bei dieser Abwehr helfen (Selye, 1956). Dauerstreß erschöpft jedoch den Körper und schwächt die Widerstandskraft. Wenn der Körper nicht imstande ist, sich anzupassen oder den Streß zu bewältigen, kommt es oft zu Adaptationskrankheiten. Was Selye »Adaptationskrankheiten« nennt, sind einfach gewöhnliche Krankheiten, die sich als Folge der unverminderten G.A.S.-Reaktivität entwickeln. Solche Erkrankungen müssen nicht dem Streß allein, sondern auch der Tatsache zugeschrieben werden, daß der Versuch des Körpers, sich dem Streß anzupassen, physiologische Verhältnisse schaffen kann, die Erkrankungen auslösen oder das Individuum für Krankheiten prädisponieren. Wenn eine Maschine überbeansprucht wird, versagt der schwächste Teil zuerst. Ebenso verhält es sich mit dem menschlichen Körper: das schwächste Glied in der Kette der wichtigen physiologischen Prozesse reißt als erstes. Faktoren wie Vererbung, Umwelt, allgemeine Hygienegewohnheiten, Verhaltensabweichungen und frühere Krankheiten können eine Rolle spielen, wenn es darum geht, ob Dauerstreß eine Erkrankung zur Folge hat oder nicht. Außerdem machen diese Faktoren ein Individuum für eine spezifische Krankheit anfällig, die sich aus diesem Zustand allgemeiner Streßreaktivität ergibt. Das Wichtigste ist in diesem Zusammenhang, daß allgemeiner, lang anhaltender und unverminderter Streß den Menschen in einen Zustand des Ungleichgewichts versetzt, der seine Anfälligkeit für eine große Anzahl von Krankheiten und Störungen erhöht.

Hinsichtlich der Definition dieses potentiell pathologischen Zustandes übermäßigen Stresses gehören Selyes Untersuchungen der Psychophysiologie des Stresses bisher zu den umfassendsten. Sie liefern uns ein klares, wissenschaftlich begründetes Begriffssystem für das Verständnis der Entstehung psychosomatischer Krankheiten. Ein wichtiges Gebiet gibt es jedoch, auf dem Selyes Streßmodell versagt und das man auch in der ganzen Streßforschung noch am wenigsten versteht. Es handelt sich um den exakten Vorgang, durch den psychosoziale Reize in physiologische Streßreaktionen umgewandelt werden. Die vorausgegangenen Beschreibungen der Hirnfunktion helfen uns zu verstehen, wie diese Konversion zustande kommt. Wir haben gesehen, wie durch die Sinne oder durch die rational-intellektuellen Hirnrindenzentren wahrgenommene Information an niedrigere Hirnzentren weitergegeben wird, die für die Emotionen zuständig sind, und von dort aus an den Hypothalamus, der auf dieser Information beruhende Impulse den physischen Streßreaktionssystemen des Körpers zuleitet. Harold G. Wolff, ein Streßforscher, der sich hauptsächlich mit der Beziehung zwischen psychosozialen Ereignissen und Krankheit beschäftigte, schrieb: »Streß wird zur Interaktion zwischen der äußeren Umgebung und dem Organismus, wobei die frühere Erfahrung des Organismus ein wesentlicher Faktor ist« (Wolff, 1953). Wenn einmal dieses Netzwerk der Informationsverarbeitung in Selyes Streßformel aufgenommen wird, sollten wir ein umfassendes Bild davon erhalten, wie psychosoziale Ereignisse ihren Einfluß auf physiologische Funktionen ausüben und wie unbewältigter psychischer Druck zum Zusammenbruch der Abwehrsysteme des Körpers und damit zuletzt zu psychosomatischen Krankheiten führen kann.

Ein neurophysiologisches Streßprofil

Selbst wenn wir alle schlüssigen Beweise für eine Beziehung zwischen Streß und psychosomatischer Krankheit akzeptieren, stehen wir noch vor vielen unbeantworteten Fragen. Streßsituationen wirken nicht auf alle Menschen gleich, und der Grund dafür ist eine große Anzahl von Variablen in der emotionalen und körperlichen Veranlagung des einzelnen, in seinen früheren Erfahrungen und in der Konstellation der Faktoren, die seine gegenwärtige Lebenssituation bestimmen. Um Reaktionen vorherzusagen oder auch nur die Herkunft einer psychosomatischen Krankheit verstehen zu können, müssen wir noch sehr viel in bezug auf das betreffende Individuum verstehen. Nur eine holistische Betrachtungsweise kann uns helfen, psychosomatische Krankheiten vorherzusagen und zu verhüten. Wenn Angehörige der Heilberufe ihre ganze Energie und alle verfügbaren Mittel darauf verwenden, die Krankheit als solche zu behandeln, übersehen sie vielleicht viele entscheidende Faktoren. Die Krankheit kann lediglich das deutlich sichtbare Symptom eines viel größeren Grundkomplexes von Problemen und Umständen sein. Wenn eine vorbeugende Gesundheitsfürsorge Wirklichkeit werden soll, müssen Forscher und Praktiker Gesundheit, Krankheit und die potentielle Anfälligkeit für Krankheiten in einem größeren Zusammenhang sehen.

Zur Zeit gibt es verschiedene Meinungen darüber, welche Richtung eine solche Forschung und klinische Praxis einschlagen sollte. Diese Meinungen werden von den Streßforschern Appley und Trumbull treffend wie folgt zusammengefaßt:

1. Streß stellt man sich wahrscheinlich am besten als einen Zustand des gesamten Organismus unter belastenden Umständen vor und nicht als ein Ereignis in der Umwelt.
2. Eine große Vielfalt verschiedener Umweltbedingungen kann einen Streßzustand hervorrufen.
3. Verschiedene Individuen reagieren unterschiedlich auf dieselben Bedingungen. Manche werden rasch in einen Streßzustand versetzt, andere zeigen gesteigerte Wachsamkeit und eine offensichtlich verbesserte Leistung, und wieder andere scheinen gegen die streßauslösenden Eigenschaften der Umweltbedingungen »immun« zu sein.
4. Dasselbe Individuum kann als Reaktion auf *eine* vermutlich streßhafte Bedingung, nicht aber auf eine *andere*, unter Streß leiden.

5. In Streßsituationen treten stets gleiche intra-individuelle, aber verschiedene inter-individuelle psychobiologische Reaktionsmuster auf. Der Begriff einer allgemeinen Streßreaktion muß neu überprüft werden.
6. Die Verhaltensweisen, die aus vorsätzlich streßauslösenden Handlungen resultieren, können die gleichen oder verschiedener Art sein, je nach dem Gesamtzusammenhang der streßauslösenden Situation.
7. Die Intensität und das Ausmaß des Streßzustandes und die damit verbundenen Verhaltensweisen können nicht aufgrund der Kenntnis der Reizbedingungen allein vorhergesagt werden, sondern sie erfordern eine Analyse der zugrunde liegenden Motivations-Schemata und des Zusammenhangs, in dem der Streßreiz angewandt wird.
8. Zeitliche Faktoren können die Bedeutung eines gegebenen Streßreizes bestimmen und damit auch die Intensität und das Ausmaß des Streßzustandes und die bestmögliche Messung der Wirkung (Appley und Trumbull 1967).

Die Reaktivität auf Streß variiert beträchtlich von Individuum zu Individuum und von Reaktion zu Reaktion. Bei den zahllosen Faktoren, die ins Gewicht fallen, ist es außerordentlich schwierig, Umstände vorauszusagen, unter denen Streß zu einer physischen oder psychischen Störung führen wird.

Meine eigene klinische Forschung ist auf die Entwicklung eines *neurophysiologischen Streßprofils* für jeden Patienten gerichtet. Wie Selye, Wolff, Simeons und andere zeigten, manifestiert sich Streß meistens in einem spezifischen physiologischen System. Ein neurophysiologisches Streßprofil soll zeigen, welches System durch Dauerstreß am meisten geschädigt wird, bevor ernstere Symptome oder eine schwere Erkrankung nachgewiesen werden können. Wenn ein Patient in unser Zentrum für Psychosomatische Medizin am Gladman Memorial Hospital in Berkeley, Kalifornien, eingewiesen wird, kann er dieses diagnostische Verfahren zusätzlich zu einer mehrphasigen Untersuchung wählen. Die meisten Patienten kommen mit spezifischen Krankheiten wie, zum Beispiel, allgemeinen Spannungszuständen, Migräne, postoperativen Schmerzen, Hypertonie bei neuromuskulärer Rehabilitation, Herzleiden oder zur Streßbekämpfung zusätzlich zur Krebstherapie, und daneben ist auch das ganze Spektrum psychotischer Störungen vertreten. Unabhängig von den äußeren Symptomen wird der Patient einer Reihe von Tests unterzogen, damit ein neurophysiologisches Streßprofil aufgezeichnet werden kann. Zusammen mit der Aufnahme der Lebensgeschichte und einem psychologischen Profil bildet das Streßprofil einen integralen Bestandteil der Diagnose und Behandlung.

Das Profil gründet sich auf den Grad der neurophysiologischen Streßreaktivität eines Menschen und die Wirksamkeit verschiedener streßreduzierender Mittel. Es entsteht durch die Beobachtung zahlreicher neurophysiologischer Indizien und durch die Aufstellung eines allgemeinen Reaktionsschemas (Pelletier und Peper, 1974; Pelletier, 1975; Pelletier, 1976). Zur Diagnose gehören: ein Elektroenzephalogramm (EEG) zur Messung der Hirnstromtätigkeit, ein Elektromyogramm (EMG), das die Aktivationsströme der Muskeln aufzeichnet, die Messung der peripheren Temperatur an Händen und Füßen und der hautgalvanischen Reaktion zur Feststellung emotionaler Labilität, die Blutdruckmessung, ein Elektrokardiogramm (EKG) zur Untersuchung der Herztätigkeit und die Messung der Atmung und des Atmungsschemas. All diese Daten werden im Laufe einer Stunde aufgenommen, während der Patient normale und streßhafte Tätigkeiten ausübt und sich ausruht. So wird für jede Person ein Profil unter den drei genannten Umständen zusammengestellt. Das Verfahren braucht nicht im einzelnen beschrieben zu werden. Es genügt der Hinweis, daß sich bei jedem Menschen ein eigenes Schema oder eine eigene Gruppierung dieser Meßwerte zeigt. Wenn ein Mensch beispielsweise aufmerksam ist und eine komplizierte arithmetische Aufgabe löst, zeigen die neurophysiologischen Meßwerte eine mäßige Streßreaktion an. Dann wird dieser Mensch aufgefordert, sich so vollkommen wie möglich zu entspannen, und die gleichen Messungen werden vorgenommen. Verwendet man der Einfachheit halber nur diese beiden Reihen von Messungen, so ist es möglich festzustellen, ob eines oder mehrere der Systeme, verglichen mit dem Durchschnittsprofil, über- oder unterreaktiv ist. Bei einem Menschen kann sich, zum Beispiel, eine erhöhte Aktivität im EEG und EMG unter Streßbedingungen zeigen. Im Zustand der Entspannung fallen aber nur die EMG-Werte auf die der normalen Entspannung zurück. Das kann ein Hinweis darauf sein, daß diese Person die Anlage hat, psychische Angst auch dann noch zu erleben, wenn sie körperlich entspannt ist. Wird das Gesamtprofil überprüft, so ist es möglich, jedes spezifische System zu entdecken, in dem die Streßreaktivität eine schädliche Wirkung ausübt. Wenn man diese Information besitzt, besteht der nächste Schritt darin, den Patienten dazu zu bringen, daß er dieses zu Funktionsstörungen neigende System durch Biofeedback, meditative oder autogene Techniken zu regulieren lernt.

Jedes neurophysiologische Profil ist außerordentlich komplex, und meine Forschung bis heute deutet eher eine Richtung an, als daß sie bereits ein feststehendes Verfahren darstellte. Nach fünf Jahren der klinischen Forschung und Auswertung von Ergebnissen scheint es jedoch durchaus möglich zu sein, die Streßwirkungen auf ein bestimmtes System bei einem bestimmten Patienten zu entdecken und dessen Streßreaktivität herabzusetzen. Die Methoden der Früherkennung von Streß können erweitert werden und die Aufzeichnung von Störungen des biochemischen Gleichgewichts, von Elementen im Blut, die Gewebsermüdungen anzeigen, und der immunologischen Reaktivität ebenso einschließen wie die Analyse der Atemluft und die Beobachtung unzähliger anderer Variablen, die potentielle Streßzonen anzeigen. Diese Erkennungssysteme sind eine wesentliche Voraussetzung, wenn wir wirklich vorbeugende Praktiken der Gesundheitsfürsorge entwickeln wollen.

3
Streßauslöser

Unsere fortgeschrittene technologische Gesellschaft ist zum großen Teil schuld an der übergroßen Streßbelastung, unter der wir leiden. Zu den allgemeinen umweltbedingten und sozialen Streßreizen, die bis zu einem gewissen Grade alle Menschen beeinflussen, gehören die Lebens- und Arbeitsbedingungen, die erhöhte Mobilität und der ständige Zustrom von Information durch die Massenmedien. Es ist möglich, daß der Mensch des 20. Jahrhunderts eine soziale und ökonomische Struktur geschaffen hat, die seiner Gesundheit und seinem inneren Wohlbefinden abträglich ist. Wenn das so ist – kann uns dann eine evolutive Veränderung helfen, uns im Sinne einer neuen Auffassung vom »Überleben des Tauglichsten« anzupassen? Wird sich das gesellschaftliche System selbst regulieren, sobald offenbar wird, daß seine psychosoziale Komplexität seine Mitglieder negativ beeinflußt? Oder wird es der Mensch auf sich nehmen, die Wucherungen des technologischen Fortschritts zu beschneiden, und sich auf eine mehr nach innen gerichtete Suche konzentrieren, um sein seelisches und körperliches Gleichgewicht zu wahren?
Was für Veränderungen aber auch in den westlichen Gesellschaften in den nächsten Jahrzehnten stattfinden mögen – es wird sicherlich mehr als eine Generation dauern, bis sich die soziale und ökonomische Situation so weit geändert hat, daß sich für das

einzelne Mitglied der Gesellschaft das Streßniveau senkt. Eine noch viel längere Zeitspanne wäre nötig, bis sich der Mensch so weit anpaßt oder weiterentwickelt, daß er physiologisch und psychologisch imstande ist, hohe Streßniveaus ohne schädliche Wirkungen zu ertragen. Maßnahmen zur Streßreduzierung müssen daher von jedem einzelnen ergriffen werden.
Ein notwendiger erster Schritt ist die persönliche Beurteilung von Streßursachen und ihren Wirkungen. Wenn man sich mit bestimmten Streßreizen direkt auseinandersetzt, können die negativen Folgen vielleicht leichter vermieden werden. Sobald ein Mensch den Streßreiz erkennt und weiß, wann er von ihm beeinflußt wird, kann er streßreduzierende Techniken anwenden, um pathologische Reaktionen abzuschwächen oder gar nicht erst aufkommen zu lassen. Jedes Individuum reagiert anders – je nach seinen Lebensumständen und seiner körperlichen und emotionalen Veranlagung; daher erfordert die Beurteilung der Streßreize in unserem Leben eine ernsthafte Selbstprüfung. Versuchen Sie, während Sie die folgende Schilderung der Unzahl von Streßreizen lesen, denen der Mensch heute ausgesetzt ist, aufrichtig, den Einfluß eines jeden auf Sie und die Menschen, die Ihrem engsten Lebenskreis angehören, zu analysieren.
Halten Sie sich, während Sie diese Einflüsse beurteilen, eine Definition dessen vor Augen, was Streß tatsächlich ist. Streß ist nicht einfach das Resultat von Faktoren, die Ihnen Sorge, Angst oder Anstrengung bereiten. Tatsächlich stehen Sie jedesmal unter Streß, wenn Sie sich persönlichen, sozialen und aus der Umwelt kommenden Einflüssen anpassen müssen, seien sie positiver oder negativer Natur. Anpassung ist in verschiedenen Graden stets notwendig. Sie ist wichtig für die persönliche Entwicklung, den Fortschritt und einfach die richtige Einstellung zu den täglichen Geschäften. Wenn jedoch die durch Ihre Lebensumstände geforderte Anpassung das normale Maß übersteigt, kann der so entstehende Streß potentiell schädlich für Ihre Gesundheit werden. Hans Selye sagt:

»Streß ist die nichtspezifische Reaktion des Körpers auf jede an ihn gestellte Forderung... Alle Reize, denen wir ausgesetzt sind, erhöhen auf nichtspezifische Weise die Notwendigkeit, adaptive Funktionen zu erfüllen und dadurch die Normalität wiederherzustellen... Es ist unwesentlich, ob der Reiz oder die Situation, mit der wir es zu tun haben, angenehm oder unangenehm ist; was zählt, ist allein die Intensität der Forderung nach einer Umstellung oder Anpassung« (Selye, 1974).

Sowohl positive als auch negative Veränderungen erfordern eine adaptive Reaktion. Nicht nur die Rückschläge im Leben verlangen nach Anpassung. Aus diesem Grunde kann es ein heikler und schwieriger Prozeß sein zu erkennen, wann wir unter übergroßem Streß stehen, und zu wissen, wann wir streßreduzierende Techniken anwenden müssen.

Soziale Veränderung

Ein akuter Grad von ständiger Veränderung im modernen Leben ist die üblichste, kumulativ belastende Streßursache. Auch Ereignisse, die der Mensch als normale Meilensteine seines Lebenslaufs betrachtet, sind oft in hohem Maße Streßauslöser. Das gilt vor allem, wenn viele von ihnen in einem gedrängten Zeitraum eintreten. Solche Ereignisse, wie Heirat, Schwangerschaft, ein Stellungs- oder Ortswechsel, werden als entwicklungsbedingte Streßreize bezeichnet. Treten zu viele solcher Reize zugleich oder in rascher Folge auf, so ist das Ergebnis ein zu hoher Druck auf die körperlichen und geistig-seelischen Adaptionsmechanismen und das Vermögen des Individuums, Entscheidungen zu treffen, und die Folge davon ist Streß.
Adolph Meyer, Professor der Psychiatrie an der Johns Hopkins University, war einer der ersten, der Lebensereignisse, übermäßigen Streß und Krankheit miteinander in Verbindung brachte, als er um die Jahrhundertwende begann, »Lebenstabellen« für seine Patienten anzulegen. Diese skizzenhaften Biographien zeigten, daß Krankheiten vor allem in Zeiten auftraten, in denen sich im Leben der Menschen innerhalb einer verhältnismäßig kurzen Zeit größere Ereignisse ballten. Harold G. Wolff setzte diese Untersuchungen fort und notierte sorgfältig die Lebensumstände und emotionalen Verfassungen, die die Krankheiten seiner Patienten begleiteten. Er berichtete auch über die Verhältnisse in Mittelindien, wo die Gesellschaft eine rasche Veränderung durchmachte. Immer mehr Inder in diesem Gebiet erlebten einen sozialen Aufstieg. Sie waren verhältnismäßig wohlhabend, gut ernährt, hygienebewußt und gebildet und hatten westliche Lebensformen übernommen. In den größeren Gemeinden war ihr Lebensstandard weit höher als der ihrer Landsleute, die in Dörfern und städtischen Gettos lebten, überarbeitet, unterernährt und ungebildet waren und sich nicht um Hygiene kümmerten. Dennoch traten gerade unter den reicheren Indern Krankheiten wie Diarrhöe,

Colitis ulcerosa, neurozirkulatorische Asthenie und Asthma immer häufiger auf. Sie waren überfordert durch die Notwendigkeit, sich neuen Wertmaßstäben und Umständen anzupassen, da sie zwischen zwei Gesellschaftssystemen standen und in keinem Sicherheit fanden. Ihre Reaktionen auf diese Periode allzu abrupter Veränderung verursachten Spannungs- und Angstzustände und sowohl offensive als auch defensive protektive Verhaltensmuster. Aufgrund dieser Beobachtungen folgerte Wolff, daß diese Menschen unter ständigem Streß standen und daß dieser Umstand zum gehäuften Auftreten psychosomatischer Krankheiten beitrug (Wolff, 1968).
Etwas Ähnliches geschah mit Navaho-Indianern, die man aus ihrem Wohngebiet holte und in ein nur wenige Meilen entferntes Reservat brachte: sie erlitten nach der Übersiedlung eine erschreckend ansteigende Sterblichkeit durch Tuberkulose (Moorman, 1950). Obwohl die neue topographische Umgebung nahezu die gleiche war wie die, aus der sie gekommen waren, und die Umstände wie Nahrung, Kleidung und Hygiene gleich oder sogar besser waren, stellte die soziale Auflösung infolge der Übersiedlung zu hohe Anforderungen an die Anpassungsfähigkeit vieler Navahos, und sie wurden krank. Ein weiteres Beispiel für dieses Phänomen: Es ist üblich, daß ehrgeizige Indios in den kleinen Bergdörfern Perus mit ihren Familien zur Küste hinunter wandern und bessere Arbeits- und Lebensverhältnisse in Lima suchen. Diese Menschen haben schwere Adaptionsprobleme. Sie unterscheiden sich ethnisch von der aus Negern, Asiaten und Weißen bestehenden Küstenbevölkerung und sprechen eine andere Sprache. Auch das Klima, die Art der Arbeit, die Eßgewohnheiten und die soziale Organisation sind völlig neu für sie. C. A. Seguin, der an diesen Indios umfassende Untersuchungen vornahm, stellte fest, daß sich ein psychosomatisches Fehlanpassungs-Syndrom sehr kurz nach der Übersiedlung zeigt und einer großen Anzahl dieser Menschen schwer zu schaffen macht (zit. bei Wolff, 1968). Oft ist ein direkt auslösendes Ereignis gegeben, das der Krankheit vorausgeht und ständige Belastung verursacht. Dieses Ereignis kann eine schlechte Nachricht von der Familie in den Bergen sein oder Schwierigkeiten mit dem Arbeitgeber oder den Arbeitskollegen, die Auflösung einer Liebesbeziehung, der Verlust des Arbeitsplatzes oder irgendein anderes Geschehnis ähnlicher Art, das ein schon unter zu großem Streß leidendes Individuum dazu bringt, eine psychosomatische Krankheit zu entwickeln.
In Zeiten wirtschaftlicher Unsicherheit oder Depression können die Streßniveaus steigen. Während einer wirtschaftlichen Rezes-

sion in jüngster Zeit zeigten die medizinischen Statistiken des Department of Health, Education and Welfare's Epidemiology Center in Atlanta, Georgia, eine deutliche Zunahme von Magengeschwüren, Herzanfällen, Impotenz, Gewichtsverlust und anderen psychosomatischen Störungen. Ärzte haben oft festgestellt, daß psychosomatische Krankheiten bei ihren Patienten zunehmen, wenn der Beschäftigungsindex sinkt. Der Verlust des Arbeitsplatzes ist eine eindeutige Streßursache, die das physische und ökonomische Streßniveau des Betroffenen beeinflußt. Vor einigen Jahren führte Sidney Cobb von der University of Michigan eine Untersuchung an hundert Arbeitern durch, denen die Entlassung aus einer Autolackfabrik in Detroit bevorstand (Fier, 1975). Seine Studie begann sechs Wochen vor dem Arbeitsende, und er beobachtete die Arbeiter noch zwei Jahre lang. Es war eine deutliche Zunahme von Hypertonie, Magengeschwüren, Arthritis und anderen psychosomatischen Störungen bei den Männern festzustellen. Außerdem wurden innerhalb von zwei Monaten nach Arbeitsschluß drei Frauen mit Magengeschwüren – die bei Frauen selten vorkommen – in ein Krankenhaus eingeliefert.

Die Ursachen psychosozialen Stresses können so offenkundig sein wie wirtschaftliche Unsicherheit, oder sie können so sehr Bestandteil eines kulturellen Lebenstils sein, daß sie unsichtbar werden. Streß kann ausgelöst werden durch die gesellschaftlich geduldete Abhängigkeit von beispielsweise Alkohol, einem selbstverordneten Tranquilizer oder Kaffee als Stimulans und Antidepressivum. Nach John F. Greden, einem Psychiater an der Universität Michigan, kann eine übermäßige Koffeineinnahme durch Kaffepausen und koffeinhaltige Limonaden zu Verhaltensstörungen führen. Die Symptome zu hoher Koffeinaufnahme sind Nervosität, Schlaflosigkeit, Kopfschmerzen, Schwitzen in den Handflächen und unter Umständen Magengeschwüre (Greden, 1975). Um so starke Reaktionen hervorzurufen, bedarf es nicht mehr als etwa 250 mg Koffein, und eine Tasse Kaffee enthält 100 bis 150 mg, eine Tasse Tee 65 bis 76 mg. Auf klinische Beobachtungen gestützt, weist Greden darauf hin, daß übermäßige Koffeinmengen »unregelmäßigen Herzschlag, Wallungen und bei extrem hohen Dosen Kreislaufversagen« bewirken können und »im gastrointestinalen Bereich... Übelkeit, Erbrechen, Durchfall, Magenschmerzen und gelegentlich sogar Magengeschwüre«. Der Entzug des übermäßigen Koffeins kann für einige Tage ebenso unangenehm für den Betroffenen sein, da er oft reizbar, lethargisch und deprimiert ist und heftige Kopfschmerzen hat. Die zu große Koffeinaufnahme ist ein so selbstverständlicher Aspekt des Alltags vieler Menschen, daß ihre Wirkungen als größere Ursache neurophysiologischen Stresses überhaupt nicht bemerkt werden. Die Zuflucht zu von der Gesellschaft gebilligten Abhängigkeiten wie der von Koffein, Alkohol, Schlafmitteln, Aspirin und Abführmitteln kann einen schweren zugrunde liegenden Streß anzeigen. Die allgegenwärtige Werbung verspricht rasche Erleichterung anstelle einer Selbstprüfung und Suche nach den Grundursachen. Trotz der gesellschaftlichen Billigung können diese Allheilmittel die Überreaktivität eher tarnen oder verschlimmern als erleichtern.

Wenn eine größere gesellschaftliche Veränderung stattfindet, sind die einzelnen Mitglieder der Gesellschaft immer Streß ausgesetzt. Obwohl eine solche Veränderung ein langsam ablaufendes Phänomen sein kann, das sich im Laufe der Jahre nur schwach auswirkt, muß doch der einzelne die jeweils ihn betreffenden Änderungen verkraften. Neue Freiheiten, die das Ergebnis der Revolten der sechziger Jahre waren, zwangen viele Menschen, sich mit neuen Fragen auseinanderzusetzen und ihre Wertmaßstäbe neu zu überprüfen. In allen Schichten der Gesellschaft mußten sich die Menschen einer sich wandelnden Weltanschauung anpassen. Selbstverständlich hat es diese Art von sozialer Evolution im Laufe der Menschheitsgeschichte schon immer gegeben, aber heute verbreiten die modernen Kommunkikationssysteme neue Ideen und Einstellungen so schnell wie nie zuvor. Die Frauenbewegung, beispielsweise, hat in den Medien starke Beachtung gefunden. Als Folge davon sind Männer und Frauen aller Gesellschaftsschichten dabei, die männlichen und weiblichen Rollen und ihre Beziehungen zueinander neu zu interpretieren. Starker Streß entsteht sowohl innerhalb der Familien als auch bei den allein Lebenden, während sie versuchen, die von den Medien vorgezeichneten »befreiten« Rollen zu begreifen und zu spielen. Frauen haben plötzlich das Gefühl, daß sie ihre traditionellen Rollen aufgeben und den Wettbewerb auf anderen Gebieten aufnehmen müssen. Das kann erregend, ebenso aber auch zutiefst beunruhigend für sie sein. In jedem Fall kommt es zu persönlichem Streß. Während die Frauen eine aktivere Rolle in der Gesellschaft übernehmen, sind die Männer verunsichert, da ihre Überlegenheit in Frage gestellt wird. Sie fühlen sich bedroht und sind gestreßt.
Eine weitere gegenwärtige soziale Orientierung, die zu Streß bei einzelnen Mitgliedern der Gesellschaft führt, ist die Vergötterung der Jugend. Für den Menschen, der alles hat, wird die Jugend zum kostbarsten Gut. Junge Menschen fürchten sich vor dem Altern, und die Alten fürchten, in einer auf die Jugend fixierten Kultur

verlassen zu werden. In der Kernfamilie gehen die einzelnen Mitglieder sehr früh auseinander, um ihre Selbständigkeit zu behaupten, anstatt zur Stärke der Famile beizutragen. Eine Folge davon kann sein, daß ältere Menschen von den jüngeren Familienmitgliedern keine Hilfe mehr erhalten. Wir sind zu einer Gesellschaft geworden, die ihre älteren Mitglieder ausstößt und ignoriert und sie zu einem schändlichen und vernachlässigten Alter in Pflegeheimen und »Senioren-Gemeinden« verdammt. Natürlich ist das nicht immer der Fall, aber es geschieht häufig genug, um bei vielen Menschen eine verständliche Furcht vor dem Altwerden aufkommen zu lassen. Wenn die Kinder des »Baby-Booms« nach dem Krieg einmal das hohe Alter erreichen, wird die Gesellschaft eine ungewöhnlich große Anzahl alter Menschen absorbieren müssen. Daraus wird sich unvermeidlich Streß für die Gesellschaft als Ganzes und für ihre einzelnen Mitglieder ergeben.
Mehrere Gruppen arbeiten daran, diese Situation zu ändern, darunter eine Organisation in Kalifornien mit dem Namen SAGE (Senior Actualisation and Growth Explorations). Die Tätigkeiten der Sage-Gruppe gehen auf die Initiative Gay Gaer Luces in Berkeley, Kalifornien, zurück und gründen sich auf Praktiken der Meditation und Selbsterforschung. Nach zwei Jahren Arbeit hat sich gezeigt, daß ältere Menschen ausgesprochene Fähigkeiten zu tiefgehenden Veränderungen und persönlichem Wachstum besitzen. Das Alter ist die ideale Zeit, um über ein erfülltes Leben nachzudenken und eine Erneuerung zu beginnen, sobald einmal die sozialen Forderungen des Berufs, der Kindererziehung und des Erwerbs materieller Güter erfüllt sind. Über dieses Thema ließe sich noch viel mehr sagen, aber das Wesentliche ist, daß die Belastungen des Lebens in einer auf die Jugend fixierten Kultur mit ihrer ungerechtfertigten Betonung der äußeren Erscheinung anstelle der inneren Entwicklung nicht unvermeidlich sind und wie die anderen in diesem Kapitel beschriebenen Streßursachen überwunden werden können durch eine Änderung des Lebensstils und der persönlichen Weltanschauung.
Eng verbunden mit der Abwertung älterer Menschen ist die Abwertung der Religion oder des Religiösen in der gegenwärtigen Gesellschaft. Der Einfluß der Religionsgemeinschaften hat in der jüngsten Vergangenheit stark nachgelassen. Damit sind die Menschen in einer materialistischen Gesellschaft gestrandet, die kein klares Glaubenssystem hat, das ihre Fragen nach dem Sinn des Lebens und des Todes beantworten könnte. Wir haben uns keineswegs damit abgefunden, daß wir sterben müssen, und da wir keine Vorstellung davon haben, was »nachher« kommt, bildet

diese Ungewißheit einen weiteren größeren Streßreiz in unserer Zeit. Ein starker Glaube kann die Furcht vor dem Tod erleichtern und unserem Gang durchs Leben eine Richtung geben. Philosophische und religiöse Fragen scheinen vielleicht nicht so streßhaft zu sein wie Ärger im Büro oder eine schwierige Ehe, aber die Abwertung dieser Probleme scheint ein Unbehagen geschaffen zu haben, das eindeutig Streß auslöst. Das zeigt sich deutlich in der Suche der heutigen jungen Menschen nach Befriedigung durch die Hinwendung zu verschiedenen östlichen Religionen, Gurus, Pop-Psychologien – kurz, allen Quellen von Werten und transzendenten Glaubensvorstellungen. Wo der Glaube fehlt, entstehen ein Gefühl der Unvollständigkeit und ein spirituelles Vakuum, das außerordentlich verwirrend sein kann. Jeder empfindet heute einen erhöhten Lebensstreß, der dadurch zustande kommt, daß er fundamentale spirituelle Fragen inmitten einer zunehmend materialistischen Gesellschaft durchdenken und entscheiden soll. Es gibt keine Philosophie, die der Überhandnahme wissenschaftlicher und sozialer Fakten einen Sinn verleiht. Fakten, Statistiken und Datenverarbeitung sind brauchbare Werkzeuge, aber schlechte Leitprinzipien. Da man die Aufmerksamkeit wieder der Lebensqualität zuwendet, setzt eine unvermeidliche Suche nach philosophischen Prinzipien ein. Wenn übermäßiger Streß erleichtert werden soll, ist eine tiefgehende philosophische Neuorientierung nötig. Werte und Ideale sind ein integraler Aspekt des Versuchs jedes einzelnen, wirklich zu leben und nicht nur zu existieren. In ihrer fundamentalsten Form ist die Krise des Stresses und der ihn begleitenden Störungen eine der persönlichen und kulturellen Werte.

Die Arbeitsumwelt

Der Streß am Arbeitsplatz ist eine der allgemeinsten und intensivsten Arten der Streßerfahrung. So gut wie jeder erlebt ihn. Er kann definiert werden als Mangel an Harmonie zwischen dem einzelnen und seiner Arbeitsumwelt.
Dieser Streß kann eine ganze Reihe von Ursachen haben, zum Beispiel Konflikte mit dem Vorgesetzten, Konflikte mit den Arbeitskollegen, Unzufriedenheit mit der Arbeit, Überbelastung durch Verantwortung, Mangel an Unterstützung, unklare Aufstiegserwartungen und Zeitdruck. Bei einer vor mehreren Jahren durchgeführten Untersuchung wurde festgestellt, daß bei 91 Pro-

zent einer Gruppe von Patienten mit Koronarleiden emotionale Belastung im Verein mit Verantwortung am Arbeitsplatz den Herzanfällen vorausgegangen war, während in einer normalen Kontrollgruppe nur 20 Prozent von einer ähnlichen Überforderung am Arbeitsplatz sprachen (Russek, 1965). Nach einer umfangreichen Analyse soziologischer Daten zeigte eine andere Studie, daß gewisse Berufsgruppen wie Buchhalter und Buchprüfer ein höheres Maß an Unzufriedenheit mit der Arbeit und eine höhere Sterblichkeit durch Erkrankungen der Herzkranzgefäße aufwiesen als andere Berufsgruppen, und zwar unabhängig vom sozioökonomischen Status (Sales und House, 1971). Die Wirkungen von Zeitdruck und Überarbeitung zeigen sich auch deutlich in den Studien von Friedman, Rosenman und Carroll an Steuerbuchhaltern, die unter dem Streß der Termineinhaltung standen. Sie entnahmen Blutproben, die auf den Cholesterinspiegel und die Gerinnungszeit untersucht wurden (Friedman, Rosenman und Carroll, 1958). Bei den Buchhaltern, die sich freiwillig für das Experiment gemeldet hatten, stellte man ein merkliches Ansteigen des Cholesterinspiegels während der Perioden größten beruflichen Stresses fest, zum Beispiel kurz vor dem Stichtag 15. April. Die Beschleunigung der Blutgerinnungszeit zeigte eine ähnliche Reaktion auf Termindruck. Da die anderen Faktoren wie Ernährung, Körperbewegung und Gewicht relativ konstant blieben, konnten diese Veränderungen nur auf die erhöhte Arbeitsbelastung zurückgeführt werden. Ein interessantes Nebenresultat ergab sich bei diesem Experiment dadurch, daß einer der Teilnehmer ein Tagebuch führte, in das er täglich den Grad seines Stresses auf einer Skala von 1 bis 100 eintrug. Die Korrelation zwischen seinen persönlichen Streßempfindungen und dem Ansteigen seines Cholesterinspiegels war extrem groß. Die Fähigkeit dieses Angestellten, seinen persönlichen Streß genau einzuschätzen, gibt Anlaß zu Optimismus, denn sie ist ein weiterer Hinweis darauf, daß sich der Mensch für Streß sensibilisieren kann, was der erste wichtige Schritt zur Reduzierung von Streß und der Vermeidung der schädlichen Folgen der Streßüberbelastung ist. Bei einer anderen Untersuchung wurden 64 Patienten mit Myokardinfarkten mit 109 gesunden Menschen verglichen, und anhand der Beschreibungen, die sie von sich selbst gaben, konnte festgestellt werden, daß sie sich von den Gesunden hauptsächlich in drei Dingen unterschieden: 1. Sie machten zu viele Überstunden. 2. Sie waren feindselig gegen andere eingestellt, die sie zu langsamer Arbeit anhielten. 3. Sie waren mit ihrer Arbeit unzufrieden (Theorell und Rahe, 1970). In der Kontrollgruppe waren diese

Klagen selten zu hören, was darauf hindeutet, daß eine weniger von Druck beherrschte Einstellung zur Arbeit das Auftreten von Myokardinfarkten verringern kann.
Bei einer Untersuchung an Busfahrern und Schaffnern in London wurde die Rolle der Verantwortung bei der Entstehung exzessiven Stresses und der damit verbundenen physiologischen Veränderungen deutlich demonstriert (Morris et al., 1966). Während dieser fünf Jahre dauernden Studie wurde festgestellt, daß bei den Fahrern bedeutend häufiger Herzkrankheiten auftraten und ein wesentlich höherer Blutfettspiegel zu messen war als bei den Schaffnern gleichen Alters. Die Ergebnisse wurden zwar den Unterschieden in der körperlichen Betätigung zugeschrieben, da die Fahrer meistens saßen und die Schaffner ständig hin und her gingen und sich bewegten, aber das scheint doch eine allzu einfache Erklärung zu sein. Viel wahrscheinlicher ist, daß die Verantwortung für die Fahrgäste und die ständige Notwendigkeit, während der Fahrt Entscheidungen zu treffen, die Ursachen des erhöhten Stresses waren. Das stimmt mit dem überein, was man über Koronarleiden weiß. Obwohl die Information, die diese Studie erbrachte, ein wenig zweifelhaft bleibt, scheint sie doch zu zeigen, daß ein hoher Grad von Wachsamkeit, der ununterbrochen beibehalten werden muß, einer der Faktoren sein kann, die Menschen für streßbedingte Krankheiten anfällig machen.
Ein sehr anschauliches Beispiel dafür, wie Zeitdruck und Produktionszwang unnötigen Streß verursachen können, findet sich in einer Studie an zwölf Frauen in der Rechnungsabteilung eines großen Büros (Levi, 1967). Normalerweise waren die Frauen imstande, etwa 160 Rechnungen in der Stunde auszustellen, und sie bekamen für ihre Arbeit ein festes Monatsgehalt. Bei dieser Studie wurde nun die Bezahlung auf ein Stücklohn-System an zwei im voraus festgesetzten Tagen umgestellt. Je schneller und genauer die Frauen arbeiteten, desto höher war ihr Lohn, aber für Schreib- oder Rechenfehler wurden Abzüge gemacht. Während der Testperiode wurde die körperliche und geistige Verfassung der Frauen ständig kontrolliert, und zwar durch Fragebogen, die sie alle zwei Stunden auszufüllen hatten, und durch Harnproben, die auf die Streßhormone Adrenalin und Noradrenalin untersucht wurden. An den Akkordlohntagen steigerte sich die Produktion pro Stunde wesentlich, und die Zahl der Fehler war nicht größer als sonst. Der zusätzliche Streß, dem die Frauen ausgesetzt waren, forderte aber offensichtlich seinen Zoll. Sie berichteten von stark erhöhten Spannungen, Gefühlen des Unbehagens wie Schmerzen in den Armen und Schultern, im Kopf und im Rücken und einer

beinahe doppelt so großen Erschöpfung, so daß sie geistig und körperlich noch müde waren, wenn sie am nächsten Tag zur Arbeit kamen. Außerdem war die Ausscheidung von Streßhormonen im Harn an den beiden Akkordlohntagen um 27 und 40 Prozent höher als sonst. Wenn die Produktionssteigerung Unternehmer veranlassen könnte, ein Akkordlohn-System einzuführen, so läßt sich logisch voraussagen, daß die ständige Überforderung der Arbeitnehmer, zu der es durch ein solches System kommen müßte, zuletzt zu gesundheitlichen Komplikationen wie nervösen Spannungen und Muskelschmerzen und damit zu mehr Krankenurlaub, zu einem schlechten Betriebsklima und zu häufigeren Kündigungen und Neueinstellungen bei einem unzufriedenen Personal führen würde. Diese Kosten würden vielleicht nicht sofort in den Büchern der Firma sichtbar werden, auf die Dauer aber sicherlich. Die persönlichen Kosten für die Arbeitnehmer in bezug auf ihre Gesundheit und ihre Stimmung wären gar nicht abzuschätzen.

Die Streßforschung konzentriert sich zwar zum größten Teil auf die lang anhaltende Überaktivität als Ursache psychosomatischer Erkrankungen, aber es scheint, daß eine ständige Unteraktivität ebenso schädlich sein kann. Neuere Forschungen zeigen, daß Langeweile ebensogut Störungen verursachen kann wie Überarbeitung. Die schwedische Psychologin Marianne Frankenhäuser beschrieb, wie Streß durch Überarbeitung hervorgerufen werden kann, ebenso aber auch durch, wie sie sagt, die »Reizunterbelastung« monotoner Arbeit (*Behavior Today*, 9. 6. 1975). Weitere Forschungen am Institute for Social Research in Ann Arbor, Michigan, bestätigen diese Feststellung. Die Forscher studierten 2000 Männer in 23 Berufen und kamen zu dem Ergebnis, daß die üblichen Streßursachen wie lange Arbeitszeit, schwere Arbeitsbelastung und drückende Verantwortung weniger Angst, Depression und körperliche Krankheiten hervorriefen als nicht so anstrengende Beschäftigungen. Praktische Ärzte berichteten von den höchsten Graden von beruflichem Streß, zeigten aber den niedrigsten Grad von Angstzuständen und die wenigsten körperlichen Erkrankungen. Fließbandarbeiter mit normalen Arbeitsstunden berichteten von den höchsten Graden von Depression, Gereiztheit und körperlichen Beschwerden. Von diesen Ergebnissen ausgehend, stellten die Forscher fest, daß Befriedigung durch die Arbeit der Schlüsselfaktor ist. Um die streßauslösende Langeweile der Fließbandarbeit zu erleichtern, bildeten die Arbeiter kleine Gruppen und nahmen an Entscheidungen teil. Manche Arbeiter berichteten unter diesen Bedingungen von weniger Streß, während andere von einer deutlichen Zunahme sprachen. Alle Versuche, den Streß der Langeweile zu erleichtern, müssen daher die Reaktionen jedes einzelnen in Betracht ziehen, und es gibt offenbar keine einfache Formel. Streß wird ausgelöst, wenn Individuen sich in einem gestörten Gleichgewicht infolge übergroßer Reaktivität *oder* des praktischen Fehlens jeglicher Reaktivität befinden. Die Wiederherstellung eines Gleichgewichtszustands erfordert, daß sich jeder dieser Polarität bewußt wird und sich entsprechend einstellt.

Bei der Auswertung dieser Studien über beruflichen Streß darf nicht vergessen werden, daß physiologische Veränderungen wie das zeitweilige Ansteigen des Cholesterinspiegels, eine beschleunigte Blutgerinnung und höhere Adrenalinwerte nicht direkt kurzfristig mit psychosomatischen Erkrankungen in Verbindung gebracht werden dürfen. Diese temporären physiologischen Schwankungen als Reaktion auf beruflichen Streß müssen über eine längere Zeitperiode hinweg studiert werden, wenn man ein genaues Bild der Beziehung zwischen beruflichem Streß und Krankheit erhalten will. Dazu sollten auch Veränderungen des Blutdrucks im Zusammenhang mit Arbeitsstreß in Betracht gezogen werden, da chronische Hypertonie wesentlich zur Erkrankung der Herzkranzgefäße beiträgt. Arbeitsplätze könnten einige der besten Laboratorien sein, in denen sich Anzeichen von psychobiologischem Streß in einem verhältnismäßig gut kontrollierbaren Rahmen untersuchen lassen. Während man die anderen Faktoren konstant hält, können spezifische Arbeitsbedingungen nacheinander geändert werden, so daß sich ihr Beitrag zu höheren Streßniveaus bei einer großen Anzahl von Arbeitnehmern bestimmen läßt. Überforderung am Arbeitsplatz und dazu Veränderungen im Leben in kurzen Zeiträumen sind vielleicht die häufigsten Ursachen jener Art von Streß, die schließlich eine psychosomatische Krankheit auslösen kann.

Technologische Neuerungen

Einen weiteren wichtigen Beitrag zu dem allgemein hohen Streßniveau der modernen Welt leistet allein das große Ausmaß der technologischen Neuerungen. Die Technologie hat die Notwendigkeit einer raschen und häufigen Anpassung beträchtlich erhöht. Unsere Kommunikationssysteme bombardieren uns mit Informationen in einer Menge, die aufzunehmen beinahe unmöglich ist. Der Durchschnittsmensch ist täglich bis zur Übersättigung der

Werbung ausgesetzt. Ein großer Teil dessen, was die Menschen aufnehmen müssen, kann nicht analysiert oder in das Alltagsleben des einzelnen integriert werden. Es ist nicht ungewöhnlich, daß Menschen, die sich bewußt bemühen, mit den Medien Schritt zu halten, Angstzustände bekommen, wenn sie feststellen, daß sie von der Menge der Informationen überwältigt werden, die sie glauben verarbeiten zu müssen. Die Massenkommunikation neigt außerdem dazu, die Menschen über die Grenzen ihrer jeweiligen sozialen Netzwerke hinauszuführen. Fremde Verhaltensweisen und völlig andere Wertsysteme werden ihnen durch das Fernsehen vorgestellt, und sie müssen sich dieser Information anpassen.

Eine ständige Anpassung erfordern auch der Luftverkehr und die Schnelligkeit, mit der wir uns von Kultur zu Kultur, von einer Umwelt zur andern bewegen. Das hatte zwar die positive Wirkung, das Verständnis für andere Kulturen und Einstellungen – und damit die Toleranz – innerhalb der zum Dorf gewordenen Welt zu fördern, aber es wirkt sich auch in der Weise aus, daß es die Schutzschranken zwischen den sozialen Netzwerken niederreißt und die Individuen zwingt, voneinander abweichende Lebenseinstellungen zu beurteilen und zwischen ihnen zu wählen. Die Menschen stehen unfreiwillig außerhalb der Grenzen einer sie tragenden, homogenen Gesellschaft mit festen Maßstäben, an die sich alle Mitglieder halten. Unvermeidlich entsteht großer Streß durch die Notwendigkeit einer ständigen Neubewertung sozialer und moralischer Probleme, wobei es nur wenige soziale Strukturen gibt, die hinsichtlich dieser Probleme Entscheidungen vorschreiben.

Unsere Transport- und Kommunikationsmittel sind außerdem durch große Geschwindigkeit gekennzeichnet. Der Mensch wurde zum einzigen Geschöpf auf der Erde, das einen großen Teil seiner Zeit damit verbringt, von einem Ort zum andern zu reisen – mit Geschwindigkeiten, die weit größer sind als die, mit denen er sich seiner ursprünglichen Veranlagung nach bewegen sollte. Diese Geschwindigkeiten können verwirrend oder regelrecht streßhaft sein, wie das Phänomen des »*Jet lag*« zeigt, bei dem ein Mensch als Folge der Geschwindigkeit, mit der er große Entfernungen zurücklegte, psychische Störungen erleidet. Die meisten glauben, sie hätten sich erfolgreich an die Geschwindigkeiten angepaßt, mit denen sie ihr Auto fahren. Aber Fahrten über lange Strecken mit hohen Geschwindigkeiten, die längere Zeit durchgehalten werden, können eine milde Form von biorhythmischer Desorientiertheit verursachen (Luce, *Body Time*, 1973). Die vorübergehende Störung von Biorhythmen und Reflexen nach Luftreisen ist sogar noch größer. Zusammen mit der Notwendigkeit, sich auf einen abrupten Wechsel des Klimas, der Zeit und der gesamten Umwelt einzustellen, erfordert dies einen beträchtlichen Aufwand von Anpassungsenergie und führt zu Streß.

Unser Zeitbegriff steht in enger Beziehung zu der außerordentlichen Geschwindigkeit der gegenwärtigen Transport- und Kommunikationsarten. Die Menschen in postindustriellen Gesellschaften versuchen ständig, »Zeit zu sparen« und in ihrer täglichen Routine »Abkürzungswege« zu finden. Hausfrauen werden ununterbrochen belehrt, wie sie die auf Haushaltsarbeiten verwendete Zeit mit Hilfe einer umfangreichen Ausrüstung an Haushaltsgeräten verkürzen können. Diese Art von »Hastkrankheit« (Friedman und Rosenman, 1974) oder unnatürliche Sorge um die Zeit bedeutet, daß viele Menschen dazu neigen, an das zu denken, was sie als nächstes tun wollen oder müssen, während sie sich mit etwas beschäftigen, was eigentlich ihre volle Aufmerksamkeit fordert. Arbeit unter Zeitdruck ist im höchsten Grade streßauslösend. Aber diese Art von Verhalten ist in unseren ökonomischen und beruflichen Strukturen bereits institutionalisiert. Ein großer Teil der Arbeit des heutigen Menschen ist an den Begriff »Termin« gebunden, der zum Damoklesschwert wird, das über den Häuptern aller Beteiligten hängt. Die Produktion eines Arbeiters wird eher nach der Menge und der Arbeitszeit als nach der Qualität beurteilt. Wenn der Mensch den allgegenwärtigen »Termin« einhalten muß, wird wenig Wert auf die Erfüllung einer Aufgabe mit Geduld und sorgfältiger Aufmerksamkeit gelegt.

Unglücklicherweise kann die in der Arbeitswelt vorherrschende Einstellung zur Zeit auch in einem erschreckenden Maße auf das Privatleben des Menschen übergreifen. Die durch und durch auf Wettbewerb eingestellte Natur unseres Wirtschaftssystems kann eine heimtückische Wirkung auf die nichtberuflichen Aspekte des gegenwärtigen Lebens ausüben. Die Sorge um die Zeit artet nur zu leicht in einen frenetischen und unnötig streßhaften Wettlauf um den Erwerb materieller Güter und um die Erreichung von Respekt und gesellschaftlicher Stellung und all den anderen gesellschaftlich sanktionierten Zielen und Werten aus. Die »Termineinhaltung« gilt schließlich auch für die Freizeit. Viel zu viele Menschen empfinden Schuldgefühle und Unbehagen, wenn sie ihre Mußestunden nicht nutzbringend verwerten. Sie werden von dem Gefühl gequält, daß sie ständig etwas »Konstruktives« tun oder immer etwas »leisten« müssen. Dieses Erbe der puritanischen Ethik und des Utilitarismus kann Schuldgefühle während nichtproduktiver Mußestunden wecken und den Streß erhöhen, anstatt ihn zu verringern. Unsere Freizeit bietet uns die Gelegenheit, die Wirkungen des während der Arbeitszeit erlebten Stresses abzubauen. Wenn die Freizeit ihrerseits zu einer streng reglementierten Streßursache wird, kann ein gefährliches Syndrom die Folge sein. Dieses Syndrom zeigt sich häufig bei Opfern von Koronarleiden. Dr. Friedman und Dr. Rosenman schlagen in *Type A Behavior and Your Heart* eine Reihe von »Übungen« vor, die Menschen helfen sollen, diese Art von schädlicher Einstellung zur Zeit zu korrigieren. Einer ihrer amüsanteren Vorschläge ist der, daß sich Menschen vom A-Typ zwingen sollten, Marcel Prousts Meisterwerk *Auf der Suche nach der verlorenen Zeit* zu lesen. Proust braucht Hunderte von Seiten, um zu schildern, was ein echter Vertreter des A-Typs in seiner Ungeduld, zu anderem weiterzugehen, am liebsten in einem einzigen Absatz auszudrükken versuchen würde. Allein dadurch, daß er sich die Zeit nimmt, den Abschweifungen Prousts zu folgen, kann ein A-Typ einen neuen Rhythmus erwerben, der erheblich langsamer und entspannter ist. Dies ist nur ein kleines Beispiel dafür, wie Verhaltensänderung einem Menschen helfen kann, sich von einem großen Teil des durch technologische Veränderungen ausgelösten Stresses zu befreien. Einen Gegensatz zu dem zukunftsorientierten, unter Zeitdruck stehenden Verhalten bildet der von allen meditativen Systemen befürwortete Stil des Lebens in der Gegenwart. Die Gegenwart wird als einzige Wirklichkeit gesehen. Jeder einzelne Augenblick, der frei ist vom Grübeln über die Vergangenheit und von Zukunftserwartungen gewährt dem Individuum die Freiheit, spontan auf seine gegenwärtige Situation zu reagieren.

Das Individuum und psychosoziale Normen

Alle bisher beschriebenen sozialen und umweltbedingten Streßreize tragen dazu bei, in allen Gesellschaften, in denen sie wirksam werden, das Grundniveau von Spannung und Angst zu heben. Wenn innerhalb einer Gesellschaft rasche Veränderungen stattfinden und die angsteinflößenden die angstauflösenden Faktoren überdauern, erfährt der Streß eine Verstärkung. Infolge der Allgegenwärtigkeit und Vielfalt der Streßfaktoren in der gegenwärtigen Gesellschaft neigten die Forscher dazu, sich immer mehr auf relativ isolierte Minderheitengruppen zu konzentrieren, um spezifische Streßfaktoren zu studieren. In gewissen rassischen

Subkulturen ist es möglich, eine bestimmte Streßvariable zu isolieren, da sie in dieser Subkultur stärker ausgeprägt sein kann als in der allgemeinen größeren Kultur. Die isolierte Streßfaktoren in Subkulturen betreffende Forschung kann bedeutende Einsichten in bezug auf Faktoren liefern, die auf alle Individuen der vorherrschenden Kultur einwirken. Eine Anekdote, die L.W. Simmons über die Hopi-Indianer im Westen der Vereinigten Staaten berichtet, veranschaulicht den Fortbestand überlieferter Vorstellungen in der modernen Gesellschaft. Ein Vater in einer traditionsgebundenen Hopi-Familie glaubt, daß er Schmerzen in den Fußknöcheln bekommt, wenn er in der Spur einer Schlange geht. Um das zu vermeiden, nimmt er die Hilfe des Medizinmanns seines Stammes in Anspruch, der gewisse Riten vollzieht, um sicherzustellen, daß sich der Schmerz nie entwickelt oder nachläßt, falls er schon vorhanden sein sollte. In dieser Familie hat der Sohn eine Schulbildung erhalten und die traditionellen Vorstellungen der Hopi aufgegeben. Er hat sich in die größere Kultur außerhalb der Hopi-Gruppe begeben und verachtet die Autorität und das Können des Medizinmanns. Trotzdem bekommt der Sohn aber tatsächlich Schmerzen in den Fußknöcheln, wenn er in die Spur einer Schlange tritt. Obwohl er bewußt versucht, sich neuen Werten und Vorstellungen anzupassen, bleiben die alten weiterhin bestehen und verursachen Probleme (Simmons, 1950). Vielen Menschen ergeht es wie diesem jungen Hopi: sie verwerfen die Autorität und Sicherheit eines alten Systems, bevor sie neue soziale und ethische Gefüge begreifen und sich in ihnen wohl fühlen können. Wo das geschieht, befindet sich das Individuum eine Zeitlang in einem soziokulturellen Vakuum und muß ohne die Führung durch traditionelle Normen Entscheidungen treffen und Probleme lösen.

Der Grad der Abhängigkeit oder Unabhängigkeit eines Individuums von psychosozialen Normen kann stark zu dem Streß beitragen, den es empfindet. Im wesentlichen gibt es zwei Arten von Reaktionen auf die psychosozialen Normen. Der einzelne kann sie ganz akzeptieren und seine eigene Identität vollständig in der Gemeinschaft, in der er lebt, aufgehen lassen, oder er kann sich ihnen widersetzen und ein Gefühl der Identität außerhalb dieser Gemeinschaft und ohne sie suchen. Der Soziologe Gordon E. Moss spricht in diesem Zusammenhang von einer »identifizierten« und einer »autonomen« Persönlichkeit (Moss, 1973). Offensichtlich gibt es einen weiten Bereich von Einstellungen zwischen diesen beiden Extremen. Moss nimmt an, daß für die meisten Menschen die größte Aufgabe im Leben der Versuch ist, den Grad der Unsicherheit, der man begegnet, zu verringern und die wirkliche Sicherheit zu maximieren, um das Überleben zu gewährleisten. Eine identifizierte Person versucht das, indem sie sich eng an Organisationen und andere etablierte soziale Strukturen bindet. Sie hält sich gewissenhaft an die bestehenden Verhaltensnormen und macht die Überzeugung und Ziele der Gruppe der Gleichgestellten zu ihren eigenen. Eine identifizierte Person geht keine Risiken ein und schließt sich der Gruppe wegen ihrer Stärke und Beständigkeit an. Sie fühlt sich in der Gruppe sicher, abgeschirmt gegen die Launen und Unsicherheiten eines Lebens ohne starke kulturelle Bezugspunkte. Die autonome Person mag auf lange Sicht dieselben Ziele verfolgen wie ihr identifiziertes Gegenstück, aber sie versucht, sie auf eine ganz andere Art zu erreichen. Unsicherheit ist für sie eine unvermeidliche Tatsache, und echte Sicherheit kann nur durch vollkommene Unabhängigkeit und Selbständigkeit erreicht werden. Eine autonome Person entwickelt ihren ganz eigenen Sittenkodex, und ihr Beruf bietet gewöhnlich finanzielle Sicherheit unter den verschiedensten Lebensumständen. Ein solcher Mensch reagiert auf neue Einflüsse aus einer zentraleren Position heraus als das identifizierte Individuum und erträgt den Streß von Veränderungen im Leben besser. Seine Erwartungen sind weitgehend solche, die er sich selbst gesetzt hat, wenn sie auch deshalb nicht leichter zu erfüllen sind als die von einer Gruppe diktierten. Im allgemeinen ist der autonome Mensch in sozialer und geographischer Hinsicht beweglicher, er verläßt sich darauf, daß ihn seine eigenen, von ihm selbst entwickelten Prinzipien und Erwartungen vor den Unsicherheiten und abrupten Veränderungen schützen, die er aufgrund seiner Mobilität erlebt. In einem gewissen Sinne übt er sich darin, adaptive Fähigkeiten und innere Ressourcen zu entwickeln, um mit Schwierigkeiten fertigzuwerden, ohne daß sie sein Leben stören oder ihn aus dem Gleichgewicht werfen können.

Die Wirkung dieser beiden Lebenseinstellungen auf Streßreaktivität und Gesundheit ist zweischneidig. Wenn eine identifizierte Person eine hilfreiche Verbindung mit einer größeren Gruppe aufrechterhalten und die Sicherheit, die Abschirmung und das geringe Maß an größeren gesellschaftlichen Veränderungen, das sie bietet, genießen kann, ist ihr Lebensstreß gering, und ihr allgemeiner Gesundheitszustand profitiert davon. Im Gegensatz dazu macht das autonome Individuum auf seiner Suche nach Unabhängigkeit und Selbständigkeit viel mehr streßhafte Erfahrungen. Zugleich baut es aber auch eine Widerstandsfähigkeit gegen Veränderungen, Störungen und Unsicherheit auf. Mit ihnen konfrontiert, kann es mit einem gewissen Gleichmut und einem Anpassungsvermögen reagieren, die es ihm ermöglichen, sein Streßniveau besser zu kontrollieren als sein identifiziertes Gegenstück. Die identifizierte Person ist schlecht ausgerüstet, wenn Ereignisse eintreten, die die Lebensfähigkeit der Gruppe oder ihres Kommunikationsnetzes bedrohen. Eine größere soziale Veränderung kann den Zusammenhalt und das Hilfspotential der Gruppe reduzieren und den Menschen allein vor eine neue und streßauslösende soziale Ordnung stellen. Ereignisse persönlicher Natur können seinen Rang in der Gruppe ändern und ihn der Sicherheit des Platzes, den er in ihr einnahm, berauben. Oder sie können ihn in einem solchen Maße überwältigen, daß ihm die Gruppe keine echte Hilfe mehr bieten kann, etwa wenn ein Ehepartner stirbt oder ein schwerer finanzieller Rückschlag eintritt. Ein identifiziertes Individuum erwartet Stabilität und verläßt sich darauf, daß sie ihm sein kultureller Bezugsrahmen verschafft. Es besitzt wenige Ressourcen, um mit Unbeständigkeit fertigzuwerden, und erleidet häufiger eine pathologische Reaktion auf den schweren Streß, der sich aus Unbeständigkeit und rascher Veränderung ergibt.

Ein überzeugendes Beispiel für den Nutzen eines »identifizierten« Lebensstils für die Gesundheit und das seelische Wohlbefinden ist die Gemeinde in Roseto, Pennsylvania (Wolff, 1968). Roseto wurde 1882 von einer Gruppe italienischer Einwanderer gegründet, die aus einer Stadt gleichen Namens in Italien kamen. Da sie von ihren vorwiegend angelsächsischen Nachbarn von oben herab behandelt wurden, schlossen sich die Rosetaner eng zusammen, um sich gegenseitig zu helfen, und bildeten im Laufe der Jahre eine im wesentlichen homogene Gemeinde. Sie hielten an vielen Werten ihrer alten bäuerlichen Lebensweise fest und schlossen vieles aus, was ihnen in der neuen Kultur fremd war. Dank ihrer gegenseitigen Hilfsbereitschaft verschwanden Verbrechen und Armut beinahe völlig aus ihrer kleinen Subkultur, und viele Rosetaner wurden wohlhabend. Aber auch diejenigen, die einen gewissen finanziellen Erfolg errangen, versuchten nicht, sich von ihren weniger glücklichen Nachbarn zu unterscheiden. Sie kleideten sich wie sie, verkehrten gesellschaftlich mit den anderen Rosetanern und investierten ihren Reichtum wieder in die Gemeinde. Eine Studie im Jahre 1962 zeigte, daß die Rosetaner trotz des reichlichen Genusses von tierischem Fett und einer weitverbreiteten Fettleibigkeit weniger als halb so viele Todesfälle durch Myokardinfarkt wie die benachbarten Gebiete aufzuweisen hatten und daß auch Erkrankungen der Herzkranzgefäße weniger häufig auftraten (Hampton et al., 1964; Stout et al., 1964). Als eine Folgeuntersuchung an Rosetanern vorgenommen wurde, die in das nahegelegene New York und nach New Jersey übersiedelt waren, zeigte es sich, daß die Sterblichkeit durch Myokardinfarkte und Erkrankungen der Herzkranzgefäße signifikant zunahm. Da bei dem Vergleich die genetischen und ethnischen Faktoren gleich geblieben waren, scheint diese Studie darauf hinzuweisen, daß die soziale Homogenität und der identifizierte Lebensstil der Rosetaner viel mit ihrem besseren Gesundheitszustand zu tun hatten. Es darf aufgrund dieses Beispiels und anderer, ähnlicher mit Recht angenommen werden, daß psychologischer Streß wesentlich reduziert wird in Gesellschaften, in denen eine feste soziale Rangordnung existiert und der Platz im Leben ebenso wie die Beziehungen zu anderen im Beruf und privat klar definiert sind und akzeptiert werden. Wenn solcher Streß vermieden wird, sind auch die neurophysiologischen Reaktionen darauf minimal, und das günstige Ergebnis zeigt sich im allgemeinen Gesundheitszustand der Gemeinde.

Bei einer anderen Studie, die zwischen 1967 und 1971 in der japanischen Gemeinde im Gebiet der Bucht von San Francisco durchgeführt wurde, berichtete eine Forschergruppe von der University of California School of Public Health ähnliche Ergebnisse (San Francisco, *Chronicle*, 29. 7. 1975). Nach einer gründlichen Untersuchung der verschiedenen Lebensstile in der japanischen Gemeinde zeigte es sich, daß bei den Japanern, die amerikanische Lebensstile übernommen und sich von den japanischen gesellschaftlichen und familiären Strukturen entfernt hatten, Herzkrankheiten etwa ebenso häufig auftraten wie bei der ansässigen weißen Bevölkerung (etwa 350 auf Herzkrankheiten zurückgehende Todesfälle pro 100 000 Menschen jährlich). Im Gegensatz dazu zeigte sich bei denen, die ganz in der japanischen Gemeinde geblieben waren und die traditionellen Verhaltensweisen und sozialen Beziehungen beibehalten hatten, eine wesentlich geringere Häufigkeit von Herzkrankheiten, die mit der in Japan selbst vergleichbar war (etwa 50 auf Herzkrankheiten zurückgehende Todesfälle pro 100 000 Menschen jährlich). Michael G. Marmot, S. Leonard Syme und Warren Winkelstein Jr. stellten die Vermutung an, daß der Unterschied darin liegen könnte, wie sich die beiden Kulturen zu Wettbewerb und persönlichen Ambitionen einstellen. In der japanischen Kultur herrscht große soziale und berufliche Sicherheit, für die die Gruppe, der der einzelne angehört, und vor allem die Firma, für die er arbeitet, sorgen. Im Gegensatz zu seinem japanischen Kollegen ist der typische amerikanische Geschäftsmann ein Arbeitstier, er tritt mit seinesgleichen in Wettbewerb, um Erfolg zu haben, und hat nicht den familiären und beruflichen Rückhalt, der dem Japaner zur Verfügung steht.

Eine andere, von Wolff (1968) zitierte Studie konzentrierte sich auf eine chinesische Subkultur und betraf eine Gruppe von 100 nichtkommunistischen chinesischen Studenten, die infolge der chinesischen Revolution ausgebürgert worden waren und sich in New York niedergelassen hatten. Diese Studenten wurden im Vergleich mit zwei Gruppen von Amerikanern, einer aus Männern und einer aus Frauen zusammengesetzten, untersucht, in denen die am häufigsten und die am seltensten Kranken aus einer Industriebevölkerung vertreten waren. Die Mitglieder aller drei Gruppen wurden anhand eines Protokolls befragt, das die Anthropologin Ruth Benedict entworfen hatte. Das Protokoll enthielt einen weiten Bereich von Fragen, die es den Studenten ermöglichten, über ihre Familie, ihre kulturelle Herkunft, ihre Einstellungen, Ziele, Frustrationen und im Laufe des Lebens durchgemachten Krankheiten zu sprechen. Es zeigte sich, daß bei allen Studenten Krankheitsperioden mit Streßzeiten zusammenfielen oder Zeiten unmittelbar folgten, in denen die Befragten eine große Veränderung oder eine starke Frustration erlebt hatten. Die Gruppe der chinesischen Studenten, deren Leben in jüngster Zeit auf die extremste Weise zerrüttet worden war, war im allgemeinen gesünder als die Gruppe der amerikanischen Frauen. Hier ist wieder die Frage der individuellen Erwartung und Anpassung an Streß in Betracht zu ziehen. In ihrer Heimat hatten die Chinesen eine ungeheure soziale Umwälzung, häufige Veränderungen und die Zerstörung alter, vertrauter gesellschaftlicher Systeme erlebt. Sie hatten gelernt, solche Veränderungen zu erwarten, und ihnen gegenüber eine Haltung der Hinnahme und Adaption entwickelt. Die Ereignisse hatten sie zu einer autonomen Lebenseinstellung gezwungen – mit dem Ergebnis, daß sie besser imstande waren, die durch ihre Ausweisung verursachte Desorientierung und Erschütterung zu ertragen. Unter diesen Umständen zeigt ihre allgemein gute Gesundheit, daß es ihnen besser als den amerikanischen Arbeitern gelang, sich an den Streß anzupassen, den die Veränderung in ihrem Leben mit sich brachte.

Die Unterschiedlichkeit der individuellen Reaktion auf Streß hängt von vielen Faktoren ab, und es lassen sich nur sehr schwer aus Forschungen in einer Subkultur Schlüsse ziehen, die für die Kultur als Ganzes gültig sind. Aus diesem Grunde sind die identifizierte und die autonome Verhaltensweise nur von beschränktem Wert hinsichtlich ihrer Aussage über Streßreaktivität.

Wie in späteren Kapiteln noch gezeigt werden soll, gibt es einige Verhaltensmuster, die viel ausgeprägtere Reaktionen auf Lebenssituationen sind.
Gewiß wäre es unrealistisch anzunehmen, daß die Aufsplitterung in hilfreiche Subkulturen psychosomatische Krankheiten vermeiden kann und daß ihre Erhaltung ein wirksames Mittel sei, solche Krankheiten zu erleichtern. Subkulturelle Gruppen von Gleichgestellten sind im wesentlichen äußerliche Quellen der Hilfe und der Sicherheit, und sie sind radikalen Schwankungen unterworfen. Als Alternative wäre es möglich, dieses Vertrauen auf Unterstützung von außen durch ein inneres Vertrauen zu ersetzen, das sich auf ein gesteigertes Selbstbewußtsein gründet. Vielleicht kann das Chaos der äußerlichen Sicherheit den Anstoß zur Evolution des menschlichen Bewußtseins in Richtung eines mehr innerlichen Gefühls der Festigkeit und des Wohlbefindens geben.
Zahlreiche in der Jugend erworbene Einstellungen beeinflussen die Reaktion des Individuums auf Streß. Beispielsweise leiden wir alle zu gewissen Zeiten in unserem Leben unter Leistungsangst. Die meisten Menschen bezwingen, wenn sie unter extremem Leistungsdruck stehen, diese natürliche Angst, so daß sie ihre Fähigkeiten nicht schwächt. Nehmen wir aber den Fall eines Menschen, dessen Familie das Hauptgewicht bis zum Ausschluß aller anderen Eigenschaften auf Können und Leistung gelegt hat. Ein solcher Mensch könnte leicht so weit kommen, daß er seine Fähigkeit, Liebe und Zuneigung einzuflößen, mit Leistung gleichsetzt, das heißt von ihr abhängig macht. In späteren Jahren kann diese durch seine frühe Erziehung geformte Einstellung seine Fähigkeit, gesunde gesellschaftliche Beziehungen aufzunehmen, schwer beeinträchtigen, und er kann unter einem unaufhörlichen, schädlichen Streß leiden, der die Folge seines ständigen Bedürfnisses ist, etwas zu leisten und sich auszuzeichnen.
Erworbene Einstellungen und Erwartungen beeinflussen nachhaltig die Art, in der ein Individuum Ereignisse wahrnimmt. Wenn diese Einstellungen und Erwartungen für das Individuum destruktiv werden und stark beengt sind, wird das Problem wahrscheinlich ein Fall für den Psychotherapeuten, lange bevor es chronisch wird und zur Psychopathologie führt. Wird eine erworbene Einstellung einfach zur Streßursache, so ist die erste Möglichkeit, die dem Betroffenen offensteht, die Aufgabe dieser Einstellung, was eine Abweichung von den Normen seiner Gruppe bedeutet. Diese Abweichung von der Familie und der Gruppe der Gleichgestellten ist aber ihrerseits, wie viele Beobachtungen beweisen, ein starker Streßreiz.

Nicht alle erworbenen Einstellungen sind potentiell problematisch. Wenn ein kleines Kind eine positive Verstärkung und Ermutigung durch Angehörige, Lehrer und Freunde erhält, spielen Furcht und Angst eine geringe Rolle in seinem frühen Reifungsprozeß. Es ist wahrscheinlich, daß ein solcher Mensch wirksame persönliche Ressourcen besitzt, aus denen er in Fällen von psychosozialem Streß schöpfen kann. Wenn er dazu ermutigt wurde, sich auszudrücken und eine aktive Rolle innerhalb der Familie und unter Freunden zu spielen, wird er an sein späteres Leben mit der Überzeugung herangehen, daß er seine Umwelt aktiv meistern oder beeinflussen kann, und nicht nur ein passiver Empfänger sein. Unvermeidlich wird es zu Frustrationen kommen, aber die in der Jugend erworbene positive Einstellung wird sich durchsetzen, sofern nicht im denkbar höchsten Grade negative Umstände eintreten. Leider ist dies jedoch eher ein ideales Modell als eine realistische Einschätzung der Art und Weise, in der die meisten von uns mit Streß fertigwerden.

Ein Vergleich der Eltern-Kind-Beziehungen in japanischen und amerikanischen Familien ergibt einen interessanten Kontrast, der zeigt, wie erlernte Einstellungen die Wahrnehmung von Streß verändern können. In Japan wird großer Wert auf die Liebe und Achtung der Kinder gegenüber den Eltern gelegt. Japaner sind ihr Leben lang dazu verpflichtet, ihre Eltern zu ehren und ihnen zu gehorchen und dem elterlichen Heim nahezubleiben. In den Vereinigten Staaten werden junge Menschen dazu ermutigt, sobald wie möglich selbständig zu werden und sich ihr eigenes Leben aufzubauen, das sich eher auf ihre eigenen wahrgenommenen Bedürfnisse gründet als auf die ihrer Familie. Ist nun ein junger Japaner oder ein junger Amerikaner nicht imstande, dem zu entsprechen, was seine Familie und seine Kultur von ihm erwarten, können Schuldgefühle, Feindseligkeit, Verwirrung und starker persönlicher Streß die Folge sein (Wolff, 1968). Was diese beiden Beispiele gemeinsam haben, ist der Faktor der individuellen Rebellion gegen die herrschende soziale Norm. Wirkt sich der Verzicht auf die Unterstützung durch die Gruppe der Gleichgestellten positiv aus, so gewinnt das Individuum größere Freiheit. Ist er jedoch nicht erfolgreich, so ist der Betroffene übergroßem Streß ausgesetzt, der seine Anfälligkeit für psychosomatische Krankheiten erhöht.

Die Verbindung zwischen Familieneinfluß, psychosozialen Einstellungen und neurophysiologischer Streßreaktivität ist noch nicht hinlänglich erforscht. Eine neue Methode, diese komplexe Wechselwirkung von Variablen aufzuzeigen, stellen die Untersuchungen Daniel H. Funkensteins an einer Gruppe von Harvard-Studenten dar (Funkenstein, 1957). Bei seinem Experiment mußten die Studenten eine Reihe von drei hochgradig Streß verursachenden Interviews durchmachen. Sie wurden durch Sticheleien gereizt und aufgefordert, eine nahezu unmöglich schwierige Serie von quizartigen Fragen zu beantworten, so daß sie zuletzt frustriert waren und ein stark erschüttertes Selbstvertrauen hatten. Sie waren verärgert über die Absurdität und Ungerechtigkeit der Fragen. Zugleich wurden zusätzlich zu ihren verhaltensmäßigen und psychologischen Reaktionen verschiedene physiologische Indizien einer Streßreaktivität aufgezeichnet. Funkenstein und seine Mitarbeiter bezeichneten eine bestimmte regelmäßig auftretende Reaktion als »ärgerschluckend« und selbstbestrafend. Anstatt ihren Ärger über die Versuchsleiter offen auszudrücken, machten die den Ärger schluckenden Studenten sich selbst Vorwürfe; sie kehrten ihren Ärger nach innen und unterdrückten ihre feindseligen Gefühle. In der Gesamtauswahl einer großen Anzahl von Studenten, die im Laufe von zwei Jahren getestet wurden, reagierten nur elf Studenten auf alle drei Interviewer mit »Ärgerschlukken«. Von diesen elf stammten zehn väterlicher- und mütterlicherseits aus alteingesessenen Familien Neu-Englands. Diese Studenten verkörperten alle die aristokratische Liebenswürdigkeit und Zurückhaltung, die ihrer Herkunft und Erziehung entsprachen. Ihrer – einer starken familiären und kulturellen Tradition entspringenden – Ansicht nach war das »Ärgerschlucken« die einzige eines Gentleman würdige und annehmbare Reaktion. Ironischerweise war gerade diese erworbene Vornehmheit der Grund dafür, daß sie, nach den physiologischen Indizien zu urteilen, eine weitaus stärkere und längere körperliche Streßreaktivität erlitten als die Gruppenmitglieder, die in der Weise reagierten, daß sie ihrem Ärger Luft machten.

Sehr viel spricht dafür, daß verinnerlichter Ärger eine lange Streßreaktivität verursacht, die schädlicher ist als die vorübergehende Belastung, die der unmittelbare Ausdruck der Aggressivität mit sich bringt. Ein einfaches Gleichnis aus Hans Selyes neuestem Buch faßt diese Interaktion zwischen dem Reaktionsstil eines Individuums, seiner neurophysiologischen Verfassung und dem Ausdruck von Streß so zusammen:

»...Sie gehen ruhig eine Straße entlang und begegnen einem Betrunkenen, der Sie beschimpft. Der Betrunkene ist der indirekte Krankheitserreger; was geschieht, hängt davon ab, wie Sie reagieren. Wenn der Betrunkene harmlos ist und Sie Anwärter auf einen Koronarinfarkt sind, riskieren Sie biologischen Selbstmord durch eine heftige Reaktion. Sie bringen sich selbst um. Die richtige Reaktion ist daher die syntone – die Anpassung oder Meidung. Wenn der Betrunkene aber eine feindselige Haltung einnimmt und mit einem Messer bewaffnet ist und wenn er Sie offensichtlich töten will, ist die einzig richtige Reaktion die katatone – der Versuch, sich zu wehren. Der Körper begegnet Invasoren ebenso, wie Sie sozialen ›Krankheitserregern‹ begegnen, mit denselben zwei Wahlmöglichkeiten – Anpassung oder Kampf« (Selye, 1974).

Handelt das Individuum weder auf die eine noch die andere Weise, so befindet es sich ununterbrochen in einem Zustand unverminderter körperlicher Erregung. Diese allgemeine Neigung, Streßwirkungen zu unterdrücken und zu verbergen, ist an und für sich schon eine der Hauptursachen der Entwicklung streßbedingter Störungen.
Es ist offensichtlich, daß erlernte Einstellungen die Art der Anpassung an Streß stark beeinflussen und auch die Umstände, die der einzelne als streßhaft empfindet, und den Grad seiner Reaktion bestimmen. Ebenso klar ist, daß jeder Versuch, allgemeine Aussagen über die Wechselwirkung zwischen erworbenen Einstellungen und der Wahrnehmung von Streß zu machen, verfrüht wäre. Jeder von uns hat sein eigenes, vollkommen individuelles, vielfältiges und außerordentlich komplexes System von Überzeugungen und Einstellungen, und jeder von uns reagiert auf eine einzigartige Weise auf Streß. Es genügt zu sagen, daß erworbene Einstellungen gewöhnlich auf das frühe kulturelle Milieu des einzelnen und auf seine soziale Erziehung im weitesten Sinne zurückgehen. In der Gesellschaft des 20. Jahrhunderts mit ihrer noch nie dagewesenen sozialen und geographischen Mobilität und ihrem interkulturellen Austausch werden in der Kindheit erworbene Einstellungen später oft in Frage gestellt. Das sollte nicht als ein an sich negativer Aspekt des modernen Lebens betrachtet werden. Im Gegenteil, es kann außerordentlich wertvoll für die soziale und humanitäre Evolution sein, etwa ebenso wie die ständige dialektische Auseinandersetzung zwischen den Generationen die kulturelle Reife und Stärke fördert. Ungeachtet des evolutiven Nutzens erlebt jedoch der einzelne, jedesmal wenn er eine seiner Überzeugungen oder Einstellungen Angriffen ausgesetzt sieht, persönlichen Streß. Wenn Veränderung und Mobilität auch einem größeren sozialen Wohl dienen, so können sie dennoch einen zutiefst negativen Einfluß auf einzelne Mitglieder

der Gesellschaft ausüben. Da es praktisch unmöglich ist, diese Faktoren aus dem modernen Leben auszuschalten, muß der einzelne lernen, den Streß, der durch sie verursacht wird, zu verringern, wenn die Sterblichkeit durch psychosomatische Krankheiten wesentlich reduziert werden soll.

Die Bestimmung des eigenen psychosozialen
Streßniveaus

Einer der hervorragendsten Beiträge zur Identifizierung von Ereignissen, die einen hohen Grad von persönlichem Streß in eine psychosomatische Störung überführen können, ist die Forschungsarbeit von Thomas H. Holmes und Richard H. Rahe von der University of Washington School of Medicine. Holmes und Rahe entwickelten eine systematische Methode zur Feststellung der Beziehung zwischen Ereignissen im Leben eines Menschen und Krankheit, und sie testeten ihre Hypothese an mehr als 5000 Patienten. Vorausgegangene Untersuchungen von Harold G. Wolff hatten gezeigt, daß streßhafte Ereignisse eine wichtige kausale Rolle bei der Entstehung von Krankheiten spielen, indem sie neurophysiologische Reaktionen auslösen. Diese Verbindung gilt nicht nur für die klassischen psychosomatischen Störungen, sondern auch für eher organische Krankheiten wie Infektionskrankheiten und Verletzungen. Weitere Untersuchungen ergaben, daß den Erkrankungen der Atemwege sowohl durch Streptokokken als auch durch Infektionen anderer Art akuter Streß etwa viermal so oft vorausgeht als folgt (Meyer und Haggerty, 1962). Auf diese Untersuchungen zurückgreifend, unternahmen Holmes und Rahe ein systematisches Studium der Beziehung zwischen sozialer Neuanpassung, Streß und Krankheitsanfälligkeit. Sie beobachteten an vielen Patienten, daß Lebensereignisse, das heißt für das Leben entscheidende Ereignisse, die Neigung zeigten, sich vor dem Ausbruch der Krankheit zu ballen oder an Intensität zuzunehmen. Eine übergroße Anzahl von Neuanpassungen trat oft zusammen mit Krankheiten auf. Ein Ergebnis der erwähnten Studie lautet:

»... das Eintreten jedes Ereignisses rief gewöhnlich ein Anpassungs- oder Bewältigungsverhalten auf seiten des betroffenen Individuums hervor oder war mit einem solchen verbunden. Daher war jeder Fragepunkt so entworfen, daß er Lebensereignisse betraf, deren Eintritt eine signifikante Änderung im ständigen

Lebensschema des Individuums entweder anzeigte oder erforderlich machte. Das, worauf es ankommt, ist die Abweichung vom bestehenden stetigen Zustand und nicht die psychologische Bedeutung, die Emotionen oder die soziale Wünschbarkeit« (Holmes und Masuda, 1973).

Anfangs hatten Holmes und seine Kollegen bei retrospektiven Studien eine hohe Korrelation zwischen der Intensität von Lebensänderungen und dem Ausbruch schwerer Krankheiten festgestellt. Von ähnlichen Korrelationen wurde berichtet im Hinblick auf kleinere gesundheitliche Veränderungen wie, zum Beispiel, Schnittwunden, Quetschungen, Kopf- und Kreuzschmerzen und Erkältungen, die oft keiner ärztlichen Behandlung bedürfen (Holmes und Holmes, 1970). Da diese Korrelationen sehr eindeutig zu sein schienen, war der nächste logische Schritt die Feststellung, ob diese Lebensereignisse dazu verwendet werden konnten, die Wahrscheinlichkeit von Erkrankungen in prospektiven Studien vorherzusagen.

Aufgrund ihrer retrospektiven Untersuchungen entwarfen sie eine Bewertungsskala für soziale Neuanpassung, in der Ereignisse, die für ein Menschenleben typisch sind, einen Zahlenwert erhielten. Zu solchen Ereignissen gehörten Scheidung, Eheschließung, Todesfälle in der Familie, Wechsel des Arbeitsplatzes, Schwangerschaft, die Aufnahme einer Hypothek und so fort. Viele dieser Ereignisse werden als freudige betrachtet und gefeiert, aber sie stellen trotzdem Anforderungen an unsere Anpassungsfähigkeit. Hans Selyes Theorie der nichtspezifischen Reaktion bestätigt diese Beobachtung. Dieser Theorie zufolge rufen Ereignisse, die als angenehm vermerkt werden, die gleichen neurophysiologischen und biochemischen Reaktionen hervor wie negative Streßreize. Positive Lebensereignisse können abnorm lange Streßreaktionen auf die gleiche Weise zur Folge haben wie negative.

BEWERTUNGSSKALA
DER SOZIALEN NEUANPASSUNG

Ereignis	*Punkte*
Tod des Ehepartners	100
Scheidung	73
Trennung der Ehegatten	65
Haftstrafe	63
Tod eines nahestehenden Angehörigen	63
Persönliche Verletzung oder Krankheit	53

Ereignis	Punkte
Eheschließung	50
Entlassung	47
Wiederversöhnung mit dem Ehepartner	45
Pensionierung	45
Erkrankung eines Angehörigen	44
Schwangerschaft	40
Sexuelle Schwierigkeiten	39
Familienzuwachs	39
Berufliche Umstellung	39
Änderung des finanziellen Status	38
Tod eines guten Freundes	37
Aufnahme einer Beschäftigung anderer Art	36
Änderung der Zahl ehelicher Streitigkeiten	35
Hypothek oder Anleihe über 10 000 Dollar	31
Fälligkeit einer Hypothek oder Anleihe	30
Änderung der Aufgaben im Beruf	29
Sohn oder Tochter verläßt das Haus	29
Schwierigkeiten mit angeheirateten Verwandten	29
Hervorragende persönliche Leistung	28
Ehepartner beginnt oder beendet Berufsarbeit	26
Anfang oder Ende der Schulzeit	26
Änderung der Lebensbedingungen	25
Änderung persönlicher Gewohnheiten	24
Schwierigkeiten mit Vorgesetzten	23
Änderung der Arbeitszeit oder -bedingungen	20
Wechsel des Wohnorts	20
Wechsel der Schule	20
Änderung der Freizeitgewohnheiten	19
Änderung der Betätigung i. d. Kirchengemeinde	19
Änderung der gesellschaftlichen Aktivitäten	18
Hypothek oder Anleihe unter 10 000 Dollar	17
Änderung der Schlafgewohnheiten	16
Änderung der Zahl der Familientreffen	15
Änderung der Eßgewohnheiten	15
Urlaub	13
Weihnachtszeit	12
Geringfügige Gesetzesübertretung	11

Bei der Verwendung der Tabelle von Holmes und Rahe kreuzt man Ereignisse an, die im Laufe des letzten Jahres eingetreten sind und zählt dann die entsprechenden Punkte zusammen. Holmes und Rahe stelltten fest, daß man bei einer Punktezahl von 150 auf der Basis des vergangenen Jahres mit einer Wahrscheinlichkeit von 50:50 erkrankt oder eine Änderung des Gesundheitszustandes erlebt. Sollte jemand mehr als 300 Punkte in einem Jahr haben, so steigt die Wahrscheinlichkeit einer gesundheitlichen Veränderung auf beinahe 90 Prozent. Mit zunehmender Punktezahl erhöht sich auch die Wahrscheinlichkeit, daß die gesundheitliche Veränderung die Form einer schweren Krankheit annimmt. Rahes Arbeit mit 2500 Offizieren und Mannschaften auf drei Kreuzern der Kriegsmarine veranschaulichte die Gültigkeit der Bewertungsskala der sozialen Neuanpassung auf überzeugende Weise. Von den 2500 Mann entwickelten die 30 Prozent mit den höchsten Punkten während des ersten Monats der Seereise um beinahe 90 Prozent mehr erste Erkrankungen als die 30 Prozent mit den wenigsten Punkten (Rahe, 1953). Während des Restes der Fahrt erkrankten die 30 Prozent mit der hohen Punktezahl ständig häufiger als die 30 Prozent mit der niedrigsten Punktezahl. Das ergibt einen ziemlich hohen Grad von Vorhersagbarkeit und zeigt, daß Maßnahmen der Vorhersage der Krankheitsanfälligkeit für die Anwendung in der vorbeugenden Medizin entwickelt werden können.

Eine andere prospektive Studie unternahmen Holmes und Rahe an 84 im Krankenhaus stationierten Ärzten (Holmes und Masuda, 1973). Bei dieser Studie wurden die Lebensereignisse der vorausgegangenen anderthalb Jahre als quantitatives Maß für die Vorhersage einer Krankheit in der nächsten Zukunft benutzt. Daten über aufgetretene Krankheiten wurden acht Monate später gesammelt. Das Ergebnis: 49 Prozent der Gruppe mit hohem Risiko (mehr als 300 Lebensänderungs-Einheiten oder Punkte) berichteten von Krankheiten; 25 Prozent der Gruppe mit mittlerem Risiko (200 bis 299 Punkte) berichteten von Gesundheitsstörungen, und nur 9 Prozent der Gruppe mit niedrigem Risiko (150 bis 199 Punke) berichteten von irgendeiner Erkrankung. Auch hier bewies die Bewertungsskala der sozialen Neuanpassung eindeutig einen hohen Grad von Brauchbarkeit für die Vorhersage. Bei einer darauf folgenden Studie an Medizinstudenten mußten 52 Prozent der Teilnehmer in einem Zeitraum von zwei Jahren schwere Krankheiten durchmachen. Von diesen Studenten hatten 85 Prozent eine hohe Punktezahl, 48 Prozent hatten eine mittlere und nur 33 Prozent hatten eine niedrige Punktezahl. Zwei zusätzliche Untersuchungsergebnisse waren von beträchtlicher Bedeutung. Die Wahrscheinlichkeit, daß ein Student im zweiten Jahr erkrankte, stand in einem direkten Verhältnis zu der Höhe seiner Lebensänderungs-Punktezahl. Außerdem zeigten die Daten, daß die Studenten mit größeren Veränderungen ihres Gesundheitszustandes auch mehr leichtere Erkrankungen durchmachten (Holmes und Masuda, 1973). Alles in allem liefern diese Studien den klaren Beweis dafür, daß es möglich ist, eine Anfälligkeit für leichtere und schwerere Erkrankungen vorherzusagen. Eine empirische Auswertung dieser Risikofaktoren stellt einen großen Schritt in Richtung der Entwicklung einer holistischen vorbeugenden Medizin dar. Wenn die Wahrscheinlichkeit einer Erkrankung berechnet werden kann, läßt sich eine solche Skala dazu verwenden festzustellen, wann vorbeugende Maßnahmen eingeleitet werden müssen.

Alle Lebensänderungen, die in der Bewertungsskala der sozialen Neuanpassung von Holmes und Rahe angeführt sind, kommen allgemein vor. Zum größten Teil handelt es sich um Geschehnisse, die innerhalb begrenzter Zeiträume eintreten – mit Ausnahme der allmählichen Änderungen in den sozialen und die Gesundheit betreffenden Gewohnheiten wie Freizeitgestaltung, Essen und Schlafen. Der aus diesen Veränderungen resultierende Streß konzentriert sich gewöhnlich auf die Zeit, in der das Ereignis stattfindet. Die Reaktion auf solche Streßreize ist im allgemeinen normal hinsichtlich der Dauer und Heftigkeit. Nur wenn diese Ereignisse geballt auftreten und eine kumulative Wirkung entsteht, kommt es zu gefährlich langen Streßreaktionen.

Sooft man eine Vorhersage macht, besteht die Möglichkeit, daß sie sich selbst bestätigt: Ein Mensch erkrankt, weil man ihm gesagt hat, daß er mit großer Wahrscheinlichkeit erkranken wird. Diese Gefahr besteht bei der Bewertungsskala der sozialen Neuanpassung nicht, denn sie wurde in Doppelblindversuchen (das heißt solchen, bei denen Versuchsleiter und Versuchspersonen die entscheidenden Bedingungen der Versuchsdurchführung nicht kennen) entwickelt und standardisiert. Selbstverständlich tritt das Problem potentiell wieder in Erscheinung, wenn jemand die Tabelle selbst benutzt oder wenn sie in der klinischen Praxis verwendet wird. Es ist aber nicht die Absicht solcher Vorhersagemethoden, jemand über die Wahrscheinlichkeit einer Erkrankung zu informieren. Ihre Anwendung sollte vielmehr dazu führen, daß, wo nötig, vorbeugende Maßnahmen ergriffen werden, um diese Wahrscheinlichkeit zu verringern. Zur Zeit werden noch empfindlichere Skalen entwickelt, aber alle Vorhersagen sollten von seiten des Patienten und des Arztes mit Vorsicht behandelt werden. Psychosoziale Faktoren wie Lebensereignisse müssen in Verbindung mit neurophysiologischen Befunden betrachtet werden. Holmes und Masuda (1973) postulierten, daß Lebensereignisse die Wahrscheinlichkeit einer Erkrankung erhöhen, indem sie die körperliche Widerstandsfähigkeit schwächen. Die geschwächte Widerstandsfähigkeit geht ihrer Theorie nach auf Bemühungen des Individuums, sich anzupassen, zurück, die nach ihrer Art und Dauer dysfunktionell sind. Lebensstreß-Skalen könnten zusammen mit neurophysiologischen Streßprofilen die wichtigsten Instrumente einer holistischen vorbeugenden Medizin werden.

Zur Zeit konzentriert sich der größte Teil der konstruktiven Forschung auf dem Gebiet des Stresses und der psychosomatischen Krankheiten auf die Beziehung zwischen Lebensereignissen und Krankheit und auf die genaue Bestimmung der Natur der Interaktion zwischen Geist und Körper, die zur Entwicklung von Krankheiten führt. Noch weiß man nicht mit Bestimmtheit, ob übermäßiger Streß einen Menschen lediglich für Krankheit anfällig macht oder diese direkt auslöst, aber eine kausale Verbindung besteht zweifellos. Eine der neuesten Forschungen ist in einem Buch mit dem Titel *Life Stress and Illness* zugänglich. Es ist das Ergebnis eines Symposions über Lebensstreß und Krankheit, das vom Wissenschaftlichen Ausschuß der NATO veranstaltet wurde (Gunderson und Rahe, 1974). Die auf diesem Symposion gehaltenen Vorträge bestätigten die These von Holmes und Rahe, daß in kurzen Zeiträumen zusammengedrängte Lebensänderungen in einer direkten Beziehung zu bestimmten Krankheitsbildern stehen. Die untersuchten Krankheiten waren vor allem Myokardinfarkt, Koronarinsuffizienz und depressive und schizophrene Zustände. Ein Beitrag von Rahe und Romo berichtete von signifikanten positiven Korrelationen zwischen relativ früh in den mittleren Lebensjahren auftretenden Herzanfällen und großen Erschütterungen durch Lebensereignisse im vorausgegangenen Jahr. Die Patienten, die an Myokardinfarkten starben, hatten größere Lebensänderungen durchgemacht, als die, die am Leben blieben. Paykel berichtet außerdem in demselben Buch, daß bei Patienten, die Selbstmordversuche unternahmen, die größte Anhäufung von vorausgegangenen Lebensereignissen festzustellen war. Diese Sammlung von Vorträgen erschien zugleich mit einem anderen Buch, *Stressful Life Events*, von Barbara Snell Dohrenwend und Bruce P. Dohrenwend (1974). Beide Bücher stützen sich hauptsächlich auf retrospektive Studien, betonen aber die Notwendigkeit einer umfangreicheren prospektiven Forschung für die Entwicklung genauer Vorhersagen.

Da Streß auf eine Unzahl psychischer, umweltbedingter und persönlicher Ursachen zurückgeht, die oft auf der Ebene des Unbewußten wirksam sind, ist es für jeden Menschen eine äußerst schwierige Aufgabe, diese Faktoren in seinem Leben ausfindig zu machen. Die Aufgabe wird noch zusätzlich erschwert durch die Tendenz, bestimmte streßhafte Verhaltensweisen zu romantisieren, indem man sie mit Erfolg und hervorragender Leistung in Verbindung bringt. Wenn wir Fortschritte machen und den Zoll reduzieren wollen, den streßbedingte Krankheiten in unserer heutigen Gesellschaft fordern, müssen die Menschen die Beziehungen zwischen hohen Streßniveaus und ihrer Gesundheit erkennen. Sobald diese Korrelation erkannt ist, können sie das Bewußtsein entwickeln, das nötig ist, um ihre Reaktionen auf Ereignisse zu überwachen und die Einstellungen zu identifizieren, die bei ihnen Streß hervorrufen.

Der nächste Schritt ist offensichtlich der, sich der »schwachen Glieder« bewußt zu werden, das heißt der Systeme im Organismus jedes einzelnen, die am leichtesten verwundbar sind. Dazu ist es nötig, die Persönlichkeitsvariablen einer bestimmten Person in Betracht zu ziehen und zu beobachten, wie übermäßiger Streß durch die Persönlichkeit in eine spezifische Krankheit oder in ein spezifisches Organsystem umgelenkt wird. Diese wichtige Frage ist der Gegenstand des dritten Teils.

Dritter Teil
Streß und Krankheit

4
Persönlichkeit und Krankheit

Wir haben bisher zwei Schritte in der Entwicklung psychosomatischer Krankheiten aufgezeichnet. Zuerst wird ein Grundniveau von erträglichem Streß zu einem Niveau von übermäßigem Streß gesteigert. Dann ruft dieses hohe Streßniveau, wenn es unvermindert länger andauert, Veränderungen der neurophysiologischen Funktionen hervor, die die Voraussetzungen für eine Erkrankung schaffen können. In diesem Augenblick kann entweder eine hohe Konzentration von lebensverändernden Ereignissen in einer gegebenen Zeitspanne oder eine akute Steigerung einer einzigen, beständigen oder extremen Streßursache eine schwere psychosomatische Krankheit auslösen. Nun aber spielt die Persönlichkeit eine Rolle. Obwohl es schwierig ist, eine klare kausale Verbindung zwischen Persönlichkeitsfaktoren und Krankheit nachzuweisen, haben doch viele Wissenschaftler festgestellt, daß eine ganz spezifische Krankheit auftritt, wenn eine lang anhaltende neurophysiologische Streßreaktion mit einer bestimmten Persönlichkeitsorganisation zusammentrifft. Die Persönlichkeit hat zweifellos einen Einfluß darauf, wie sich ein Mensch zu Streß verhält. Streßerfahrungen in der Kindheit können dazu führen, daß bestimmte Methoden der Problembewältigung übernommen werden. Bestimmte psychologische und verhaltensmäßige Abwehrmechanismen werden in die Erwachsenenpersönlichkeit integriert und bestimmen die Art und Weise, wie das Individuum während seines ganzen Lebens Streß zu bewältigen versucht.

Persönlichkeitsfaktoren und ihre Beziehung zur Krankheit sind ein faszinierendes Forschungsgebiet, da die Gelegenheiten zu einem vorbeugenden Eingreifen so vielversprechend sind. Zum größten Teil sind die Menschen für ihre eigenen subtilen psychischen Verfassungen empfindlicher als für geringfügige Veränderungen der neurophysiologischen Funktionen. Obwohl es schwerfällt, lebenslange Verhaltensmuster zu ändern, ist das Verhalten doch eindeutig einer willkürlichen Änderung leichter zugänglich als etwa ein erhöhter Spiegel von Nebennierenrindenhormonen im Blut. Wenn sich daher wirklich nachweisen läßt, daß Verhalten eine direkte ursächliche Beziehung zu Krankheit hat, eröffnen sich ungeheure Möglichkeiten für die Prophylaxe.

Im Laufe des Jahres 1975 gab das National Institute of Mental Health einen Bericht heraus, der die letzten 25 Jahre der Forschung auf dem Gebiet der geistig-seelischen Krankheiten zusammenfaßte und daraus Schlüsse zog. Im ganzen Bericht ist ein offensichtlicher Konflikt zwischen biochemischen und psychosozialen Betrachtungsweisen zu erkennen. Im wesentlichen geht es darum, ob man Geldmittel zur Verfügung stellen soll, um eine wirksamere Chemotherapie zu entwickeln oder um psychosoziale Forschungen einzuleiten, die nach krankmachenden sozialen und die Umwelt betreffenden Faktoren suchen. »Heftige Meinungsverschiedenheiten herrschen zwischen biologisch und psychosozial orientierten Forschern hinsichtlich der Frage, was eine optimale gegenwärtige und künftige Aufteilung von Geldmitteln auf diese beiden Richtungen des Studiums der Geisteskrankheiten darstellt« (NIMH Public Information Office, 1975). Diese Kontroverse geht jeden einzelnen an, und nicht nur die Regierungsbürokraten. Die Möglichkeit, zwischen einer pharmakologischen Behandlung und einer Änderung des Lebensstils zu wählen, ist von großer Bedeutung. Obwohl sich die Alternativen offensichtlich nicht gegenseitig ausschließen, bieten sie doch völlig verschiedene Aussichten. Wenn Persönlichkeitsfaktoren bei der Entstehung von psychosomatischen Krankheiten so wichtig sind, wie es nun den Anschein hat, sollte die Suche nach einer wirksameren Pille nicht die Hauptrichtung der zukünftigen Forschung sein.

Fragen bezüglich des Lebensstils, der Persönlichkeitsmerkmale und der Streßkrankheiten beschäftigen heute die ganze Gesellschaft. In einer Folge der beliebten Fernsehserie *All in the Family* kommt Edith Bunker eines Abends mit einem Fragebogen nach Hause, dessen Überschrift lautet: »Ihre Persönlichkeit kann Sie töten.« Der Fragebogen, den jeder selbst ausfüllen und auswerten kann, behauptet, imstande zu sein, Langlebigkeit aufgrund von Persönlichkeits- und Verhaltensmerkmalen vorauszusagen, die sich aus den Antworten auf Fragen mit mehreren Antwortvorgaben ableiten lassen. Vor dem Abendessen beantwortet die ganze

Familie die Fragen, wobei immer wieder einer den anderen auffordern muß, ehrlich zu sein. Es zeigt sich, daß sie alle ein langes Leben vor sich haben – mit Ausnahme des rechthaberischen Familienvaters, Archie Bunker. Als er schließlich seine Punkte zusammenzählt, entdeckt er zu seinem Entsetzen, daß ihm der Test ein Höchstalter von 56 Jahren voraussagt. Nachdem die Familie zugelassen hat, daß sich Archie seine Antworten noch einmal überlegt, und beim Zusammenzählen der Punkte eine recht fragwürdige Mathematik anwendet, sind Ruhe und Frieden für eine Weile wiederhergestellt. Das ist natürlich kaum die richtige Methode, einen der Gesundheit dienenden Lebensstil einzuführen, aber was der Film den Zuschauern wirklich zeigte, waren sowohl die Anwendungen als auch die Begrenzungen der Beurteilung von Persönlichkeit und Streßkrankheiten.

Daß ein solches Thema die Autoren einer der erfolgreichsten Fernsehserien beschäftigt, zeigt, in welchem Maße die Vorstellung von einer Beziehung zwischen Persönlichkeit und Gesundheit schon in das öffentliche Bewußtsein eingedrungen ist. Gewiß ist der Gedanke nicht neu, aber er hat in letzter Zeit an Kraft und Glaubwürdigkeit gewonnen, und zwar weitgehend dank den Arbeiten von Dr. Friedman, Dr. Rosenman und anderen über die Beziehung zwischen Verhaltensmustern und kardiovaskulären Krankheiten, die in dem Buch *Type A Behavior and Your Heart* (1974) beschrieben werden. Es häufen sich die Beweise dafür, daß sich spezifische Persönlichkeitsorganisationen mit Herzkrankheiten, Krebs und Arthritis ebenso wie mit Dickdarmentzündungen, Asthma, Migräne und anderen Leiden assoziieren lassen, die man im allgemeinen als psychosomatisch oder streßbedingt bezeichnet. Je deutlicher weitere Untersuchungsbefunde eine Verbindung zwischen Persönlichkeit und Krankheit anzeigen, desto offensichtlicher wird der Wert einer holistischen vorbeugenden Methode der Gesundheitsfürsorge. Wenn Persönlichkeitsmerkmale und bestimmte Reaktionsweisen auf die Wechselfälle des Lebens klar definiert werden können und wenn schlüssig bewiesen werden kann, daß sie gesundheitsschädlich sind, wird es möglich sein, die Menschen zu lehren, ein destruktives Verhalten, lange bevor es zu physiologischen Symptomen führt, zu ändern oder zu vermeiden. Viele Ärzte erteilen kardiovaskulären Patienten schon Ratschläge über Verhaltensänderungen, denn gerade bei den Herzkrankheiten wurden bisher die überzeugendsten Forschungen bezüglich der kausalen Rolle der Persönlichkeit geleistet. Gleichzeitig wendet man nun den für die Opfer anderer schwerer Krankheiten, vor allem des Krebses, typischen Verhaltensmustern größere Aufmerksamkeit zu und erhält aufschlußreiche Ergebnisse. Es wird interessant sein zu sehen, wieweit Untersuchungen dieser Art Beiträge zur vorbeugenden Medizin der Zukunft liefern werden. Nach den gegenwärtigen Trends zu urteilen, kann man sich eine Zeit vorstellen, in der Persönlichkeits- und Verhaltensmerkmale zu den ersten Faktoren gehören, die Ärzte zu beurteilen versuchen werden, wenn sie sich ein Bild von dem Gesundheitszustand oder der Anfälligkeit für Krankheiten ihrer Patienten machen wollen.

Wo können Forscher und Praktiker beginnen, Informationen zu suchen, die uns helfen werden, das Wesen des dysfunktionellen Verhaltens zu verstehen? Es ist schwierig, potentiell destruktive Verhaltensweisen zu definieren. Wir alle wissen, wann wir gereizt, nervös und überarbeitet sind, aber wir neigen gewöhnlich dazu, diese Zustände eher äußerlichen Faktoren zuzuschreiben als unserer eigenen psychologischen Prädisposition. Dazu kommt, daß manche individuelle Methoden der Anpassung an den Streß des täglichen Lebens eher mehr als weniger Streß schaffen. Die meiste Zeit glauben solche Menschen, daß sie ihre Umwelt »meistern«, daß sie auf die wirksamste Weise mit Situationen fertigwerden und aktiv Schwierigkeiten bewältigen, während in Wirklichkeit ihr aggressiv-defensives Verhaltensmuster eine ständige psychologische und neurophysiologische Belastung verursacht. Im Gegensatz zu dieser aktiven Art, Probleme zu bewältigen, steht ein Verhalten, bei dem das Individuum vollkommen passiv wird und seinen Streß internalisiert. Ein solcher Mensch kann alles laufenlassen, wie es läuft, ohne irgendeinen Versuch zu unternehmen, Herr der Lage zu werden, während Groll und Frustration langsam auf ein Niveau ansteigen, das an eine Neurose grenzt. Diese beiden Typen stellen Extreme dar, und in jedem Fall kann ein gefährlicher Dauerstreß die Folge sein. Wenn solche Verhaltensweisen erstarren, hat keiner dieser Persönlichkeitstypen jemals eine Chance, die sich häufenden Spannungen zu erleichtern und sich von einer lang anhaltenden neurophysiologischen Streßreaktion zu erholen. Diese Beispiele wurden angeführt, um zu zeigen, wie Verhaltensweisen, die, von außen betrachtet, funktionell erscheinen mögen, zu eindeutig dysfunktionellen Niveaus von Dauerstreß führen können. Sehr wenige Menschen zeigen diese Verhaltensmuster ständig, aber wir alle können sie von Zeit zu Zeit übernehmen, um bestimmte Situationen zu meistern. Das Verständnis von Persönlichkeit und Verhalten ist von kritischer Bedeutung für die Bewältigung und Reduzierung von Streß. Wenn einem Menschen bewußt wird, wann sein Verhalten seinen persönlichen Streß erhöht, kann er aufgefordert werden, es zu ändern.

Die Bemühungen der Forscher, »dysfunktionelles« Verhalten und seine Beziehung zu Krankheiten zu definieren, konzentrierten sich darauf, Verhaltens- und Persönlichkeitstypen unter Patienten zu analysieren, die an bestimmten Krankheiten leiden. Obwohl diese Forschung noch in den Anfängen steckt, hat es den Anschein, daß spezifische Persönlichkeitsorganisationen mit spezifischen Krankheiten in Verbindung gebracht werden können. Untersucht man die psychologische Orientierung und das Verhalten eines Menschen, so ist es oft möglich vorherzusagen, für welche Krankheiten er anfällig ist, wenn seine psychologischen und physiologischen Abwehrmechanismen aus irgendeinem Grunde oder als Folge von Dauerstreß versagen. Warum ein bestimmter Persönlichkeitstyp eher für die eine Krankheit anfällig ist als für eine andere, ist vorerst noch eine ungeklärte Frage. Aber während die Forschung allmählich fortschreitet, wird allmählich klar, *daß* ein bestimmter Persönlichkeitstyp zu Herzkrankheiten neigt, ein anderer zu Krebs und wieder ein anderer zu Arthritis. In dem Maß, in dem diese Verhaltens- und Persönlichkeitstypen genauer definiert werden, wird es für den Arzt wahrscheinlich leichter sein, die Anfälligkeiten der Patienten zu erkennen, bevor die ersten Symptome auftreten. Dann werden die Möglichkeiten eines korrigierenden Eingreifens durch Verhaltensänderung und Neuorientierung des Lebensstils erheblich zunehmen.

Die Technologie des Biofeedback ist bereits imstande, uns ein Mittel an die Hand zu geben, um die Verbindungen zwischen der psychischen und der physiologischen Aktivität eines Menschen zu spiegeln. Das früher erwähnte neurophysiologische Profil bietet die Möglichkeit, dem Patienten die Wirkungen seiner Persönlichkeit auf seine gesamte Physiologie zu demonstrieren. Indem man Funktionen wie die Hirnstromtätigkeit, Tempo und Regelmäßigkeit des Herzschlags, die Spannung der unwillkürlichen Muskeln, den Blutdruck, den peripheren Kreislauf und dergleichen kontrolliert, kann man verhältnismäßig leicht feststellen, wann eine bestimmte Funktion über- oder unteraktiv ist. Das jedem Individuum eigene Profil der »normalen« Funktion kann dann mit einem Standardprofil verglichen werden, so daß man mehr Informationen über den neurophysiologischen Zustand einer bestimmten Person erhält (Pelletier, 1976). Die Hirnstromtätigkeit wird beispielsweise als ein primärer Index für die neuro-physiologische Aktivierung verwendet. Wenn ein Hirnstrombild vorwiegend Betawellen zeigt (hohe Frequenz und kleine Amplitude mit 13 und mehr Schwankungen pro Sekunde), befindet sich der Betreffende in einem Zustand normalen Wachbewußtseins. Ist die Beta-Aktivität extrem hoch, so ist es möglich, daß er einen Zustand der Überaktivierung erlebt. Andere physiologische Indizien werden diesen Zustand ebenfalls widerspiegeln. Um von einem erregten, durch Betawellen gekennzeichneten Zustand zu einem ruhigen überzugehen, brauchen die meisten Menschen nur die Augen zu schließen und sich zu entspannen. Bei einem Menschen in streßfreiem Zustand zeigt das Hirnstrombild langsamere Schwankungen. Meist herrschen dann Alphawellen vor (niedrige Frequenz und große Amplitude mit 8 bis 13 Schwankungen pro Sekunde). Es ist bereits möglich zu erkennen, wann eine Funktion nicht mit dem besonderen Schema eines Individuums oder mit einem allgemeinen Schema übereinstimmt. Befindet sich jemand beispielsweise in einem Alphazustand mit geringer Aktivierung, so kann er dennoch, was bei vorherrschenden Alphawellen nicht normal ist, einen hohen Grad von Spannung der unwillkürlichen Muskeln aufweisen. Wenn das der Fall ist, kann der Arzt feststellen, daß das System der unwillkürlichen Muskeln dasjenige ist, in dem sich Spannung und Streß manifestieren und potentiell schädlich sind. Ebenso kann sich beispielsweise zeigen, daß die periphere Hauttemperatur, das heißt die Temperatur an den Fingerspitzen und Zehen, ungewöhnlich niedrig ist, wenn man sie mit allen anderen für Alphawellen typischen Meßwerten vergleicht. Daraus läßt sich ableiten, daß der Patient seinen Streß im Gefäßsystem manifestiert, wobei sich eine ungewöhnliche chronische Verengung der peripheren Blutgefäße zeigt. Ein solcher Mensch kann zu gewissen Gefäßkrankheiten wie der Raynaudschen Krankheit oder der Migräne neigen.

Wenn wir Persönlichkeits- und Verhaltensprofile entwickeln können, um zu erkennen, was dysfunktionell und potentiell pathogen ist, haben wir die Möglichkeit einzugreifen und dysfunktionelle Verhaltensweisen zu ändern, und zwar zusätzlich zu der direkten Arbeit mit neurophysiologischem Feedback. Was das Wichtigste ist: Biofeedback-Instrumente stellen eine unmittelbare und objektive Informationsquelle für den Patienten und den Arzt dar, die Auskünfte über die Interaktion von Geist und Körper des Patienten gibt. Die physiologischen Wirkungen von gewissen Äußerungen der Persönlichkeit wie, zum Beispiel, Ärger können dem Patienten vor Augen geführt, und die psychosomatischen Störungen können erklärt werden.

Zur Zeit konzentriert sich die Forschung in bezug auf Persönlichkeit und Krankheit größtenteils auf die Bestimmung charakteristischer Erscheinungsbilder bei Menschen, die bereits an einer bestimmten Krankheit leiden. Manche der Persönlichkeitsmerkmale, die für Menschen mit bestimmten Krankheiten typisch sind, könnten recht gut auf Sie selbst zutreffen. Das braucht Sie nicht zu beunruhigen, denn daraus folgt nicht unweigerlich, daß Sie sich die mit diesen Merkmalen assoziierten Krankheiten tatsächlich zuziehen werden. Diese Persönlichkeitsprofile sind lediglich nützliche Richtlinien, um den Menschen bewußt zu machen, welche Verhaltensmuster potentiell gefährlich sein können. Die Selbstbeurteilung ist selten genau, und die Analyse von Verhaltensmustern sollte immer einem erfahrenen Arzt überlassen werden. Persönlichkeitsprofile sind nur *ein* Element der Diagnose und lassen für sich selbst betrachtet keine Schlüsse zu. Es ist eine allgemeine Erscheinung bei Medizinstudenten der höheren Semester, daß sie an jeder Krankheit, die sie gerade studieren, selbst zu leiden glauben. Mit fortschreitender Ausbildung erkennen sie dann, daß die diagnostische Beurteilung sehr komplex ist und nur eine Richtung weist, aber nichts Endgültiges ist. Jeder, der sich dem Themenkreis Persönlichkeit und Krankheit nähert, muß zu Vorsicht ermahnt werden.

A-Typ-Verhalten und kardiovaskuläre Krankheiten

Bis heute wurde die umfassendste Arbeit auf dem Gebiet der Persönlichkeit und der kardiovaskulären Krankheiten von Friedman, Rosenman und ihren Kollegen durch die Darstellung des A- und B-Typ-Verhaltens in seiner Beziehung zu Erkrankungen der Koronargefäße geleistet (Friedman und Rosenman, 1974). Einen der ersten Hinweise darauf, daß bei Patienten mit Koronarleiden ein allen gemeinsames Verhaltensmuster bestehen könnte, erhielten diese beiden Kardiologen von dem schon erwähnten Polsterer, der bemerkte, daß die Stühle ihrer Patienten nur an den Vorderkanten abgewetzt waren, so als hätten die Leute immer in gespannter Erwartung dagesessen. Einen weiteren Hinweis entdeckten Friedman und Rosenman bei einer Untersuchung der Rolle des mit der Nahrung aufgenommenen Cholesterins bei Erkrankungen der Koronargefäße. Sie wurde an einer Gruppe von Freiwilligen der Junior League in San Francisco und ihren Ehemännern durchgeführt, und es zeigte sich, daß die Frauen bedeutend seltener an Herzkrankheiten litten als ihre Männer. Die

Ernährung und das bei den frühen Forschungen auf dem Gebiet der Koronarleiden so oft verteufelte Cholesterin konnten diesen Unterschied nicht ausmachen, da die Eßgewohnheiten der Männer und ihrer Frauen genau die gleichen waren. Auch die weiblichen Geschlechtshormone waren kaum als entscheidende Faktoren in Betracht zu ziehen, denn weiße Frauen in anderen Ländern litten ebenso häufig an Herzkrankheiten wie Männer, und schwarze Frauen in den Vereinigten Staaten waren sogar ein wenig anfälliger als schwarze Männer. Wenn die Geschlechtshormone den Ausschlag gegeben hätten, müßten sich die Hormone der Frauen der Junior League von denen anderer Frauen biochemisch unterschieden haben. Schließlich erklärte eine der Frauen der Junior League, sie könne den Ärzten sagen, was die Herzanfälle der Männer verursache. Es sei der Streß, unter dem sie bei ihrer Arbeit zu leiden hätten. In diesem Augenblick wurde die Untersuchung des A-Typ-Verhaltens ernsthaft in Angriff genommen.

Durch jahrelange Beobachtungen, die durch Fragebogen und persönliche Interviews unterstützt wurden, entwickelten Friedman und Rosenman ein detailliertes Profil der A-Typ-Persönlichkeit und ihres weniger gestreßten Gegenstücks, des B-Typs. Sie schrieben die ungewöhnliche Häufigkeit des A-Typ-Verhaltens in den Vereinigten Staaten dem Erbe der puritanischen Ethik und der Entwicklung des Wirtschaftssystems zu, da beide Wettbewerb, Leistung und den Erwerb materiellen Reichtums fordern. Die heutige Gesellschaft hat diese Züge institutionalisiert und glorifiziert. Tatsächlich wird das A-Typ-Verhalten mit einem gewissen Respekt betrachtet, denn der A-Typ hat die wünschenswerten Merkmale der Tatkraft, des Ehrgeizes und des Drangs vorwärtszukommen im Sinne des materiellen Erfolgs. Dagegen gäbe es an sich nichts einzuwenden, wenn nicht eben diese Kombination von A-Typ-Merkmalen eine extrem streßhafte Verhaltensweise wäre.

Friedman und Rosenman behaupten, daß es zwei Züge gibt, die, wenn sie gemeinsam auftreten, automatisch eine Persönlichkeit vom A-Typ ausmachen. Diese Züge sind ein besonders stark ausgeprägter Konkurrenzgeist und ein ständiges, chronisches Gefühl des Zeitmangels und der Verpflichtung, Termine einhalten zu müssen. Neben diesen beiden Charakteristika zeigt der A-Typ eine rasch weckbare Feindseligkeit. Diese Feindseligkeit ist gewöhnlich gut rationalisiert, sie wird meistens beherrscht und nur durch kurze Ausbrüche und in unerwarteten Augenblicken ausgedrückt, wenn andere sie vielleicht völlig unangebracht finden. Beherrschte und richtig orientierte Aggressivität ist ein fundamentaler Aspekt des Konkurrenzgeistes und Ehrgeizes. Wenn dieser Drang selektiv ist und dem Anlaß entspricht, können Tüchtigkeit und Leistung auf psychosozialer Ebene das Ergebnis sein. Die menschliche Neurophysiologie paßt sich leicht einer kurzfristigen Aktivierung zur Erreichung eines bestimmten Ziels an. Wenn die Aggressivität aber verallgemeinert wird und die Wirkungen sowohl auf psychosozialer als auch auf neurophysiologischer Ebene diffus sind, kann der Dauerstreß verhaltensmäßige und physische Störungen hervorrufen.

Wie vorauszusagen, ist der Mensch vom A-Typ von heftiger Ungeduld erfüllt. Wenn ihn jemand aufhält oder zu lange braucht, um eine Arbeit zu erledigen, erregt er sich und kann es nicht unterlassen, selbst einzugreifen, damit es schneller vorangeht. Bei einem der von Friedman und Rosenman entworfenen Test-Interviews wird vom Interviewer verlangt, daß er absichtlich stottert, was einen A-Typ unweigerlich aus der Fassung bringt. Nach mehreren gestotterten Sätzen kann der Interviewer einen A-Typ erkennen, weil dieser ihn mitten in der Frage unterbricht und den Satz selbst beendet. Diese Art von »Hastkrankheit«, wie Friedman und Rosenman sagen, durchdringt den ganzen Lebensstil eines Menschen vom A-Typ bis in seine Freizeit hinein. Er verspürt immer den Drang, etwas zu leisten, eine Tätigkeit auszuüben, die er für konstruktiv hält, um nicht eine Minute seiner kostbaren Zeit zu vergeuden. Die Zeit wird buchstäblich zum Feind des A-Typs, denn er versucht sie immer zu überholen, indem er sich unmögliche Termine setzt. Er schafft sich einen unnötigen Zeitdruck etwa bei der Fertigstellung eines Berichts oder beim Aufräumen des Dachbodens, oder er muß abends auf dem Heimweg den Pendlerverkehr überholen oder seine täglichen Übungsstrecken im Swimming-pool absolvieren. Sein Wettlauf mit der Uhr ist unerbittlich, aber obwohl der A-Typ kleinere Gefechte gewinnen mag, macht ihn der Zeitdruck unweigerlich zu einem frustrierten, nervösen und feindseligen Menschen, der um so fester entschlossen ist, seine Anstrengungen zu verdoppeln, um mehr in kürzerer Zeit zu leisten.

Eng verbunden mit der ständigen Sorge um die Zeit ist die Neigung des A-Typs, Leistungen in Zahlenbegriffen zu messen. Wenn er Anwalt ist, wird er einem sagen, wie viele Prozesse er letztes Jahr gewonnen, wenn er Chirurg ist, wie viele Operationen er gemacht hat. Ist er in der Industrie tätig, wird er mit Produktionsziffern aufwarten, und selbstverständlich muß er den geheiligten Maßstab anlegen und sagen, wie viele Dollar er verdient hat. Im Gegensatz zu dem, was man erwarten könnte, geht es aber dem

A-Typ nicht so sehr darum, was man für das Geld kaufen kann, sondern mehr um das Zahlenspiel mit dem Geld. Für ihn ist Geld nur ein Mittel, seine Leistungen zu messen, und er hat vielleicht keine oder kaum eine Vorstellung davon, wie er sein Einkommen so anlegen könnte, daß es die Gesamtqualität seines Lebens verbessert. Zeit, Produktivität und Geld werden nur zu Normen, an denen er sich selbst mißt. Da der A-Typ nie weiß, wann er genug hat oder wann seine Methoden, sich selbst zu messen, zum reinen Selbstzweck geworden sind, ist sein Kampf eine nie endende Übung in Sinnlosigkeit. Er hat keine Zeit für echte Muße, und das Gefühl, ständig unter Zeitdruck zu stehen, nimmt ihm die Fähigkeit, viele der größten Freuden des Lebens zu genießen: stille Kontemplation, gesellschaftliche Beziehungen, die frei von jedem Wettbewerb sind, einen ruhigen Tag auf dem Lande ohne »Programm«, spontane geschlechtliche Liebe, Bücher, Musik, Kunst und einen ganzen Katalog von angenehmen Dingen, die er ausschließt, weil sie für seinen ständigen Leistungskampf keine Bedeutung haben.
Ein Mensch vom A-Typ ist gewöhnlich aggressiv und extravertiert. Er mag gesellschaftlich eine sehr starke Persönlichkeit sein und Gespräche und Zusammenkünfte beherrschen, wo immer er ist. Dieser Zug ist – obwohl er sehr anziehend sein kann, wenn er sich mit Geist und Charme verbindet – oft ermüdend für die Menschen, die mit einem A-Typ zu tun haben, da er dazu neigt, das Gespräch immer wieder auf seine eigenen Interessen zurückzuführen, und oft wenig Geduld für die Diskussion von Themen aufbringt, die ihm nicht vertraut sind oder ihn nicht interessieren. Bei ihren zahllosen Interviews mit A-Typen bemerkten Friedman und Rosenman, daß dieser Typ hinter seiner charakteristischen extravertierten Persönlichkeit eine tiefe Unsicherheit in bezug auf seinen eigenen Wert verbirgt. Diese Unsicherheit kann daher rühren, daß seine langfristigen Lebensziele schlecht definiert oder überhaupt nicht formuliert sind, da er ständig nur mit den augenblicklichen Erfolgsbeweisen beschäftigt ist. Er ist hoffnungslos kurzsichtig, konzentriert sich immer nur auf die Leistungen des Tages und verwendet wenig oder keine Energie auf die weit wichtigere Frage: »Wozu das alles?«
Wenn jemand ständig darum kämpft, die Zeit zu überwinden, Geld anzuhäufen und Konkurrenten im Beruf wie im gesellschaftlichen Leben zu übertreffen, so kann das nur zu großem Streß führen. Und wenn die Sicherheit eines Menschen allein von der Quantität der Leistung abhängt, ist sie ständig bedroht. Friedman und Rosenman stellten fest, daß sich die gut getarnte Unsicherheit

des A-Typs in der Art seiner Beziehung zu anderen widerspiegelt. Obwohl nur wenige Menschen unbeliebt sein möchten, wird der A-Typ gewöhnlich die Achtung der Gleichgestellten oder Untergebenen dem Respekt und der Wertschätzung seiner Vorgesetzten opfern. Die Bewunderung derer, die auf der Rangleiter höher stehen, ist ein Status-Maß, und da der A-Typ seine Unsicherheit unter anderem dadurch ausgleicht, daß er seinen Status erhöht, kann seine Beziehung zu Menschen leiden, deren Beifall er nicht ausdrücklich sucht. Seine beherrschte Aggressivität und Feindseligkeit bekommen wahrscheinlich seine Untergebenen und intimen Freunde zu spüren, obwohl ein A-Typ merklich aus der Fassung gerät, wenn er einem anderen, ebenso ehrgeizigen und aggressiven A-Typ begegnet.

Das A-Typ-Verhalten ist außerordentlich komplex und bedarf gewiß noch gründlicheren Studiums, bevor es ein brauchbares Instrument für die Vorhersage und Verhütung kardiovaskulärer Krankheiten werden kann. Auf der Jahresversammlung der American Psychosomatic Society am 31. März 1974 in Philadelphia wurde eine Variante des Verhaltensmusters des A-Typs vorgestellt. Jenkins, Zyzanski und Rosenman lieferten eine neue Beschreibung der zu Koronarleiden neigenden Persönlichkeit als einer, die im Grunde nicht mit Gleichgestellten in Wettbewerb tritt. Das steht im Gegensatz zur ursprünglichen Beschreibung eines Individuums mit einer starken Neigung und Bereitwilligkeit zum Konkurrenzkampf und einem ständigen Wunsch nach Anerkennung und Beförderung. Dieses revidierte Profil charakterisiert einen Kandidaten für ein Koronarleiden als einen im Grunde phlegmatischen Menschen mit geringer Selbstachtung. Letztere Beobachtung wird ausführlich behandelt in einem Buch mit dem Titel *Exercise Testing and Exercise Training in Coronary Heart Disease* (Academic Press, New York 1973). Ironischerweise könnten beide Beobachtungen hinsichtlich des A-Typ-Verhaltens richtig sein. Eine phlegmatische Persönlichkeit könnte eine selbstzerstörerische Kompensation versuchen. Mit anderen Worten, ein Individuum, das im Grunde träge und leistungsunwillig ist und eine geringe Selbstachtung besitzt, könnte diese angeborenen Eigenschaften kompensieren, indem es sich außerordentlich gesellig, extravertiert, fleißig und leistungsorientiert gibt. Dieser Antrieb bei einem Menschen, der solche Neigungen an sich nicht besitzt, schafft großen Streß und eine tiefe Spaltung in den psychologischen Funktionen. Als Endergebnis ist es für dieses Individuum schädlicher konkurrenztüchtig und strebsam zu sein als für jemanden, der es seiner Veranlagung nach tatsächlich ist. Es zeigt nämlich nicht nur ein streßhaftes A-Typ-Verhalten, sondern kämpft auch noch gegen seine angeborenen Neigungen an. Diese »phlegmatischen« A-Typen stehen mit großer Wahrscheinlichkeit unter einem noch stärkeren Streß als die natürlichen A-Typen, und die Folgen für ihre Gesundheit sind daher noch schlimmer. Natürlich bedürfen alle diese Mutmaßungen noch gründlicher Untersuchungen und Tests, bevor etwas Endgültiges über das Wesen der A-Typ-Persönlichkeit ausgesagt werden kann.

Um der Klarheit willen, aber auch weil sie es für richtig halten, haben Friedman und Rosenman die Menschen in zwei Gruppen unterteilt. Sie geben zu, daß auf der ganzen Breite des Spektrums viele Variationen möglich sind und daß es viele Fälle gibt, in denen Züge des A-Typs an einem B-Typ zu entdecken sind und umgekehrt. Aber im Grunde glauben sie, daß die Menschen mehr in die eine oder in die andere Kategorie gehören.

Für die Zwecke dieses Kapitels ist das A-Typ-Verhalten von größerem Interesse, weil sich gezeigt hat, daß es für kardiovaskuläre Erkrankungen anfällig macht. Es lohnt sich jedoch, kurz auch die Merkmale zu untersuchen, die für den B-Typ charakteristisch sind, und zwar aus verschiedenen Gründen: Erstens, um das allgemeine Mißverständnis zu beseitigen, daß ein nicht auf Konkurrenz eingestellter B-Typ weniger tüchtig in seinem Beruf sei und in bezug auf den »Erfolg« übergangen werde, den der A-Typ so eifrig anstrebt, und zweitens, weil es durch die Untersuchung der Lebenseinstellung des B-Typs möglich ist, brauchbare Informationen darüber zu erhalten, wie das A-Typ-Verhalten zu ändern wäre. Obwohl sich die Forschung hauptsächlich auf die krankmachende Persönlichkeit konzentriert, ist das Verständnis der Lebenseinstellung des B-Typs ein Schritt vorwärts bei der Entwicklung des Profils eines positiven Persönlichkeitsstils, der zur Erhaltung der Gesundheit beiträgt. Bezeichnend ist, daß Friedman und Rosenman kein besonderes Schema entdecken konnten, was die Berufswahl der beiden Typen betrifft. B-Typen sind ebensooft Chirurgen, Buchhalter, Bankdirektoren oder Werbemanager wie A-Typen, und es gibt viele A-Typen in Stellungen, von denen man im allgemeinen nicht behaupten kann, daß sie besonders anstrengend seien oder einen besonderen Einsatz erforderten. Außerdem kann ein B-Typ ebenso ehrgeizig sein und ebensoviel »Tatkraft« besitzen wie ein A-Typ, aber »diese Tatkraft ist so beschaffen, daß sie ihm Festigkeit, Vertrauen und Sicherheit zu geben scheint, anstatt ihn anzustacheln, zu irritieren und wütend zu machen, wie es beim A-Typ der Fall ist« (Friedman und Rosenman, 1974).

Im allgemeinen ist der B-Typ frei von dem krampfhaften Gefühl des Zeitdrucks, das für den A-Typ so bezeichnend ist. Er kennt es vielleicht nur zu gewissen Zeiten im Berufsleben, wenn es tatsächlich angebracht ist. In seiner Freizeit spielt Zeitdruck gewiß niemals eine Rolle, denn der B-Typ betrachtet die Freizeit als das, was sie ist – eine Zeit, in der er sich ohne Schuldgefühle entspannen kann. Wenn er ehrgeizig ist, wird sich sein Ehrgeiz wahrscheinlich auf Ziele richten, die er gut durchdacht hat. Er hat nicht das Bedürfnis, sich ständig mit seinesgleichen zu messen oder seine Leistung in Zahlen auszudrücken. Sein Selbstwertgefühl erwächst aus dem Können und aus der Arbeit für Lebensziele, die über den bloßen materiellen und gesellschaftlichen Erfolg hinausgehen. Er kennt auch seine Stärken und Schwächen und neigt dazu, seine Unzulänglichkeiten mit philosophischem Gleichmut hinzunehmen. Im Gegensatz dazu ist sich der A-Typ seiner Wertmaßstäbe nie sicher und sucht daher ständig eine Bestätigung seines Wertes. Da der B-Typ mehr um der persönlichen Befriedigung willen arbeitet, als um seine Konkurrenten auszustechen, ist er nicht zwanghaft auf Wettbewerb bedacht wie der A-Typ und frei von der Feindseligkeit, die so oft mit einem starken Konkurrenzgeist verbunden ist. Menschen vom B-Typ nehmen sich oft Zeit für stille Kontemplation in einer Meditation eigenen Stils. Wird er vor ein Problem oder eine Aufgabe gestellt, denkt der B-Typ an Alternativen, er wägt alle Aspekte des Problems gegeneinander ab und nimmt sich die Zeit, ein wirksames Vorgehen auszudenken. Interessanterweise scheint diese Methode der Problemlösung zu größerer schöpferischer Leistung beizutragen als das Verhalten des A-Typs, der mit seinem Bestreben, alles möglichst rasch zu tun, dazu neigt, Aufgaben rein mechanisch zu erledigen. Das führt letzten Ende dazu, daß er Fehlentscheidungen trifft, und da er sich nie die Zeit nimmt, über neue Methoden, mit einer Situation fertigzuwerden, oder über ihre besonderen Gegebenheiten nachzudenken, verkümmert seine Kreativität. Aus diesem Grunde sind B-Typen häufiger erfolgreich in ihrem Beruf als A-Typen. Hastige Entscheidungen, stereotype Einstellungen bei der Problemlösung und frei flottierende Feindseligkeit sind integrale Bestandteile des Verhaltensmusters des A-Typs, die nicht dazu angetan sind, den erwünschten Erfolg zu bringen, wenn ein B-Typ zur Stelle ist, der bedachtsamer, origineller, ebenso kompetent und persönlich weniger ekelhaft ist. Chronische A-Typen würden offensichtlich gut daran tun, ihre Gegenstücke vom B-Typ zu studieren, da ein B-Typ mit größerer Wahrscheinlichkeit einen Lebensstil erreicht, der echtem Glück nahekommt. Außerdem ist die streßarme

Verhaltensweise des B-Typs der Erhaltung der Gesundheit viel förderlicher. Ein mehr kontemplativer und bedachtsamer Lebensstil, der sich auf innere Festigkeit gründet, ist in einem traditionellen Sinne mindestens ebenso produktiv wie einer, der sich auf Leistung und Unsicherheit stützt.

In ihren Bemühungen, die A-B-Typ-These zu erhärten, gingen Friedman und Rosenman über die bloße Analyse der Persönlichkeitsdaten herzkranker Patienten hinaus. Sie zogen auch die neurophysiologischen Profile klassischer A-Typen mit einigen sehr aufschlußreichen Ergebnissen in Betracht. Zunächst stellten sie fest, daß die Serum-Cholesterinspiegel direkt mit der Intensität des A-Typ-Verhaltensmusters zu variieren schienen, wie beispielsweise bei Steuerbuchhaltern vor der Abgabefrist für die Einkommensteuererklärung. Sobald die Kardiologen festgestellt hatten, daß das Serum-Cholesterin vom A-Typ-Verhalten beeinflußt wurde, gingen sie daran, andere physiologische Werte zu überprüfen, die etwas mit koronaren Herzkrankheiten zu tun haben. Sie gelangten zu dem folgenden Ergebnis:

»... wir fanden, daß Personen, die unter einem *schweren* (A-Typ-) Verhaltensmuster litten, jede krankhafte Abweichung in bezug auf Blutfett und Hormone aufwiesen, die man auch bei der Mehrheit der Koronarleidenden vorfindet. Mit anderen Worten, dieselben Abweichungen von den Normalwerten im Blut, von denen so viele unserer Kollegen annehmen, daß sie einem koronaren Herzleiden vorausgehen und dieses vielleicht auslösen, waren bei unseren Personen vom A-Typ bereits vorhanden. Für uns ist die Logik unwiderstehlich: Das Verhaltensmuster selbst führt die Abweichungen vom Normalen herbei« (Friedman und Rosenman, 1974).

Dies ist eine der eindeutigsten Feststellungen über Persönlichkeitsmerkmale als kausale Faktoren einer organischen Krankheit. Eigenschaften der Persönlichkeit, die sich längere Zeit auswirken, beeinträchtigen das kardiovaskuläre System und machen einen Menschen aktiv für ein Koronarleiden anfällig.

In jüngster Zeit legten Rosenman und seine Kollegen die Ergebnisse einer Nachuntersuchung nach achteinhalb Jahren an 257 männlichen Patienten zwischen 39 und 59 Jahren vor, bei denen Koronarleiden vorhergesagt worden waren. Das Auftreten von solchen Leiden war auf signifikante Weise mit Familiengeschichte, Diabetes, Bildung, Rauchen, Blutdruck und Serum-Cholesterinwerten verbunden. Forscher haben festgestellt, daß nur die *Hälfte* der Koronarerkrankungen bei amerikanischen Männern in der Lebensmitte auf diese klassischen Faktoren zurückgeführt werden kann. Aus der Untersuchung Rosenmans geht klar hervor, daß das A-Typ-Verhalten ein starker Faktor bei Koronarleiden war und daß »diese Verbindung nicht durch die Assoziation des Verhaltensmusters mit einem einzigen der Vorhersage dienenden Risikofaktor oder irgendeiner Kombination von ihnen erklärt werden konnte« (Rosenman et al., 1975). Umfassende Daten wurden von den Männern gesammelt, die bei zehn kalifornischen Firmen beschäftigt waren. Nach Analyse dieser Daten war klar, daß der Risikofaktor des A-Typ-Verhaltens nicht durch die anderen Risikofaktoren »wegerklärt« werden konnte und eindeutig selbst ein mitverursachender Faktor war. Verhaltensmuster vom A-Typ wirken zusätzlich zu und im Verein mit den klassischen Risikofaktoren. Die Risikofaktoren von Koronarleiden sind auf komplexe Weise miteinander verbunden, und daher können Versuche einer kausalen Deutung der Ergebnisse aufgrund eines einzigen Faktors kaum zulänglich sein. Alle Faktoren zusammen aber können dazu dienen, eine Koronarerkrankung vorherzusagen und bei der Vorbeugung zu helfen. Die Wirkung des Eingreifens ist noch unerprobt, und der Bericht endet mit den Worten: »Es ist noch nicht gezeigt worden, ob die Änderung von Facetten des Verhaltensmusters von A-Patienten, die einen Koronarinfarkt überlebt haben, die Gefahr eines neuerlichen Infarkts reduziert, aber eine Forschung in diesem Sinne ist stark angezeigt.« Da Koronarleiden auf viele verschiedene Faktoren zurückgehen, würde ein vorbeugendes Eingreifen die gleichzeitige Änderung mehrerer Lebensgewohnheiten unter Einschluß von Ernährung, körperlicher Bewegung, Psychotherapie und streßreduzierenden Praktiken erfordern. Diese Methoden der Vorbeugung könnten sich als sehr wirksames Mittel der Linderung kardiovaskulärer Krankheiten erweisen.

Die Forschungen und klinischen Arbeiten von Friedman und Rosenman haben Theorien, die Persönlichkeit, Verhalten und Streß mit psychosomatischen Krankheiten in Verbindung bringen, beträchtlichen Auftrieb verliehen. Wenn auch viele ihrer Kollegen ihre These anfangs mit Skepsis betrachteten, so liefert nun die Gründlichkeit ihrer jahrelangen Untersuchungen überzeugende Beweise dafür, daß A-Typ-Verhalten einen wesentlichen Einfluß auf Koronarleiden hat. Daher haben nun viele Kardiologen begonnen, ihre Patienten im Laufe der Behandlung über Methoden der Verhaltensänderung und Neuorientierung von Einstellungen zu beraten. Das ist ein ermutigender Schritt vorwärts. Friedman und Rosenman bieten eine ganze Reihe von Vorschlägen an, die Herzkranken helfen können, aus dem Schema des A-Typ-Verhaltens auszubrechen. Das ist auch vielen ihrer Patienten schon gelungen, besonders nachdem sie der Schock eines ersten Herzanfalls dazu gebracht hat, ihre Einstellung zum Leben und zur Gesundheit zu überprüfen. Nur wenige ihrer Vorschläge enthalten jedoch spezifische Anweisungen für tiefe Entspannung oder Meditationsübungen. Ich hoffe, daß die in späteren Kapiteln behandelten Übungen und Vorschläge für Verhaltensänderungen einen wesentlichen Beitrag zu den bereits existierenden wirksamen Methoden der Korrektur des A-Typ-Risikofaktors bei Koronarleiden darstellen werden.

Persönlichkeit und Emotionen bei Krebs

Eine der faszinierendsten und sehr umstrittenen Fragen der gegenwärtigen medizinischen Forschung ist die Rolle der Persönlichkeit und des Verhaltens bei Krebs. Emotionale und psychologische Faktoren können die neurophysiologischen Funktionen beeinflussen und daher die lebenswichtige Immunreaktion herabsetzen, die Anfälligkeit für Viruskrankheiten erhöhen und somit Bedingungen schaffen, unter denen das Wachstum von kanzerösen Geschwulsten und mutierenden Zellen unbehindert durch die normalen Abwehrmechanismen des Körpers fortschreiten kann. Es ergibt sich die unvermeidliche Frage: Welche spezifischen psychologischen und emotionalen Verhaltensmuster gehen der Entwicklung von Krebs voraus? Im Laufe der letzten fünfzig Jahre hat man sich mit diesem Thema intensiv beschäftigt, aber es ist immer noch umstritten. Die Fachleute selbst sind nicht sicher, ob es tatsächlich so etwas wie eine »karzinogene Persönlichkeit« gibt, und wenn, bis zu welchem Grade sie an der Entstehung von Krebs beteiligt ist. Die Information, die sich aus einer ständig zunehmenden Anzahl von Quellen angesammelt hat, scheint jedoch auf einen ziemlich gut definierten emotionalen und psychologischen Komplex hinzudeuten, der bei Krebskranken regelmäßig auftritt.
Ein zusammengesetztes Profil des Krebsopfers wurde aus psychologischen Tests von Menschen verschiedener Altersstufen und diagnostischer Kategorien abgeleitet (Greene und Miller 1958; Klopfer, 1957; LeShan, 1961). Typischerweise hat ein Krebspatient schwere emotionale Störungen in der frühen Kindheit bis

zum Alter von 15 Jahren erlebt. Sie ergaben sich meistens aus den Beziehungen zu den Eltern oder durch den Zerfall der Familie. Infolge von Scheidung, Tod des Vaters oder der Mutter, chronischen Streitigkeiten zwischen den Eltern oder einer langen Trennung eines oder beider Elternteile vom Kind empfand das Kind ein starkes Gefühl des Verlustes, der Einsamkeit, Angst und Zurückweisung. Es hatte den Eindruck, bei seinen ersten Versuchen, herzliche und befriedigende Beziehungen herzustellen, versagt zu haben. Die Reaktion darauf kann eine Überkompensation durch den Versuch gewesen sein, anderen ständig zu gefallen und so ihre Zuneigung zu erringen. Wenn der junge Mensch bei diesen Versuchen weiterhin frustriert wurde, machten sich sein Ärger, seine Einsamkeit und Hoffnungslosigkeit und sein Selbsthaß immer stärker bemerkbar, und Angst und Depression wurden seine ständigen Begleiter. Im späteren Leben werden Krebsopfer von ihren Freunden oft als besonders vornehme, rücksichtsvolle und freundliche Menschen beschrieben, die sich nie beklagen und beinahe »zu gut sind, um wahr zu sein« (LeShan und Worthington, »Personality...«, 1956). Alle diese Züge scheinen eine Vergrößerung des frustrierten Bedürfnisses zu sein, Liebe und Zuneigung zu gewinnen. Im Innern haben diese Menschen vielleicht noch das Gefühl der Wertlosigkeit und der Abneigung gegen sich selbst. Feindselige Empfindungen werden gespeichert und unterdrückt und nicht an die Oberfläche gebracht und verarbeitet. Dieser als »zu gut, um wahr zu sein« beschriebene Zug kann etwas Märtyrerhaftes annehmen, und viele Krebsforscher vermuten, daß er eine chronische leichte Depression maskiert. Als Erwachsener erreicht das Krebsopfer gewöhnlich Liebe, gesunde Beziehungen und ein gewisses Maß von Erfolg durch die Ehe, durch eine Karriere oder durch Elternschaft. Zum erstenmal in seinem Leben kann sich dieser Mensch wirklich glücklich und optimistisch fühlen. Da sein Glück aber von äußeren Dingen wie dem Ehepartner, Kindern oder dem Beruf abhängt, wird sich die emotionale Grundlage, auf die er sich nun stützt, unvermeidlich ändern. Die Änderung kann durch den Tod des Ehepartners, den Verlust der Stellung, die Pensionierung oder einfach dadurch eintreten, daß die Kinder das Haus verlassen, um ihre eigenen Wege zu gehen. Sobald dies geschieht, kehren die alten Einstellungen wieder zurück und erfüllen den Menschen mit einem Gefühl der Isolierung, Hoffnungslosigkeit und Depression. Mit einem hohen Grad von Vorhersagbarkeit erkranken solche Menschen innerhalb eines halben Jahres oder eines Jahres an Krebs. Wenn die Krankheit entdeckt wird, wächst ihre Verzweiflung, und der klassische Zyklus der

»Hilf- und Hoffnungslosigkeit« beginnt. Die psychologischen Abwehrmechanismen brechen zusammen, und die Krankheit verschlimmert den schon bestehenden Zustand chronischer Depression. Dieser degenerative Zyklus ist ein weiteres Beispiel für ein negatives Regelkreis-System, bei dem das Individuum völlig wehrlos ist, während die Krankheit ihren Lauf nimmt.
Die Beobachtungen von frühen traumatischen Erlebnissen als beitragender Faktor bei der Entwicklung bösartiger Geschwulste wurden unlängst bekräftigt durch Forscher im Medical Center der University of Kansas. Shirley Lansky, Eileen Goggins und Khatab Hassanein führten eine Untersuchung durch, um die physiologischen Funktionen von neun Jungen und neun Mädchen im Alter von $5^1/_2$ bis 15 Jahren zu bestimmen, die an Leukämie und soliden Karzinomen litten (Lansky, Goggins und Hassanein, 1975). Sie studierten drei Faktoren: Angst, Phantasie und Beurteilung der Wirklichkeit. Ihre Untersuchung sollte »unter die Oberfläche der Passivität in die innere Welt des Kindes eindringen«. In der jüngeren Altersgruppe zeigte sich, daß die Jungen bedeutend mehr Angst empfanden als die Mädchen, was die allgemeine Annahme bestätigte, daß Männer streßanfälliger sind als Frauen. In der älteren Gruppe zeigten die Untersuchungsergebnisse jedoch, daß Männer in höherem Maße als Frauen die Fähigkeit besitzen, die Dinge realistisch zu sehen. Was die Phantasie betraf, »kam ein signifikanter Trend zum Vorschein, der einen Unterschied zwischen dem Phantasieleben normaler Kinder, die gewöhnlich ein Gleichgewicht von positiven und negativen Phantasien zeigen, und dem des todkranken Kindes, bei dem die negativen Phantasien überwiegen, erkennen ließ«. Hinsichtlich der Beurteilung der Wirklichkeit deuteten die Untersuchungen darauf hin, daß krebskranke Kinder große Schwierigkeiten hatten, die Wirklichkeit richtig zu interpretieren. Viele zeigten eine Neigung zur Entstellung und zu unrealistischem Denken, vor allem in umstrukturierten Situationen.
Fragen der Verursachung können durch eine solche Studie nicht eindeutig beantwortet werden. Sie bestätigt jedoch andere Forschungen, die darauf hinweisen, daß Menschen mit bösartigen Geschwulsten ängstlicher sind als andere. Zweifellos trägt das Wissen von der Krankheit mit dazu bei. Man kann noch nicht sagen, ob diese Faktoren ein Kind für die Entwicklung der Krankheit anfällig machen oder ob die Krankheit die Persönlichkeitsveränderungen auslöst. Für unsere Zwecke lautet die Hypothese, daß subtile psychologische Veränderungen die Ursache subtiler neurophysiologischer Veränderungen sind,

die ihrerseits weitere Abweichungen der psychologischen Vorgänge in einem negativen Regelkreis verursachen, durch die das Individuum letzten Endes für die Entwicklung einer schweren organischen Krankheit im späteren Leben prädisponiert wird.

Die Hypothese, daß Menschen psychologisch für Krebserkrankungen prädisponiert sein können, ist allerdings nicht neu, wenn auch immer noch umstritten. Schon Galen (129–199 n. Chr.) beobachtete, daß melancholische Frauen eher an Krebs erkrankten als sanguinische. Samuel J. Kowal von der Boston University untersuchte die Einstellungen der Ärzte des 18. und 19. Jahrhunderts zum Krebs. Nach Kowal waren diese Ärzte von der Häufigkeit beeindruckt, mit der gewisse Lebenssituationen vor der Entwicklung eines Neoplasmas oder einer bösartigen Geschwulst einzutreten schienen. Ein gemeinsamer Nenner, den sie feststellten, war eine Reaktion der Verzweiflung und Hoffnungslosigkeit auf so verschiedene Ereignisse wie den Tod eines Freundes oder Verwandten, eine Trennung und finanzielle, politische, berufliche und andere Frustrationen. Ihre Patienten verloren offensichtlich jeden Wunsch zu leben, und durch diese passive Kapitulation waren die Grundvoraussetzungen für die Entwicklung bösartiger Geschwulste geschaffen (Kowal, 1955). Der New Yorker Chirurg Willard Parker, der von 1830 bis 1883 Patientinnen mit Brustkrebs operierte, wandte sich der Frage zu, ob Angst eine Rolle bei der Krebserkrankung spiele. Er kam zu folgendem Schluß: »Es bestehen die stärksten physiologischen Gründe für die Annahme, daß eine schwere seelische Depression, vor allem Kummer, eine Prädisposition für Krankheiten wie Krebs schafft oder zu einer auslösenden Ursache wird, wo die Prädisposition bereits erworben wurde« (Parker, 1885). In jüngerer Zeit haben andere Forscher Vermutungen über die Bedeutung psychologischer Faktoren für das Fortschreiten der bereits bestehenden Krankheit angestellt. Eine Gruppe, die 40 Fälle von Brustkrebs untersuchte, stellt das Problem wie folgt dar:

»Heutige Krebsforscher glauben, daß jeder die Möglichkeit der Krebserkrankung in sich trägt und daß die Frage lediglich lautet, ob man nicht an etwas anderem stirbt, bevor man an Krebs stirbt. Diese Betrachtungsweise wirft die interessante Frage auf, warum der latente präkanzeröse Zustand bei vielen latent bleibt, während er sich bei anderen schon früh und rasch verwandelt. Warum bildet er, nachdem er als diagnostizierbare bösartige Geschwulst in Erscheinung trat, bei manchen früher oder später Metastasen oder keine Metastasen? Und welcher Art ist die Abwehrreaktion des Körpers auf Krebs?« (Bacon, Rennecker und Cutler, 1952).

Bei der Beantwortung dieser Fragen deuteten die Krebsforscher an, daß ihrer Ansicht nach psychologische Faktoren sehr viel mit dem Ausbruch und dem Fortschreiten der Krankheit zu tun haben. Eine andere Gruppe, die sich hauptsächlich mit dem Krankheitsverlauf bei krebskranken Männern befaßte, kam zu dem Schluß, daß intensiver emotionaler Streß eine ausgesprochen stimulierende Wirkung auf die Wachstumsgeschwindigkeit eines bereits bestehenden Karzinoms ausüben kann (Blumberg, West und Ellis, 1954). Sie mutmaßten, daß wir beginnen könnten, den Widerstand des Wirtskörpers gegen Krebs im Sinne der Fähigkeit zu erklären, Stresse, die durch umweltbedingte oder emotionale Konflikte entstehen, wirksam zu reduzieren oder eine Anpassung herbeizuführen. Es gibt zahlreiche andere Theorien bezüglich der Rolle emotionaler Faktoren beim Ausbruch und Verlauf von Krebs; aber es ist unwahrscheinlich, daß irgendein einzelner verursachender Faktor existiert. Die Prädisposition für Krebs und alle psychosomatischen Krankheiten beruht auf einem Entwicklungsprozeß, in dem sich viele verschiedene psychologische und neurophysiologische Einflüsse vereinen. Diese Vielfalt der gemeinsam wirkenden Faktoren ist an und für sich schon ein überzeugendes Argument zugunsten einer holistischen Betrachtungsweise des Krebses.
Lawrence LeShan, der ehemalige Leiter der Psychologischen Abteilung am Institut für Angewandte Biologie in New York, hat einige der gründlichsten Arbeiten in bezug auf die karzinogene Persönlichkeit geleistet. Eine seiner Studien befaßte sich mit 250 Krebspatienten, deren Persönlichkeiten anhand der »Personal History« Worthingtons beurteilt wurden, eines projektiven Tests, der so entworfen ist, daß er vom Patienten nicht vorgegebene Antworten verlangt. Zusätzlich wurden mit 80 dieser Patienten klinische Interviews durchgeführt: 71 Patienten wurden zwei bis drei Stunden befragt und 9 intensiver – insgesamt 1070 Stunden. Aufgrund der so gesammelten Informationen schloß LeShan, daß gewisse psychologische Schemata für diese Patientenkategorie eindeutig charakteristisch waren. Vier Faktoren unterschieden die Krebspatienten von den Personen einer Kontrollgruppe: 1. Der Verlust einer persönlichen Beziehung vor der Krebsdiagnose. 2. Die Unfähigkeit, zu ihrer eigenen Verteidigung Feindseligkeit auszudrücken. 3. Gefühle der Wertlosigkeit und der Abneigung gegen sich selbst und 4. Spannungen in den Beziehungen zu einem oder beiden Elternteilen. Außerdem beobachtete LeShan ein

psychodynamisches Muster, dem ein traumatisches Kindheitserlebnis zugrunde lag, das 62 Prozent der Krebskranken, aber nur 10 Prozent der Personen der Kontrollgruppe durchgemacht hatten (LeShan und Worthington, »Some recurrent...«, 1956). Ein emotionaler Bruch zwischen dem Patienten und den Eltern in der frühen Kindheit schien einer der Hauptfaktoren der psychodynamischen Prädisposition für Krebs im späteren Leben zu sein.

Ein weiterer wesentlicher Faktor der emotionalen Veranlagung von Krebspatienten scheinen auch Probleme der sexuellen Anpassung zu sein, besonders bei Frauen, die an Brust- und Gebärmutterkrebs (genauer: Krebs des Gebärmutterhalses oder Zervixkarzinom) leiden. Bei einer Studie wurden die Persönlichkeitsprofile von 100 Frauen mit Gebärmutterkrebs mit denen von Frauen mit Karzinomen an anderen Stellen verglichen. Die Forscher schrieben darüber:

»Auffällig war in dieser Studie bei einem hohen Prozentsatz der Patientinnen eine Abneigung gegen den Geschlechtsverkehr, die bis zum regelrechten Widerwillen ging. Das Unvermögen, beim Verkehr Befriedigung durch den Orgasmus zu erleben, die Häufigkeit von Scheidungen, Verlassenwerden, untreue Ehemänner, Trennung und Geschlechtsverkehr mit anderen Männern als dem Ehepartner sind wahrscheinlich Zeichen einer schlechten sexuellen Anpassung. Sie kommen häufiger bei Patientinnen mit Gebärmutterkrebs vor als bei solchen mit Krebs an anderen Stellen und gehen dem Ausbruch der Krebserkrankung um viele Jahre voraus« (Stephenson und Grace, 1954).

Harold Voth, ein Psychiater der Menninger-Stiftung, wies darauf hin, daß Frauen, die nie gestillt haben, anfälliger für Brustkrebs sind als Frauen, die gestillt haben. Manche Wissenschaftler meinen, das komme daher, daß das Brustgewebe nie seine natürliche Funktion, Milch zu produzieren, erfüllt habe. Voth selbst bemerkt dazu jedoch: »Eine subtilere Hypothese ist die, daß die Erlebnisse der frühen Kindheit solcherart waren, daß es diesen Frauen ihrer psychologischen Veranlagung nach nicht möglich ist zu stillen.« Er fährt fort, indem er die Bedeutung von Kindheitstraumata für die Entstehung künftiger Probleme hervorhebt:

»Wir wissen, daß die Fähigkeit, Schicksalsschläge zu überwinden, an Kindheitserlebnisse gebunden ist. Die Forschung zeigt, daß Individuen, die in den Jahren vor der Adoleszenz Verluste erleiden, durch Verluste im späteren Leben besonders verwundbar sind. Das Kind weiß nicht, wie es trauern soll, oder es wird gelehrt, ein ›braver Junge‹ oder ein ›braves Mädchen‹ zu sein und nicht zu trauern. Der Kummer gefriert in ihm. Verluste im späteren Leben wecken dann schmerzliche Erinnerungen wieder auf, und der Mensch steht vor einem doppelten Verlust« (*Moneysworth*, 26. Mai 1975).

Tatsächlich stellt Voth Vermutungen darüber an, daß Kindheitskonflikte, die mit einem Ausdruck von Gefühlen zusammenhängen, Vorläufer der sexuellen Fehlanpassung sein könnten, die man bei bestimmten Arten von Krebs bei Frauen beobachtet. Der gehemmte Ausdruck von Gefühlen oder zerrüttete Beziehungen sind nur ein Faktor und an fund für sich nicht krankheitserregend. Sie sind einfach nur ein Schritt in einer Weiterentwicklung, in der noch viele andere Faktoren auftreten, die dann alle zusammen ein Individuum für Krebs prädisponieren. Die Untersuchung dieser Arten von Krebs läßt die Annahme zu, daß es durch die Analyse der Persönlichkeit und der emotionalen Charakteristika, die schon vor der Erkrankung vorhanden waren, sogar möglich sein könnte, bei anderen Individuen vorauszusagen, an welcher Stelle sich später ein Karzinom bilden wird. Ebenso wäre es möglich, daß ein frühes psychotherapeutisches Eingreifen, um sexuell bedingte emotionale Störungen zu korrigieren, ein wesentlicher Faktor bei unseren Bemühungen werden könnte, diese Arten von Krebs zu verhüten.

Voth führte auch Untersuchungen, die zu denen LeShans parallel liefen, an Opfern anderer Arten von Krebs durch. Er untersuchte viele Patienten und studierte die Krankengeschichten zahlreicher anderer, die während der letzten hundert Jahre an Krebs gelitten hatten. Aufgrund dieser Unterlagen nimmt Voth an, daß eine hohe Korrelation zwischen Krebsanfälligkeit und einer melancholischen, ängstlichen Veranlagung besteht, zu der noch eine ständige leichte Depression und eine beschränkte Fähigkeit, mit dem Leben fertigzuwerden, kommen. Er stellte außerdem fest, daß die meisten Kranken einen »schwerwiegenden emotionalen Verlust« bis zu fünf Jahre vor Ausbruch der Krankheit erlitten hatten, was die früheren Beobachtungen LeShans nachdrücklich bestätigt.

Eine ähnliche Untersuchung nahm David M. Kissen an 366 männlichen Patienten zwischen 55 und 64 Jahren in drei allgemeinen Krankenhäusern vor. Von diesen litten 218 an Lungenkrebs, und die anderen Patienten dienten als Kontrollgruppe. Einige der Männer der Kontrollgruppe wurden ausgewählt, weil sie eine lange Reihe von psychosomatischen Krankheiten, und andere, weil sie so gut wie keine durchgemacht hatten. Die Männer mit Lungenkrebs zeigten wieder mehrere charakteristische Züge und Profile, und zwar: 1. Kindheitstraumata durch den Tod oder die Abwesenheit der Eltern oder durch ständige Streitigkeiten zwischen ihnen und 2. ein Erwachsenenleben, in dem die hauptsächlichen widrigen Ereignisse die Arbeit und zwischenmenschliche, besonders eheliche, Schwierigkeiten betrafen (Kissen, 1967). Bedeutsam schien die Dauer der Probleme im Erwachsenenleben zu sein. Wenn die Schwierigkeiten länger als zehn Jahre gedauert hatten, schienen sie mehr Einfluß zu haben als solche von kürzerer Dauer. Interessanterweise bestand eine ausgesprochene Ähnlichkeit zwischen den psychosozialen Geschichten der Patienten mit Lungenkrebs und denen der Männer mit psychosomatischen Krankheiten. In einem wichtigen Punkt unterschieden sich jedoch die Opfer des Lungenkrebses von den anderen: Sie waren typischerweise gehemmt bei der Entladung von Emotionen. Dieser Faktor wurde deshalb als bedeutend angesehen, weil er auf die Tatsache hinwies, daß das spezifische Lebensereignis vielleicht nicht so wichtig ist wie die Reaktion des Betroffenen auf das Ereignis. Persönlichkeitsfaktoren bestimmen, wie ein Individuum reagiert, und die Reaktion kann gesund oder pathogen sein. Gewisse Prädispositionen werden geschaffen, aber sie sind nicht unwiderruflich.

Eine der wesentlichsten Arbeiten in bezug auf psychologische Faktoren bei der Entstehung bösartiger Geschwulste ist eine in den letzten Jahren durchgeführte Untersuchung von Caroline Thomas und Karen Duszynski von der Johns Hopkins University School of Medicine. Sie ist bedeutend, weil sie eher prospektiv als retrospektiv ist und der Beantwortung der Frage ein ganzes Stück näherkommt, ob gewisse psychologische Faktoren für Krebs anfällig machen oder die Folge der Diagnose »Krebs« sind. Durch ausführliche psychologische Tests studierten Thomas und Duszynski 1337 Medizinstudenten, die zwischen 1948 und 1964 an der Johns Hopkins University promoviert hatten. Sie versuchten festzustellen, ob es vorhersagbare Vorläufer für fünf Krankheitszustände gibt: Selbstmord, Geisteskrankheit, bösartige Geschwulste, Hypertonie und Koronarleiden. Nach ihren Untersuchungsergebnissen ließen die Angehörigen der Kategorien Selbstmord, Geisteskrankheit und bösartige Geschwulste ein bis dreiundzwanzig Jahre vor dem Tod oder dem Ausbruch der Krankheit psychologische Unterschiede im Vergleich mit ihren gesunden Studienkollegen erkennen. Was das Wichtigste ist: den größten psychologischen Unterschied fand man in der Gruppe mit bösartigen Geschwulsten. Bei allein drei Gruppen ließ der »Mangel an Verbundenheit mit den Eltern« die Vorhersage einer künftigen Krankheit zu, und am deutlichsten zeigte sich dies wiederum bei den 20 Medizinstudenten der Gruppe mit bösartigen Geschwulsten. Als sie ihre Ergebnisse diskutierten, bemerkten die beiden Wissenschaftlerinnen, daß sie mit denen von LeShan, Bahnson und Kissen übereinstimmten:

»Unsere Feststellung, daß Personen, die später maligne Tumoren entwickelten, ihre Beziehung zu ihren Eltern als eine durch Mangel an Verbundenheit gekennzeichnete wahrnahmen, scheint mit den Hypothesen in den zitierten retrospektiven Studien übereinzustimmen und ist, wie wir glauben, der erste prospektive Beweis dafür, daß dies tatsächlich der Fall sein könnte« (Thomas und Duszynski, 1974).

Die Wissenschaftlerinnen verweisen außerdem auf die Notwendigkeit, eine vollständigere Reihe von psychosomatischen Indizien für die Vorhersage zu entwickeln, indem man zusätzlich zu diesen psychologischen noch physiologische, biochemische und immunologische anwendet. Obwohl diese Forschung noch in ihren Anfängen steckt, scheint sie vielversprechend zu sein.

Wie aus dem Vorausgegangenen klargeworden sein dürfte, sind die Mediziner noch weit davon entfernt zu verstehen, ob und wie Persönlichkeit und emotionale Faktoren den Ausbruch und Verlauf einer Krebskrankheit beeinflussen. Wenn sich auch ein Schema abzuzeichnen scheint, so ist es doch schwierig, eine spezifische Persönlichkeitsorganisation oder eine bestimmte Gruppierung emotionaler Stresse zu definieren, die direkt mit der Krankheit korrelieren. Meistens hat es den Anschein, daß eine große Vielfalt von emotionalen Bedingungen der Krebserkrankung vorausgeht. Dennoch scheinen tatsächlich manche Elemente konsequent immer wieder aufzutreten, zum Beispiel das von LeShan festgestellte »Verzweiflungs«-Syndrom: ein trostloser, hoffnungsloser Zustand, in dem der Betroffene ein extremes Gefühl der Beziehungslosigkeit zu seiner gesamten Umgebung erlebt. Die Verzweiflung überwältigt ihn in einem solchen Maße, daß Liebe die Kluft nicht zu überbrücken vermag, aber er kann auch Emotionen wie Ärger, Verbitterung, Eifersucht und Feindseligkeit nicht ausdrücken, um seine Einsamkeit zu erleichtern. Er sieht keine Möglichkeit, jemals Befriedigung oder einen Sinn in seinem Leben zu finden, und trotz aller Anstrengungen, zu denen er sich aufraffen mag, gibt es keine Hoffnung für die Zukunft. Diese besondere »Weltanschauung« kann schon lange latent vorhanden oder unterdrückt gewesen sein. Sie kristallisiert sich heraus nach einem größeren traumatischen Ereignis im Erwachsenenleben eines Menschen, der eine schwere emotionale Störung in der Kindheit erlebt hat, oder bei jemandem, der Beziehungen zu anderen als gefährlich und potentiell schmerzhaft wahrnimmt. Ziemlich bald nach dem traumatischen Ereignis läßt sich oft Krebs diagnostizieren. LeShan (1961) und andere faßten ihre statistischen und klinischen Untersuchungen wie folgt zusammen: 1. Es scheint eine Korrelation zwischen Krebs und gewissen Arten von psychologischen Situationen zu bestehen. 2. Der mit der größten Übereinstimmung berichtete psychologische Befund ist der Verlust einer bedeutsamen emotionalen Beziehung vor den ersten Symptomen der Geschwulst. 3. Es scheint eine gewisse Beziehung zwischen der Persönlichkeitsorganisation und der Länge der Zeit zwischen einem traumatischen Ereignis im Leben der Patienten und dem Auftreten eines Neoplasmas zu bestehen; ebenso könnte auch eine gewisse Beziehung zwischen der Persönlichkeitsorganisation und der Art eines Karzinoms sowie der Stelle, wo es sich bildet, gegeben sein.

Wichtig ist zu erkennen, daß diese Beobachtungen nicht ein unvermeidliches Fortschreiten degenerativer Krankheiten bedeuten. In solchen Forschungen klingt immer ein gewisser Optimismus an, denn sie lassen die Annahme zu, daß psychosoziale und Persönlichkeitsfaktoren geändert werden können, um die Heilung zu fördern und die Verzweiflung fernzuhalten. Karzinogene Faktoren sind Einflüsse und Prädispositionen, aber keine Gewißheiten.

Zahlreiche klinische Untersuchungen an Krebspatienten unter Anwendung psychologischer Tests haben die Beobachtungen LeShans bestätigt und verfeinert. Die Ergebnisse dieser Untersuchungen wurden von Charles Goldfarb und seinen Kollegen am St. Vincent's Hospital and Medical Center in New York zusammengefaßt: »Die meisten Patienten mit bösartigen Geschwulsten scheinen folgendes gemeinsam zu haben: 1. Beherrschung durch die Mutter. 2. Eine unreife sexuelle Anpassung. 3. Die Unfähigkeit, Feindseligkeit auszudrücken. 4. Die Unfähigkeit, den Verlust eines für sie bedeutsamen Gegenstandes zu akzeptieren. 5. Vor dem Neoplasma auftretende Gefühle der Hoffnungslosigkeit, Hilflosigkeit und Verzweiflung« (Goldfarb, Driesen und Cole, 1967). Aufgrund dieses Persönlichkeitsprofils schlugen die genannten Forscher eine Methode vor, den Zyklus der Hilflosigkeit und Hoffnungslosigkeit zu unterbrechen. Sie berichteten von drei Frauen mit fortgeschrittenem Brustkrebs und gleichzeitigen Depressionen, die zusätzlich zur Chemotherapie des Krebses eine Elektroschockbehandlung erhielten. In allen drei Fällen waren positive Wirkungen auf den Krebs und die Metastasen festzustellen, und eine der Frauen erlebte ein vollständiges Aussetzen der Krankheit für die Dauer von anderthalb Jahren. Goldfarb und seine Kollegen deuteten diese Ergebnisse dahingehend, daß die Erleichterung der mit Krebs einhergehenden Depression eine positive Wirkung auf das Immunsystem hat. Eine kausale Verbindung zwischen Depression und Krebs herstellen zu wollen, wäre eine zu grobe Vereinfachung, denn dieser Krankheit geht wie den kardiovaskulären Leiden eine komplexe Entwicklung voraus. Dennoch deuten die erwähnten Ergebnisse zumindest darauf hin, daß eine positive Veränderung der emotionalen Verfassung eines Menschen den Krankheitsverlauf günstig beeinflussen kann. Wenn einmal ein klares Profil der anfälligen Persönlichkeit entwickelt werden kann, wird es ein unschätzbares Instrument der Krebsverhütung sein, indem es eine frühe psychotherapeutische Korrektur und Neuorientierung von psychischen Einstellungen und Verhaltensweisen ermöglicht.

Schon jetzt stellen einige Fachleute die Hypothese auf, daß eine bewußte Willensanstrengung die Prädisposition für eine Krankheit überwinden kann. Forscher an der University of Rochester School of Medicine, die die psychologischen Faktoren studierten, welche den Widerstand des Wirtskörpers gegen experimentelle Infektionen verändern, bemerkten: »Von Lebenssituationen, die als streßhaft beurteilt werden, wie etwa der Verlust eines geliebten Menschen, kann erwartet werden, daß sie manche für Krankheiten anfällig machen und auf andere eine schützende Wirkung ausüben« (Friedman, Glasgow und Adler, 1969). Sie wollen damit sagen, daß ein traumatisches Erlebnis von der Art derer, die üblicherweise einer Krebserkrankung vorausgehen, dazu dienen könnte, einen Menschen aus einem deprimierten, teilnahmslosen Zustand aufzurütteln und ihn dazu zu ermutigen, positiv zu handeln und sein Leben neu zu gestalten. Friedman und seine Kollegen konzentrierten sich auf die Wechselwirkung zwischen psychosozialen und neurophysiologischen Faktoren und dem Ausbruch der Krankheit. Sie kamen zu dem Schluß, daß psychosoziale Faktoren tatsächlich wesentlich dazu beitragen, den Widerstand des Wirtskörpers gegen Infektionskrankheiten und Krebs zu schwächen:

»Aus den in diesem Bericht enthaltenen Erfahrungen und den vielen Studien anderer Forscher, die an anderer Stelle überprüft wurden, geht nun mit Gewißheit hervor, daß Umweltfaktoren psychosozialer Natur die Widerstandskraft gegen eine Anzahl von infektiösen und neoplastischen Krankheiten beeinträchtigen können. Weitere Studien, die lediglich diese Tatsache demonstrieren, können daher unser Wissen nicht wesentlich erweitern ... Es zeigt sich auch, daß keine derzeitige einzelne Streßtheorie die Wirkungen vorhersagen kann, die eine bestimmte Art von Stimulierung auf den Wirtskörper haben wird, und daß auch die Richtung der Veränderung und der Anfälligkeit abhängig ist von der Krankheit, die der Organismus durchmacht« (Friedman, Glasgow und Adler, 1969).

Selbst wenn alle oder viele der hier erörterten prädisponierenden Faktoren gegeben sind, besteht die Möglichkeit, sich über die Prädispositionen hinwegzusetzen und sich die Krankheit, die ja nur eine Wahrscheinlichkeit ist, nicht zuzuziehen. Alle diese experimentellen und klinischen Ergebnisse zeigen eine erhöhte Neigung, an Krebs zu erkranken, an, aber sie schließen ein vorbeugendes Eingreifen nicht aus. Im Gegenteil, sie ermutigen dazu. Es ist wünschenswert, diese Faktoren zu prüfen, um sie dem einzelnen bewußt zu machen, und dann positive Mittel vorzuschlagen, durch die er seine Reaktion auf diese psychosozialen Einflüsse ändern kann.
Ein Phänomen, das diesen Optimismus rechtfertigt, ist die spontane Rückbildung des Krebses, die, wo immer sie diskutiert wird, zu erhitzten Debatten führt. Bis heute stellen die umfassendsten Untersuchungen Everson und Cole an, die darüber in ihrem klassischen Buch *The Spontaneous Regression of Cancer* berichteten. Nach ihrer Definition »ist die spontane Rückbildung des Krebses das teilweise oder völlige Verschwinden einer bösartigen Geschwulst ohne jegliche Behandlung oder bei einer Therapie, die man als ungeeignet betrachtet, einen merklichen Einfluß auf neoplastische Krankheiten auszuüben« (Everson und Cole, 1966). Unter 1000 Fällen von vermuteter spontaner Rückbildung wählten sie nur 176 aus, die sie als ausreichend belegt betrachteten. Der Beweis für das Auftreten einer spontanen Rückbildung

ist nicht leicht zu erbringen, ja viele Mediziner glauben nicht, daß es sie wirklich gibt. Everson und Cole schrieben die 176 Rückbildungen physischen Faktoren wie endokrinen Einflüssen, ungewöhnlicher Empfindlichkeit gegenüber unzulänglicher Bestrahlung oder anderen Therapien, Fieber und/oder Infektionen, allergischen oder Immunreaktionen, Ernährung und Entfernung des karzinogenen Stoffes zu (Everson und Cole, 1966). Was sie nicht hinlänglich in Betracht zogen, ist die Rolle der psychologischen Faktoren. Wären diese Faktoren berücksichtigt worden, hätte man vielleicht festgestellt, daß das Individuum eine Chance hat, den Prozeß der Selbstheilung durchzumachen, wenn der degenerative Zyklus der Hilf- und Hoffnungslosigkeit durchbrochen wird.
Störungen des immunologischen Gleichgewichts werden als wesentlicher Faktor in William Boyds klassischem Buch angeführt, das 1966 ebenfalls unter dem Titel *The Spontaneous Regression of Cancer* erschien. Boyd überprüfte 23 dokumentierte Fälle von spontaner Rückbildung und stellte fest, daß dieses Phänomen nicht notwendigerweise auf einen einzelnen Faktor zurückgeht. Es fiel ihm auf, daß ein guter Gesundheitszustand eine Immunität gegen Krebs zu bewirken scheint, denn Krebszellen starben ab, wenn sie gesunden Freiwilligen injiziert oder unter die Haut eingepflanzt wurden. Seine Untersuchungen weisen auf drei mögliche kausale Faktoren bei der spontanen Rückbildung hin: 1. Die Wirkungen der Therapie. 2. Der Einfluß von Hormonen. 3. Die Tätigkeit von Immunitätskörpern (Immunglobulinen). Wieder werden psychosoziale Einflüsse als Verbindung zwischen Streß und der Störung des Immunsystems, die dem Krebs vorausgehen kann, außer acht gelassen. Boyd beendet sein Buch mit dem Hinweis, daß psychologische Faktoren dafür mitbestimmend sein könnten, wer von den unzähligen Menschen, die tagtäglich karzinogenen Einflüssen ausgesetzt sind, eine bösartige Geschwulst entwickeln wird. Er schreibt:

»Wenn wir bedenken, daß jeder wiederholt zahllosen krebserregenden Stoffen und Bedingungen ausgesetzt ist, ja daß man geradezu sagen kann, wir schwimmen unser ganzes Leben lang durch ein Meer von Karzinogenen, so scheint es vernünftig anzunehmen, daß jeder... einen oder mehrere Krebsherde entwickeln muß, so wie er tuberkulöse Infektionsherde entwickelt. Aber sie werden in beiden Fällen unschädlich gemacht... Wenn sich der Praktiker und der experimentierende Forscher mehr auf die Immunität als auf die Mortalität konzentrieren... können wir anfangen, an die Verhütung, die Beherrschung und die Heilung von Krebs zu denken« (Boyd, 1966).

In jüngerer Zeit haben andere Forscher mit vielversprechenden Ergebnissen die Verbindungen zwischen psychosozialen Faktoren und Immunität gesucht. Aber bis heute ist keiner der klinischen oder experimentellen Beweise schlüssig. Die systematische Untersuchung der spontanen Rückbildung erfordert eine umfassende Methode. Sie ist ein Gebiet mit wichtigen Folgerungen für die gesamte Krebsforschung und -behandlung.
Die Möglichkeit einer solchen holistischen Behandlung des Krebses wurde schon 1959 beredt dargestellt von Eugene Pendergrass, dem damaligen Präsidenten der American Cancer Society, der in einer Ansprache an die Gesellschaft sagte:

»Nun möchte ich Ihnen zuletzt noch einen Gedanken mit auf den Weg geben, der mir sehr am Herzen liegt. Jeder, der eine ausgedehnte Erfahrung in der Behandlung von Krebs besitzt, weiß, daß zwischen den Patienten große Unterschiede bestehen... Ich persönlich habe Krebspatienten beobachtet, die erfolgreich behandelt wurden und jahrelang gesund lebten. Dann schien ein emotionaler Streß wie, zum Beispiel, der Tod eines Sohnes im Zweiten Weltkrieg, die Untreue einer Schwiegertochter oder die Last langer Arbeitslosigkeit der auslösende Faktor bei der Reaktivierung ihrer Krankheit, die schließlich zum Tode führte, gewesen zu sein... Es gibt stichhaltige Beweise dafür, daß der Krankheitsverlauf im allgemeinen durch emotionale Nöte beeinflußt wird... Daher könnten wir als Ärzte damit beginnen, den Patienten als Ganzes ebenso wie die Krankheit selbst zu behandeln, an der der Patient leidet. Wir könnten lernen, wie man die allgemeinen körperlichen Symptome beeinflußt und durch sie das im Körper vorhandene Neoplasma verändert. Während wir mit unserer unermüdlichen Suche nach der Wahrheit fortfahren, um den Krebs auszurotten... und neue Mittel suchen, um die Wucherung sowohl innerhalb der Zelle als auch durch systemische Einflüsse zu beherrschen, hoffe ich aufrichtig, daß wir die Suche ausdehnen können, um die eindeutige Möglichkeit mit einzuschließen, daß dem Geist die Macht innewohnt, Kräfte auszuüben, die das Fortschreiten dieser Krankheit fördern oder hemmen können« (Pendergrass, 1959).

Psychologische, emotionale und persönlichen Anschauungen entspringende Faktoren können eine wichtigere Rolle beim Ausbruch und Verlauf von Krebskrankheiten spielen, als heute zugegeben wird. In Übereinstimmung mit den Beobachtungen früherer Forscher führen O. Carl Simonton und Stephanie Matthews-Simonton die folgenden psychologischen Krebsfaktoren an:

»Die prädisponierenden Faktoren, die mit der größten Einhelligkeit als (negative) Persönlichkeitsmerkmale des Krebspatienten erkannt werden, sind: 1. ein starker Hang, nachtragend zu sein, und damit eine ausgeprägte Unfähigkeit zu verzeihen; 2. eine Neigung zum Selbstmitleid; 3. eine geringe Fähigkeit, bedeutungsvolle dauerhafte Beziehungen aufzunehmen und zu erhalten, und 4. ein sehr schlechtes Selbstbild« (Simonton und Simonton, 1975).

Den Simontons zufolge lassen sich diese Merkmale je nach den Anschauungen des Patienten, seiner Familie und des behandelnden Arztes ändern. Einer der bedeutendsten Beiträge ihrer klinischen Behandlung von Krebskranken betrifft die Interaktion zwischen den Anschauungen eines Patienten und dem Verlauf der Therapie. Patienten, die eine spontane Rückbildung der Geschwulst erlebten, hatten oft auch einen Prozeß der Neubewertung ihrer eigenen Person durchgemacht und ein positives Selbstbild beibehalten. Von dieser Beobachtung ausgehend, entwarfen die Simontons ein psychotherapeutisches System zusätzlich zur üblichen Krebstherapie. Im Mittelpunkt ihrer Behandlung steht die Fähigkeit des Patienten, sich mit seinen persönlichen Anschauungen auseinanderzusetzen und sich die Wirkungen der Therapie auf sein Leiden aktiv zu vergegenwärtigen. Einzelheiten ihrer therapeutischen Methode werden im 7. Kapitel erörtert. Die Simontons haben bisher 152 Patienten behandelt, und sie konnten das Ergebnis der Therapie genau vorhersagen, indem sie feststellten, ob bei ihren Patienten positive Einstellungen gut vorhanden waren oder nicht. In einem Zeitraum von anderthalb Jahren fielen nur zwei Patienten nicht in die vorausgesagte Kategorie. Alles in allem sprachen die Patienten mit positiven Einstellungen gut auf die Behandlung an, während solche mit negativen Einstellungen auf eine vergleichbare Behandlung schlecht reagierten. Die mit diesen Patienten erzielten Ergebnisse werden noch systematisch ausgewertet, aber die vorläufigen Resultate zeigen bereits eine enge Verbindung mit psychologischen und emotionalen Faktoren an, die nutzbar gemacht werden kann, um es einem Menschen zu ermöglichen, von einer bösartigen Geschwulst zu genesen.

Persönlichkeit und rheumatoide Arthritis*

Die Betrachtung von Persönlichkeitsfaktoren und ihrer Beziehung zu kardiovaskulären Krankheiten und Krebs ermutigte zu ähnlichen Untersuchungen anderer Krankheiten einschließlich der rheumatoiden Arthritis und der Migräne. Obwohl diese Arbeiten noch nicht so umfangreich sind wie die über Herzkrankheiten und Krebs, lohnt es sich, kurz einige der Merkmale festzuhalten, die man bei an diesen Krankheiten leidenden Menschen immer wieder feststellen konnte.

Die rheumatoide Arthritis und die Osteoarthritis werden zusammen mit Krankheiten wie der Colitis ulcerosa (Dickdarmentzündung mit Geschwürbildung und teilweise Eiterung oder Blutung) als Autoimmunkrankheiten (oder Autoaggressionskrankheiten) bezeichnet. Da sich bei diesen Krankheiten der Körper buchstäblich gegen sich selbst wendet, fragten sich die Wissenschaftler, ob sich hier nicht eine selbstzerstörerische Persönlichkeit in einer autoimmunen neurophysiologischen Selbstvernichtung ausdrückt.

Wie bei den meisten Forschungen auf diesen Gebieten ist das Beweismaterial noch zu spärlich, als daß man schon irgendwelche Schlüsse ziehen könnte. R. H. Moos, der die Krankengeschichten von über 5000 Arthritis-Patienten studierte, isolierte eine Reihe von Persönlichkeitsmerkmalen bei diesen Patienten, die sie von Kontrollgruppen unterschieden. Nach Moos neigen Menschen mit Arthritis dazu, »aufopfernd, masochistisch, konformistisch, befangen, schüchtern, gehemmt, perfektionistisch und an Sport interessiert« zu sein (Moos und Solomon 1965). Frauen mit Arthritis sind nervös, gespannt, besorgt, Stimmungen unterworfen und deprimiert, und sie hatten gewöhnlich Mütter, von denen sie sich abgelehnt fühlten, und zu strenge Väter. Im Gegensatz zu ihren gesunden Schwestern fällt es ihnen auch schwer, Ärger auszudrücken. Auf dem MMPI (Minnesota Multiphase Personality Inventory), einem Fragebogen, hatten Frauen mit Arthritis höhere Punktezahlen als gesunde Frauen in bezug auf Zurückhaltung von Ärger, Angst, Depressionen, Willfährigkeit/Unterwürfigkeit, Konservatismus, Suche nach Sicherheit, Schüchternheit und Introversion. Darüber hinaus konnte man feststellen, daß an Arthritis Leidende, die schlecht auf die Therapie reagierten und deren Krankheit rasch fortschritt, ängstlicher, deprimierter, isolierter, verschlossener und

---

* Auch chronischer Rheumatismus oder chronische Polyarthritis, neuerdings nach angelsächsischem Vorbild rheumatoide oder rheumatische Arthritis. (Anm. des Übers.)

introvertierter waren als die Patienten, deren Krankheit gutartiger verlief.

George Solomon, dessen Arbeiten über Streß, Immunität und Krebs schon besprochen wurden, bemerkte über die rheumatoide Arthritis: »Es schien, als ob das Auftreten einer Störung des psychischen Gleichgewichts zusammen mit dem Rheumafaktor [einem bei Rheumakranken, aber auch Gesunden vorkommenden Bestandteil im Blutserum] zu einer offenen rheumatischen Erkrankung führte, so daß physisch gesunde Menschen mit dem Rheumafaktor, um gesund zu bleiben, auch psychisch gesund sein müssen. Daher könnte eine emotionale Schwächung bei dem prädisponierten Individuum zu einer spezifischen körperlichen Krankheit führen« (Solomon, 1969). Körperliche Faktoren in Wechselwirkung mit gewissen Persönlichkeitsmerkmalen scheinen eine nötige Voraussetzung für den Ausbruch arthritischer Krankheiten zu sein. Eine klassische Studie der Colitis ulcerosa von Engel brachte Persönlichkeitsdaten ans Licht, die den von Moos bei Arthritis-Patienten gesammelten auffällig ähneln. Die Colitis-Patienten Engels zeigten ein zwanghaftes Verhaltensmuster, zu dem übermäßige Reinlichkeit, Unentschlossenheit, Konformismus, Überintellektualismus, strenge Sittlichkeit und Angst gehören (Engel, 1955). Wie die an rheumatoider Arthritis Leidenden konnten sie Feindseligkeit und Ärger nicht direkt ausdrücken, und sie wirkten unreif und unselbständig. Colitis-Patienten hatten im allgemeinen dominierende Mütter, die dazu neigten, eine Märtyrerinnenrolle zu spielen, ähnlich wie die Mütter der Opfer der rheumatoiden Arthritis. Diese Ähnlichkeiten der Persönlichkeitsfaktoren und die Unterschiede hinsichtlich des Sitzes der Krankheiten weisen deutlich darauf hin, daß eine Vielfalt von Faktoren dafür bestimmend ist, welche spezifische Krankheit sich entwickeln wird.

Persönlichkeit und Migräne

Die Migräne ist ein Gefäßleiden, und Migränepatienten weisen viele der Merkmale des A-Typs auf, allerdings mit einigen wichtigen Unterschieden. Wieder ist die Ähnlichkeit der psychologischen Orientierung bei Menschen, die an verschiedenen, aber die gleichen allgemeinen physiologischen Systeme betreffenden Krankheiten leiden, bemerkenswert. Sie scheint darauf hinzuweisen, daß spezifische Verhaltensmuster spezifische neurophysiolo-

gische Systeme, wenn auch auf verschiedene Weise, negativ beeinflussen können. Migränepatienten leiden an dem gleichen Gefühl der Wertlosigkeit, das den A-Typ quält, und auch sie versuchen, es zu kompensieren, indem sie sich im Beruf und in der Freizeit mehr aufbürden, als sie bewältigen können. Wie der Mensch vom A-Typ wünscht der Migränekranke verzweifelt, geliebt und bewundert zu werden, denn die Achtung anderer ist für ihn wichtig, um sein Gefühl der Unzulänglichkeit zu beschwichtigen. Die Nutzlosigkeit einer solchen Methode, den Selbstwert zu bestätigen, führt oft zu Frustration, Reizbarkeit, schlechtem Urteilsvermögen und Feindseligkeit, die gelegentlich unerwartet hervorbricht, ganz ähnlich wie die frei flottierende Feindseligkeit des A-Typs (Friedman und Rosenman, 1974).
Migränekranke können streng, ein wenig selbstgerecht und manchmal beinahe fanatisch sein. Sie strengen sich bei allem, was sie tun, zu sehr an und fügen sich dabei selbst Niederlagen zu. Harold G. Wolff, dessen Arbeiten über Streß und Migräne noch immer als richtungweisend gelten, macht auf ein interessantes Paradoxon beim Migränekranken aufmerksam. Der Migräneanfall kommt meistens in der Freizeit. Der Sonntag scheint der günstigste Tag für die Migräne zu sein, so als hätte sich das Opfer alle Frustrationen der Arbeitswoche aufgespart, um von ihnen heimgesucht zu werden, wenn es endlich einmal versucht, sich gehenzulassen. Ein wesentlicher Unterschied zwischen Migränekranken und Menschen vom A-Typ scheint in den Beziehungen zu anderen zu liegen. An Migräne Leidende neigen in ihrem ständigen Bedürfnis, mehr auf sich zu nehmen, als sie verkraften können, dazu, sich selbst aufzuopfern. Zu Koronarleiden neigende Personen sind dagegen eher aggressiv und egoistisch in ihrem Streben nach Leistung. Sie sind rücksichtslos in ihren Bemühungen, die Umwelt zu beherrschen und den Lauf der Dinge zu bestimmen.
Migräne kann das Endergebnis einer Entwicklung sein, die sonst für kardiovaskuläre Krankheiten charakteristisch ist. Es gibt ein typisches Verhaltensmuster, das dem Beginn der Migräne vorausgeht. Der anfängliche psychologische Vorgang scheint ein Zurückweichen vor und ein Abzug der Energie von emotionalen Bindungen zu sein (Pelletier und Peper, 1976). Ein solcher Mensch hört buchstäblich auf, seine Gefühlsäußerungen anderen »entgegenströmen« zu lassen, und er beginnt, seinen Ärger und Groll zurückzuhalten. Wenn das zur Gewohnheit wird, klagt er über ein Kältegefühl in den Extremitäten, und seine Hände und Füße werden leicht kalt. Dauert die emotionale Zurückgezogenheit an, so kann er von Einschlafschwierigkeiten wegen kalter Hände und

Füße berichten. Diese unbehaglichen Empfindungen sind lediglich Symptome einer tiefer liegenden Störung. Einschlafschwierigkeiten passen gut zu diesem Stadium, denn das letzte, was einen Migräneleidenden dazu bringen könnte, sich zu entspannen, ist, in einem Bett oder in einem Zimmer mit einem Menschen schlafen zu müssen, gegen den er etwas hat. Die Schlaflosigkeit kann aber auch als normale Streßreaktion gedeutet werden, die eingeleitet wird, um in einer als bedrohlich wahrgenommenen Situation wachsam zu bleiben. Nach einer Periode gestörter Schlafgewohnheiten machen sich allmählich die klassischen Migränesymptome der Übelkeit, der Lichtempfindlichkeit und der Sehstörungen bemerkbar. Durch Psychotherapie und Biofeedback kann dieser Trend umgekehrt werden, während sich der Patient zugleich die Freiheit nimmt, seinen Ärger auszudrücken, und seine Zurückgezogenheit aufgibt. Der chronische Abzug von Energie aus engen menschlichen Beziehungen scheint ein meßbares Sinken der peripheren Körpertemperatur zu bewirken, das eine Möglichkeit bietet, diese psychosomatische Störung zu entdecken und zu korrigieren.

Künftige Forschungen

Wenn Sie die Persönlichkeitstypen betrachten, die mit den Folgen ihrer offenbaren Beziehung zu spezifischen Krankheiten beschrieben wurden, dann denken Sie bitte daran, daß es sich hier um eine spekulative Forschungsrichtung in ihren ersten Entwicklungsstadien handelt. Gegenwärtig ist es einfach noch nicht möglich, irgendwelche eindeutige Aussagen über die Gültigkeit dieser Korrelationen zu machen oder auf irgendeine Weise eine endgültige kausale Beziehung zwischen Persönlichkeit oder Krankheit nachzuweisen. Ebenso wichtig ist es, sich vor Augen zu halten, daß die Prüfung dieser Daten nicht den Zweck verfolgt, Menschen einen Schrecken einzujagen, die einige dieser Persönlichkeitsmuster an sich selbst entdecken. Diese Profile sollen nur verdeutlichen, in welcher Form einige dieser möglicherweise destruktiven Verhaltensweisen auftreten. Wenn Sie Züge Ihres eigenen Verhaltens in diesen Beschreibungen wiedererkennen, so bedeutet das nicht, daß Sie für die Krankheiten anfällig sind, die sie zu begleiten scheinen. Die Beurteilung der Interaktion zwischen Persönlichkeitsfaktoren und psychosomatischen Krankheiten erfordert die Aufmerksamkeit eines erfahrenen Arztes. Vielleicht

können Sie aber einfach dadurch, daß Ihnen diese Tendenzen bewußt sind, dazu angeregt werden, Ihre eigenen Einstellungen und Ihre psychologische Orientierung zu überprüfen.
Nach weiteren Forschungen über die Persönlichkeitsfaktoren von Krankheiten werden sich wahrscheinlich eindeutige Beziehungen feststellen lassen, und die Entwicklung einer holistischen Betrachtung von Gesundheit und Krankheit wird große Fortschritte machen. Persönlichkeits- und Verhaltensmerkmale sind kritische Glieder in der Kette der Ereignisse, die von übergroßem neurophysiologischem Streß zur spezifischen Krankheit führen. Wenn Lebensereignisse exzessiven Streß auslösen, bestimmen Persönlichkeitsmerkmale und lebenslange Verhaltensmuster weitgehend, wie sich dieser Streß wahrscheinlich auswirken wird. Bei dem einen ist das kardiovaskuläre System besonders anfällig, während ein anderer vielleicht aufgrund seiner Persönlichkeit für Krebs disponiert ist. In diesem Modell ist eine Krankheit nicht ein statischer pathologischer Zustand, sondern vielmehr ein dynamischer Entwicklungsprozeß. Jedes dynamische System kann aber verändert werden – von der Krankheit zur Gesundheit hin –, und das ist ein Grund zu großem Optimismus. Die Übernahme bestimmter Verhaltensweisen spiegelt oft die Bemühung wider, sich anzupassen und Streß zu bewältigen. Aber solche Bemühungen können die falsche Richtung einschlagen und Streß erhöhen, anstatt ihn zu verringern. Eugene Pendergrass weist darauf in seiner Beurteilung der Rolle des Arztes bei der Krebsbehandlung hin:

»Er muß das Grundbedürfnis des Menschen und seine Möglichkeiten, sich einer physischen, organischen und sozialen Umwelt anzupassen, verstehen. Er muß die Phasen der Anpassung studieren und ihre Determinanten ebenso wie das, was bedeutungsvollen Streß darstellt, klarer definieren. Er muß neue und wirksame Mittel, die Anpassungsbemühungen des Patienten zu unterstützen, studieren und entwerfen. Er muß sich dessen bewußt sein, daß viele der Anzeichen und Symptome, die er am kranken Menschen entdeckt, Versuche, sich anzupassen und auszudrücken, und nicht die Krankheit selbst sind. An diese Dinge muß man stets denken, sonst berauben die Versuche einer Therapie den Patienten seiner Abwehrmechanismen, ohne ihm zweckmäßigere zugänglich zu machen« (Pendergrass, 1959).

Die Krankheit als solche kann die letzte Abwehr in einer verzweifelten Anstrengung sein, mit überwältigenden Umständen fertigzuwerden. Symptome und Krankheiten können den augenblicklichen Versuch darstellen, im Kampf um das Überleben eine Schutzaktion einzuleiten. Viele Menschen, die an psychosomatischen Krankheiten leiden, können unbewußt wegen der »sekundären Gewinne« an ihren Symptomen festhalten, beispielsweise um sich die Liebe und Fürsorge zu bewahren, die ihnen zuteil wird, wenn sie krank sind, oder vielleicht um der Auseinandersetzung mit Problemen auszuweichen, die zu bewältigen sie nicht imstande zu sein glauben. Fragen der Persönlichkeit und psychosoziale Faktoren müssen immer in Betracht gezogen werden, wenn ernsthafte Erkrankungen wirksam behandelt und Rückfälle vermieden werden sollen. Die Ursachen, die der Krankheit zugrunde liegen, müssen gesucht werden, und wenn diese Ursachen dysfunktionelle Anpassungsbemühungen sind, die sich in bestimmten Persönlichkeits- und Verhaltensstilen ausdrücken, müssen dem Patienten alternative Methoden der Anpassung bewußt gemacht werden. Menschen alternative Methoden der Bewältigung von umweltbedingtem und psychosozialem Streß zu lehren, ist einer der fundamentalen Aspekte der holistischen Medizin. Wenn ein destruktives, dysfunktionelles Verhalten bei großem Streß rechtzeitig erkannt und geändert werden kann, wird dies einen großen Schritt in Richtung einer echten vorbeugenden Medizin darstellen.

5
Zivilisationskrankheiten

Eine der hervorragendsten Leistungen der modernen medizinischen Wissenschaft ist die Reduzierung der Anfälligkeit des Menschen für Infektionskrankheiten. Dieser Erfolg ist weitgehend der Schutzimpfung zu verdanken, die den Körper dadurch, daß sie ihm eine kleine, sorgfältig überprüfte, nicht pathogene Dosis des jeweiligen Krankheitserregers zuführt, veranlaßt, seine eigene Abwehr gegen diesen Erreger zu entwickeln und beizubehalten. Die westliche Gesellschaft ist nun im großen und ganzen frei von verheerenden und oft tödlichen Krankheiten wie Pocken, Typhus, Cholera und Kinderlähmung. Zur selben Zeit jedoch, in der die Medizin so bemerkenswerte Fortschritte bei der Bekämpfung der Infektionskrankheiten machte, erlebten die postindustriellen Gesellschaften eine erschreckende Zunahme der Todesfälle und der Invalidität infolge von Krankheiten einer gänzlich anderen Art. Zum erstenmal in der Geschichte sind die Hauptursachen von Krankheit und Tod streßbedingte Störungen.

Sowohl chronische als auch akute Krankheiten werden nun mit psychologischen und Umweltfaktoren in Verbindung gebracht. Aber psychosomatische Krankheiten als Folge von psychosozialem Streß lassen sich bis mindestens etwa 450 v. Chr. zurückverfolgen, als Sokrates sagte: »Es gibt keine von der Seele getrennte Krankheit des Körpers.« Dennoch bleiben, obwohl die Ansicht, daß eine solche Verbindung besteht, so weit verbreitet war und ist, die exakten kausalen Beziehungen undurchsichtig. Sie scheinen im ganzen Lebensstil des betroffenen Individuums begründet zu sein. In *Man Adapting* bemerkte René Dubos: »Jede Zivilisation hat ihre eigene Seuche und kann ihrer nur Herr werden, indem sie sich selbst erneuert... Wie die großen Epidemien des 19. Jahrhunderts durch Umweltfaktoren ausgelöst wurden, die die Aktivität pathogener Mikroorganismen begünstigten, so haben viele der für unsere Zeit charakteristischen Krankheiten ihren Usprung in irgendeinem fehlerhaften Faktor der modernen Umwelt« (Dubos, 1965). Der vielleicht wichtigste dieser fehlerhaften Faktoren ist exzessiver frei flottierender Streß, der nicht abgebaut wird und schließlich zu psychologischen, neurophysiologischen und endokrinen Störungen führt. Dieser Zustand, der durch eine Überaktivität von Geist und Körper oder durch tiefe Depressionen oder durch eine erhöhte Anfälligkeit für Infektionen gekennzeichnet ist, scheint der Vorläufer der schweren Leiden der modernen Zivilisation – kardiovaskuläre Krankheiten, Krebs, Arthritis und Erkrankungen der Atemwege – zu sein.

Bis zu diesem Punkt haben wir einen Ablauf in der Entwicklung psychosomatischer Krankheiten festgestellt. Durch streßhafte Lebensereignisse wird eine Störung des neurophysiologischen Gleichgewichts ausgelöst, die durch eine bestimmte Persönlichkeitsorganisation in eine spezifische Krankheit umgewandelt wird. Sobald die Krankheit diagnostiziert wurde, kann die Diagnose selbst zu einer weiteren Ursache von Angst werden und die Störung des neurophysiologischen Gleichgewichts verstärken. Obwohl dieser Ablauf nicht immer mit einer regelrechten Krankheit endet, ist es nur allzuoft der Fall. Um unsere Studie dieser Vorgänge zu vervollständigen, wollen wir nun einige der hauptsächlichen psychosomatischen Krankheiten und ihre Beziehung zum Streß untersuchen. Während der Lektüre dieses ganzen Kapitels sollte man sich aber vor Augen halten, daß der Verlauf zur Krankheit hin unterbrochen werden kann – durch frühzeitiges Eingreifen, durch die Anwendung von streßreduzierenden Techniken und indem man die Menschen Lebensstile lehrt, die der Erhaltung der Gesundheit zuträglicher sind.

Keine der in diesem Kapitel behandelten Krankheiten kann ihrer Ätiologie nach *eindeutig* als psychosomatisch klassifiziert werden. Es liegen jedoch immer mehr Untersuchungsergebnisse hinsichtlich der beiden hauptsächlichen physiologischen Wirkungen von Streß vor: 1. Störung eines bestimmten neurophysiologischen oder organischen Systems an und für sich. 2. Unterdrückung der normalen immunologischen Funktionen, die zu erhöhter Anfälligkeit für durch Viren oder mutierende Zellen verursachte Krankheiten führt. Neuere Forschungen und die klinische Praxis weisen darauf hin, daß eine dieser Streßwirkungen oder beide zugleich an jedem der hauptsächlichen Leiden der gegenwärtigen Zivilisation beteiligt sind. Wie schon erwähnt, wurde 1972 eine von der NATO veranstaltete Konferenz in Beito, Norwegen, abgehalten, die sich mit der Verbindung zwischen Lebensstreß und Krankheit befaßte. Die Protokolle dieser Konferenz sind in einem ausgezeichneten Buch, *Life Stress and Illness* (Gunderson und Rahe, 1974) zugänglich gemacht worden, das einige der gründlichsten Studien auf diesem Gebiet enthält. Es behandelt die kausale Natur des Lebensstresses bei Krankheiten wie Schizophrenie, Herzleiden oder Depression und bei der Vorhersage der postoperativen Genesung. Besonders hervorgehoben wird die Tatsache, daß streßhafte Ereignisse in der jüngsten Vergangenheit eines Menschen dazu dienen können, den Ausbruch psychischer oder physischer Störungen vorherzusagen. D. L. Dodge und W. T. Martin, zwei Soziologen, die sich mit der Interaktion von Keimtheorie und Streßreaktivität in der Psychogenese von Krankheiten befaßten, stellen in diesem Buch fest: »Diese Krankheiten, die für unsere Zeit sehr charakteristisch sind, nämlich die chronischen Krankheiten, sind ätiologisch mit übermäßigem Streß verbunden, und dieser Streß ist seinerseits das Ergebnis von spezifischen sozial strukturierten Situationen, die in der Organisation der modernen technologischen Gesellschaften begründet sind« (Dodge und Martin, 1970). Bemerkungen wie diese zeigen, daß sich die in der modernen Gesellschaft eingegangenen Verpflichtungen in den vier hauptsächlichen Zivilisationskrankheiten bemerkbar machen.

Hypertonie und Arteriosklerose

Jahr für Jahr werden in den Vereinigten Staaten den Krankheiten des kardiovaskulären Systems mehr Todesfälle zugeschrieben als jeder anderen Ursache. Die Koronarleiden haben in den Vereinigten Staaten in den letzten 50 Jahren um das Fünffache zugenommen. Daran scheint etwas in der Natur des gegenwärtigen Lebensstils und der gesellschaftlichen Organisation schuld zu sein. Die Gesamtkosten von Erkrankungen der Herzkranzgefäße für die Vereinigten Staaten (direkte und indirekte Kosten zusammengerechnet) werden auf mehr als 30 Milliarden Dollar jährlich geschätzt. Es gibt zahlreiche Arten der Schädigung des kardiovaskulären Systems, aber die beiden häufigsten Formen sind Hypertonie und Arteriosklerose.

Die *Hypertonie* oder Hochdruckkrankheit ist eines der heimtückischsten medizinischen Probleme unserer Zeit. Nach vorsichtigen Schätzungen leiden an ihr ungefähr 15 Prozent der erwachsenen Bevölkerung der Vereinigten Staaten, wobei die Krankheit bei der schwarzen Bevölkerung um 50 bis 100 Prozent häufiger auftritt als bei der nicht-schwarzen. Langfristige Wirkungen auf das Gefäßsystem, das Herz und die Nieren können irreversibel und oft tödlich sein. Erhöhter Blutdruck allein wird als primäre Ursache für rund 60 000 Todesfälle pro Jahr angeführt, aber er ist die Grundursache für Hunderttausende von weiteren Todesfällen durch Herzkrankheiten, Schlaganfälle und Nierenversagen. Ein nicht behandelter Hypertoniker ist viermal so anfällig für Herz- und Hirnschläge wie jemand mit normalem Blutdruck und zweimal so anfällig für Nierenkrankheiten. Dazu leiden Tausende von Amerikanern an einer Beeinträchtigung ihrer Sehtüchtigkeit oder an inneren Blutungen, oder sie müssen wegen ihres zu hohen Blutdrucks der Arbeit fernbleiben. Die Hypertonie erfaßt alle Altersgruppen, und Frauen und Männer sind gleichermaßen anfällig. In den letzten Jahren konnte man eine starke Zunahme des hohen Blutdrucks bei Teenagern und jungen Erwachsenen beobachten.

Um das Problem noch komplizierter zu machen, sind die meisten Menschen mit zu hohem Blutdruck frei von Symptomen, das heißt viele entdecken an sich keine äußeren Symptome der Krankheit und ahnen nichts von ihrem Vorhandensein. Allzuoft wird man auf einen anormalen Blutdruck erst bei einer Routine-Untersuchung aufmerksam. Einige Gesundheitsorganisationen wie die National Heart and Lung Association haben eine Kampagne eingeleitet, um Angehörige der Heilberufe aller Art – Zahnärzte, Psychiater, Gynäkologen und andere, die normalerweise nicht den Blutdruck ihrer Patienten messen – dazu aufzufordern, jeden Besuch im Sprechzimmer mit einer Blutdruckmessung zu beginnen. Jeder von uns kann sich selbst einen unschätzbaren Dienst erweisen, indem er sich in regelmäßigen Abständen den Blutdruck messen läßt. Einfache Anweisungen für die eigene Kontrolle des Blutdrucks kann der Hausarzt oder das nächste Krankenhaus geben. Eine kurze Überprüfung kann ein wichtiger erster Schritt zur Verhütung schwerer Komplikationen sein.

Die Hypertonie ist ein Zustand, bei dem die Blutgefäße im ganzen Körper durch die Kontraktion der glatten Muskeln in ihren Wänden immer enger werden. Sobald sie sich bei einem Menschen, der mit normalem Blutdruck geboren wurde, entwickelt, ist sie sehr hartnäckig und dauert, wenn sie nicht behandelt wird, bis zum Ende des Lebens. Manche Arten von Hypertonie gehen auf Drüsenstörungen zurück, aber der häufigste Typ ist die »essentielle« Hypertonie, ein Ausdruck, der besagt, daß keine organische Ursache festzustellen ist. Obwohl als gesichert gilt, daß Angst, Unbehagen, körperliche Anstrengungen und andere Arten von Streß akut oder zeitweilig den Arteriendruck steigern können, ist es in Einzelfällen schwierig, die verursachenden Faktoren zu bestimmen. Nach Harrisons *Principles of Internal Medicine* »kann eine spezifische Ursache für die Zunahme des peripheren Widerstands, die an dem erhöhten arteriellen Druck schuld ist, bei rund 90 Prozent der Patienten mit Hypertonie nicht bestimmt werden«.

Der »normale« Blutdruck ist schwer zu definieren. Der Blutdruck wird durch zwei Ablesungen angezeigt, die als Bruch geschrieben werden, bei dem der systolische Wert den Zähler und der diastolische den Nenner darstellt. Beide Werte bedeuten Millimeter Quecksilbersäule (mmHg), aber man schreibt dafür RR (nach Riva-Rocci, dem Erfinder des Meßgeräts). Der systolische Druck zeigt sich immer in der höheren Zahl und entspricht der Zusammenziehung des Herzens (Systole), bei der das Blut aus dem Herzen gepreßt wird. Der diastolische Wert ist die niedrigere Zahl und entspricht der Ausdehnung des Herzen (Diastole), bei der sich die Kammern vor der nächsten Systole mit Blut füllen. Statistische Methoden definieren den normalen Blutdruck auf der Basis von Durchschnittswerten, die bei einer großen Anzahl vermutlich gesunder Personen gewonnen werden. Der für den einzelnen normale Blutdruck hängt von Variablen wie Alter, Geschlecht und Rasse ab. Wie schon erwähnt, leiden schätzungsweise 15 Prozent der erwachsenen Bevölkerung der Vereinigten Staaten an Hypertonie. Diese Zahl bezieht sich auf einen Blutdruck von über RR 160/95. Ein besseres Maß für abnorme Werte könnte sich jedoch auf die erwiesenermaßen schädlichen Blutdruckniveaus stützen, die gewisse Grenzen überschreiten. Wenn man beispielsweise die Gültigkeit der versicherungsstatistischen Daten akzeptiert, wonach sich die Lebenserwartung bei Erwachsenen mit einem Blutdruck von mehr als RR 100/60 progressiv verkürzt, könnte der Anteil von 15 Prozent als grobe Unterschätzung betrachtet werden. Außerdem sind viele Forscher und Praktiker der Ansicht, daß jeder diastolische Wert im Bereich von RR 90 bis 95 gefährlich ist. Das kommt daher, daß der systolische Druck verhältnismäßig schwankend ist, während der diastolische den durchschnittlichen Druck darstellt, den das System eines Menschen ständig ertragen muß.

Der durch lang anhaltende Hypertonie angerichtete Schaden ist erheblich. Wenn sich die peripheren und die anderen Gefäße verengen und damit den Druck in den Arterien erhöhen, ist eine der langfristigen Wirkungen eine ausgedehnte Gefäßkrankheit. Da das Blutvolumen konstant bleibt, enthalten manche Gefäße mehr Blut unter größerem Druck als unter anderen Umständen, das heißt wenn keine Gefäßverengung bestände und alle Gefäße gleichermaßen am Bluttransport beteiligt wären. Der Druck auf die Gefäßwände nimmt stark zu, und wenn er lange anhält, können die Gefäßwände zu schwach werden, und es bilden sich Risse. In diesem Fall müssen Cholesterinplättchen gebildet werden, um den Schaden zu reparieren. Nimmt die Zahl der Plättchen zu stark zu, werden die Gefäße infolge der Blockierung enger und immer enger, was wiederum zu einer Erhöhung des Drucks im System beiträgt, der zu weiteren Rissen führen kann. Der Druck wird auch dadurch stärker, daß diese Plättchen die Arterien verhärten, so daß sie ihre Geschmeidigkeit verlieren. Die Plättchen selbst lösen sich leicht von den Arterienwänden und verursachen eine weitere Blockierung der Blutversorgung der Herzmuskeln, oder sie schaffen eine gefährliche Situation, in der sich leicht Klümpchen bilden. Ein erhöhter Druck im System beeinträchtigt auch das Herz direkt, da es schwerer arbeiten muß, um das Blut gegen einen erhöhten Widerstand durch den ganzen Körper zu pumpen. Die Hauptlast trägt meist die linke Herzkammer (siehe Abb.), die oft hypertroph oder größer wird und sich im fortgeschrittenen Stadium abnorm erweitert. Zuletzt wird die Funktion dieser Kammer immer schlechter, und die Zeichen eines Herzversagens machen sich bemerkbar.

Obwohl die Komplikationen der Hypertonie ernster Natur sind, tritt der Tod gewöhnlich erst nach vielen Jahren progressiver und ständiger Schädigung durch die Krankheit ein. Bei einer kleinen Zahl von Fällen – man schätzt unterschiedlich 1 bis 5 Prozent der Patienten mit essentieller Hypertonie – kommt es zu einer beschleunigten Verschlimmerung, die gewöhnlich einen frühen Tod

DAS HERZ

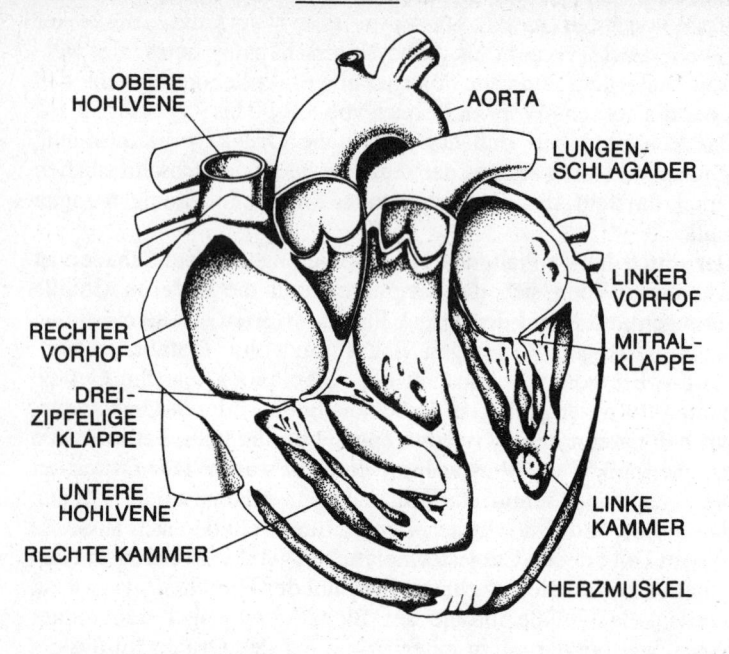

- OBERE HOHLVENE
- AORTA
- LUNGENSCHLAGADER
- LINKER VORHOF
- MITRALKLAPPE
- RECHTER VORHOF
- DREIZIPFELIGE KLAPPE
- UNTERE HOHLVENE
- LINKE KAMMER
- RECHTE KAMMER
- HERZMUSKEL

zur Folge hat. Die meisten Todesfälle aufgrund von Hypertonie haben als direkte Ursache einen Myokardinfarkt, bei dem ein verwundbarer Bereich des Herzens, gewöhnlich die linke Kammer, zu funktionieren aufhört.

Die Behandlung von Patienten mit systemischer Hypertonie ist auf die Senkung des Blutdrucks gerichtet, wodurch der Versuch unternommen wird, progressive Organschäden zum Stillstand zu bringen oder wieder zu bessern. Anfangs wird erhöhter Blutdruck oft durch Verschreibung eines gewöhnlichen Tranquilizers bekämpft. Durch die Anwendung von Beruhigungsmitteln treten die Blutdruckerhöhungen nicht so oft auf, und eine vorübergehende Regulierung wird erreicht. Die Verhaltensmuster, die zum erhöhten Blutdruck beitragen, werden jedoch durch den Tranquilizer nicht ausgeschaltet, der nur die Symptome erleichtert. Daher kann es wieder zur Kontraktion der Wände der Blutgefäße kommen, da frühere Verhaltensmuster das Spannungsniveau über die vom Tranquilizer gesetzten künstlichen Grenzen hinaustreiben. Wieder kann der Blutdruck höher und höher steigen, und zwar in

immer kürzeren Intervallen. Der nächste Schritt der chemotherapeutischen Behandlung ist die Verordnung eines diuretischen oder harntreibenden Mittels, um dem Körper eine gewisse Wassermenge zu entziehen. Wenn die im Blut vorhandene Gesamtmenge reduziert wird, werden die Symptome des hohen Blutdrucks wieder erleichtert.
Hypertonie wird heute meistens durch die erwähnten blutdrucksenkenden Mittel behandelt. Daher könnte sich mancher fragen, warum er es mit zeitraubenden streßreduzierenden Methoden wie Biofeedback oder Meditation versuchen sollte. Ein Grund ist das Gespenst der lebenslangen Abhängigkeit von Medikamenten in immer höheren Dosen. Selbst wenn die Chemotherapie wirksam ist, wollen doch viele Patienten nicht ständig Medikamente einnehmen und sich mit der entsprechenden finanziellen Belastung abfinden. Ein anderer unglücklicher Aspekt der Verwendung blutdrucksenkender Mittel ist, daß diese oft so unangenehme Nebenwirkungen haben, daß viele Patienten sie aufgeben. Warum soll man die Unannehmlichkeiten der Nebenwirkungen in Kauf nehmen, wenn die Krankheit selbst keinerlei körperliches Unbehagen bereitet? Viele der gebräuchlichsten blutdrucksenkenden Mittel können Schwindel, Trockenheit im Mund, Müdigkeit, eine verminderte sexuelle Potenz einschließlich der Unfähigkeit zur Ejakulation, Verstopfung, Depression, Übelkeit, Erbrechen und schweren Durchfall verursachen. Keine sehr ansprechende Liste von Symptomen. Dennoch: wenn auch die kurzfristigen Wirkungen der Medikamente unangenehm sein können, so sind die langfristigen Wirkungen der Hypertonie noch schlimmer. Aus all diesen Gründen werden viele Ärzte und Patienten immer mehr von der Möglichkeit angezogen, die Hypertonie durch streßreduzierende Techniken wie Meditation und Biofeedback zu bekämpfen.
Wenn man die Gefahren für die Gesundheit und das Leben selbst erkennt, die eine lang anhaltende Hypertonie mit sich bringt, stellt man entsetzt fest, daß wahrscheinlich weniger als ein Achtel aller Hypertoniker in den Vereinigten Staaten wirksam behandelt wurden. Dafür gibt es hauptsächlich drei Gründe: 1. Die Krankheit wird nicht entdeckt. 2. Sie wird nicht behandelt. 3. Der Patient hält die Behandlungsvorschriften nicht ein. Um diese alarmierende Situation zu bessern, müßten die Ärzte umfangreiche Programme für die Erfassung von Hypertonikern entwickeln und die Patienten dazu erziehen, mit der Behandlung und der Änderung ihres Lebensstils forzufahren, obwohl sie keine Symptome bemerken.
Die *Arteriosklerose* ist in den Vereinigten Staaten die häufigste

Todesursache und fordert jährlich etwa 600 000 Menschenleben. Im Grunde genommen ist sie nichts anderes als eine Anhäufung von Cholesterinablagerungen in den Arterien, und sie scheint viele Ursachen zu haben. Obwohl manche Fachärzte zögern würden, Hypertonie als eine eindeutige Ursache zu nennen, sind die durch Schlußfolgerung abgeleiteten Beweise, die auf eine Beziehung zwischen Hypertonie und Arteriosklerose hindeuten, nicht zu übersehen. Die Kardiologen Ray Rosenman und Meyer Friedman gehören zu denen, die einen direkten Zusammenhang sehen. Sie behaupten, daß die Fettablagerungen in den Arterien einen Versuch des Körpers darstellen, Arterien zu heilen, die durch kleine Risse in den Wänden Schaden erlitten haben. Eine weitere Ursache ist der übermäßige Druck auf die Arterienwände bei Patienten mit Hypertonie, der bereits bestehende Risse noch verschlimmern kann.

Bei der 1968 von der Regierung der Vereinigten Staaten durchgeführten Framingham Studie trat ein Koronarversagen bei Männern zwischen 45 und 62 Jahren mit einem Blutdruck, der einen systolischen Wert von 160 oder einen diastolischen von etwa 95 überstieg, fünfmal so oft auf wie bei Männern, die einen Blutdruck von RR 140/90 oder weniger hatten. Die Hypertonie korreliert positiv mit Koronarversagen bei Männern wie bei Frauen, wobei es vielleicht vor allem auf den diastolischen Wert ankommt. Bei einigen neueren, im Zusammenhang mit Behandlungen vorgenommenen Untersuchungen ließ sich überzeugend nachweisen, daß die Senkung des diastolischen Drucks auf weniger als RR 105 die Häufigkeit von Schlaganfällen und Herzinfarkten wesentlich verringert. Autopsien, die an Patienten in verschiedenen Ländern vorgenommen wurden, zeigten, daß Hypertonie in der Krankengeschichte des Verstorbenen zu dem Ausmaß der vorgefundenen Arteriosklerose beitrug. In den meisten gut entwickelten Ländern ist Arteriosklerose die Hauptursache für frühe kardiovaskulär bedingte Todesfälle. Nach den Untersuchungen von A. Keys (1970) sind die sechs Länder mit der höchsten Sterbeziffer bei weißen Männern im Alter von 45 bis 64 Jahren Südafrika, die Vereinigten Staaten, Finnland, Schottland, Kanada und Australien. Die Daten weisen außerdem darauf hin, daß die Angehörigen der höheren sozioökonomischen Schichten dieser Länder eine höhere Sterblichkeit haben als die der niedrigeren Schichten. Ironischerweise sind die am stärksten gefährdeten Individuen gerade die Menschen, die einen westlichen Lebensstil übernommen haben, zu dem eine fettreiche Nahrung und ein Mangel an körperlicher Tätigkeit gehören.

Von der Sklerose befallene Arterien verengen und verhärten sich allmählich, während sich an den normalerweise elastischen Arterienwänden langsam das Fett ablagert. Diese Ablagerungen sind besonders dick, wo Arterien scharf abzweigen oder beschädigt werden. Wenn dieser Prozeß eine Weile gedauert hat, wird der Blutstrom verringert, und es besteht die extreme Gefahr der Klümpchenbildung. Praktisch alle Menschen weisen als Erwachsene ein gewisses Maß von Cholesterinplättchenbildung auf. Wenn diese Plättchen zerfallen und absterben oder nekrotisch werden, können sie zerbrechen, denn sie bestehen aus starrem Narbengewebe. Sobald ein Bruch auftritt, versucht das zirkulierende Blut, ihn zu erreichen, und es verklumpt sich. Wenn das nekrotische Cholesterinplättchen ziemlich groß ist, kann sich ein gefährlich großer Blutklumpen bilden.

Blutklumpen in sklerotischen Arterien sind die Ursache der meisten Koronarinfarkte und Hirnschläge. In den Nieren können diese Klumpen zu Gewebedegenerationen führen, und in den Beinen können sie Geschwüre und Gangräne verursachen. Am häufigsten ist die linke Koronararterie betroffen. Wenn sich diese Arterie allmählich verengt, besteht in zunehmendem Maße die Möglichkeit, daß ein Blutklümpchen in dem zu eng gewordenen Gefäß steckenbleibt. Kommt es zu einer solchen Blockierung, wird der Blutstrom abgeschnitten, der die Ventrikelmuskeln versorgen soll. Die Ventrikelmuskeln sind diejenigen Herzmuskeln, die in erster Linie die Aufgabe haben, das Blut durch die Aorta und durch den ganzen Körper zu pumpen. Eine plötzliche Blockade kann zum Absterben der linken Ventrikelmuskeln und der Muskeln der Aorta führen, so daß sie ihre wichtige Funktion nicht mehr zu erfüllen imstande sind. Eine Folge des Absterbens oder der Nekrose dieser wichtigen Muskeln ist dann der Infarkt (Friedman und Rosenman, 1974). Je nach dem Ausmaß des Infarkts, der betroffenen Stelle des Herzens und der Zeit bis zur Entdeckung und Behandlung kann der Patient rasch sterben oder mit schweren oder leichten Behinderungen der Pumptätigkeit des Herzens am Leben bleiben. Sobald ein Infarkt eingetreten ist, wird der betroffene Bereich durch Narbengewebe ausgebessert, das kein lebensfähiges Muskelgewebe mehr ist. Wenn dieser Bereich relativ klein ist, kann das nutzlose, tote Gewebe durch andere Teile ausgeglichen werden. Diese Art von Infarkt ist die Ursache des gewöhnlichen »Herzanfalls« oder Myokardinfarkts.

Die arteriosklerotische Blockade von Koronararterien ist auch am Herzversagen durch Kongestion oder Blutstauung schuld, einer anderen Form des Herzanfalls. In diesem Fall wird die ganze linke

Herzkammer aufgrund einer mangelnden Versorgung mit Blut und Sauerstoff durch einen Verschluß der Koronararterie immer schwächer in ihrer Pumpleistung, und das Blut sammelt sich in den Lungen. Gleichzeitig pumpt die rechte Herzkammer weiter Blut in die Lungen. Die Stauung in den Lungen führt zu Atemnot und oft sogar zu einem Lungenödem durch das Eindringen seröser Flüssigkeit – die durch die erweiterten Venen sickert – in die Alveolen (Lungenbläschen). Zuletzt hört die rechte Kammer auf, Blut in die beinahe schon berstenden Lungen zu pumpen, und der erhöhte Rückstau verursacht ein Anschwellen der Leber und manchmal auch der Glieder. Diesem Zustand kann oft durch Medikamente abgeholfen werden, die die linke Herzkammer dazu bringen, ihre Pumptätigkeit wiederaufzunehmen, aber der dem Herzen und den Lungen zugefügte Schaden ist nicht wiedergutzumachen. Oft ist die Arteriosklerose auch schuld am Gehirnschlag (der Apoplexie). Dazu kommt es, wenn die Blutzirkulation im Hirn durch ein Blutklümpchen, gewöhnlich in einer sklerotischen Arterie, behindert wird. Eine der am häufigsten betroffenen Arterien ist die innere Kopfschlagader, durch die das Hirn hauptsächlich mit Blut versorgt wird. Wenn diese Arterie verstopft ist, erhält das Hirn keinen Sauerstoff mehr, und die Zellen sterben ab. Die Beschädigung der einen Hirnhälfte führt gewöhnlich zu einer Beeinträchtigung der gegenüberliegenden Körperhälfte.
Hinsichtlich der Entstehung der Arteriosklerose gibt es noch viele offene Fragen. Nicht eine Theorie, die eine einzige kausale Ursache oder eine Kombination mehrerer Ursachen betrifft, ist in größerem Umfang akzeptiert worden. Der größte Teil der Forschung weist auf eine Anzahl von Faktoren hin, deren relative Bedeutung von Fall zu Fall schwanken kann. Einer dieser Faktoren ist sicherlich die Hypertonie. Verschiedene Studien, die zeigen, daß Arteriosklerose besonders häufig bei Managern auftritt, lassen vermuten, daß Streß von Bedeutung sein könnte. Da die Arteriosklerose selten in unterernährten Bevölkerungsschichten, aber häufig bei Menschen auftritt, die zuviel essen, wird allgemein angenommen, daß auch die Ernährung eine wichtige Rolle spielt. Und da Männer mehr zu dieser Krankheit zu neigen scheinen als Frauen, können Geschlechtshormone und der größere Streß, dem Männer in unserer Gesellschaft ausgesetzt sind, ebenfalls als Ursachen in Frage kommen. Vor den Wechseljahren tritt Arteriosklerose bei Frauen nur selten in Erscheinung. Aber in dem Maße, in dem immer mehr Frauen berufstätig sind, nimmt auch ihre Anfälligkeit für kardiovaskuläre Krankheiten einschließlich der Arteriosklerose zu (Friedman und Rosenman, 1974). Seit der

»Befreiung« der japanischen Frauen nach dem Zweiten Weltkrieg vervierfachte sich unter ihnen die Zahl der Koronarerkrankungen.

Hypertonie und Arteriosklerose sind nicht notwendigerweise direkt kausal miteinander verbunden, so daß das eine immer zum andern führt. Beide Krankheiten haben viele Ursachen, aber wenn die eine vorhanden ist, besteht die deutliche Tendenz, daß sie die physiologischen Merkmale der anderen verschlimmert. Eine Verengung der Arterien infolge von Fettablagerungen und damit der Verlust der Geschmeidigkeit der Gefäße bringt gewöhnlich ein Ansteigen des Blutdrucks mit sich. Der hohe Blutdruck seinerseits erhöht die Wahrscheinlichkeit der Entwicklung arteriosklerotischer Symptome. Experimentelle Beweise, die eine positive Verbindung zwischen den beiden Krankheiten zeigen, sind zwar nicht schlüssig, aber die meisten dieser Experimente scheinen die Tatsache zu ignorieren, daß hier ein geschlossenes Rückkopplungssystem vorhanden ist. Ein negativer Auslöser wirkt auf einen anderen und schafft eine abwärts führende Spirale, die zuletzt die Wahrscheinlichkeit eines Koronarversagens oder eines Hirnschlags erhöht. Sobald dieser degenerative Zyklus einmal begonnen hat, ist es schwierig, wenn nicht unmöglich, ihn umzukehren.

Eine Zusammenfassung der Ursachen, von denen man allgemein annimmt, daß sie sowohl zur Hypertonie als auch zur Arteriosklerose beitragen, würde mit einschließen: 1. Mangel an körperlicher Bewegung. 2. Eine Ernährung, die reich ist an Kalorien, Gesamtfett, gesättigten Fettsäuren und Cholesterin. 3. Eine sitzende Beschäftigung. 4. Rauchen. 5. Geschlecht. 6. Alter. 7. Vererbung. 8. Blutfaktoren. 9. Fettleibigkeit und 10. Streß. Diese Faktoren können bei verschiedenen Individuen in unterschiedlichen Wechselbeziehungen stehen. Wenn beispielsweise eine fettreiche Ernährung beinahe mit Sicherheit zur Arteriosklerose beiträgt, kann Streß ihren Fortschritt beschleunigen, oder Erbanlagen können ihn verlangsamen.

Obwohl es nicht möglich ist, schlüssig zu beweisen, daß Streß wesentlich zu Hypertonie und Arteriosklerose beiträgt, so spielt er doch sehr wahrscheinlich eine Rolle – und vermutlich eine größere, als heute allgemein anerkannt wird. Friedman und Rosenman schreiben: »... emotionaler Streß aller Arten wurde, weil er sich der genauen Messung entzieht, von quantitativ orientierten Herzforschern schändlich vernachlässigt.« Streßreduzierung wird nun Patienten mit kardiovaskulären Beschwerden von den meisten Ärzten empfohlen, aber leider hat schon mehr als ein Patient klagen müssen: »Der Doktor sagt, ich soll mich entspannen, wunderbar, aber er zeigt mir nicht, wie ich das machen soll.« Entspannung und Streßreduzierung müssen gelernt und geübt werden wie jede andere Fertigkeit. Im vierten Teil wird eine Reihe von Techniken der Streßreduzierung angeführt. Sie sind zumindest ein Beispiel dafür, daß zu hoher Streß kein unausweichlicher Aspekt des täglichen Lebens ist.

Migräne

Eine weitere Gefäßkrankheit, die eine signifikante Beziehung zu emotionalem Streß zu haben scheint, ist die Migräne. Nicht jeder Kopfschmerz ist eine Migräne, wenn auch viele glauben, Migräne sei nur ein Name für sehr starke Kopfschmerzen. Trotz dieser ziemlich weit verbreiteten falschen Vorstellung muß sich die Bezeichnung »Migräne« nicht notwendigerweise auf Schmerzen im Kopf oder auf die Heftigkeit des Schmerzes beziehen. Bei manchen Varianten der Migräne wird überhaupt kein Schmerz empfunden, bei anderen kann der Schmerz in den Augen, im Magen oder in der Herz-Brust-Region auftreten. Die echte Migräne wird manchmal auch »vaskulärer Kopfschmerz« genannt, da der Migränekopfschmerz häufig die Kopfschlagader (Arteria carotis) betrifft, die das Blut an jeder Seite des Halses zum Kopf befördert. Der untere Teil der Kopfschlagader wird der gemeinsame genannt. An einem Punkt knapp unterhalb des Ohrs bildet sie zwei Zweige: die äußere Kopfschlagader, die vor dem Ohr weiter aufwärts führt, und die innere Kopfschlagader, die unter dem Schädelknochen verschwindet. Einige Zeit, bevor der Migräneanfall beginnt, verengt sich die Kopfschlagader auf der betroffenen Seite. Dieses ungewöhnliche Verhalten der Arterie führt zu einem Erröten oder Erbleichen der Haut und ist wahrscheinlich auch an den seltsamen Empfindungen schuld, die der Migräneleidende als Prodrome (Vorläufer) in der Phase vor dem Anfall erlebt. In dieser Phase können die Patienten lärm- oder lichtempfindlich sein oder Angstzustände haben oder reizbar sein. Nach der Periode der Verengung beginnen die Arterien sich zu erweitern oder zu schwellen. Dabei geben sie bestimmte chemische Stoffe ab, die nahegelegene Nervenenden reizen und Schmerz hervorrufen. In diesem frühen Stadium kann ein Druck auf die Kopfschlagader den Schmerz zum Teil erleichtern. Was das sonderbare Verhalten der Arterie auslöst, das den Migräneprozeß einleitet, ist nicht ganz klar. Sehr vieles deutet jedoch darauf hin, daß die Antwort in der Art und Weise zu suchen sein könnte, in der unsere Physiologie Serotonin verarbeitet, eine wichtige chemische Substanz, die den Durchmesser der Blutgefäße beeinflußt. Die Migräne ist ein äußerst komplexes Phänomen, zu dem viele Faktoren beitragen. In einem umfassenden Buch, das hauptsächlich die Migräne behandelt, schreibt Oliver W. Sacks:

»Wir haben beobachtet, daß sich alle Migränen aus vielen Symptomen (und physiologischen Veränderungen) zusammensetzen, die im Einklang einhergehen: In jedem beliebigen Augenblick hat die Migräne eine *zusammengesetzte* Struktur. Daher besteht eine gewöhnliche Migräne aus vielen Komponenten, die die grundlegenden und definierenden Symptome des Kopfschmerzes umgeben. Migräneäquivalente sind aus im wesentlichen ähnlichen Komponenten zusammengesetzt, die auf andere Weise kombiniert und betont sind« (Sacks 1970).

Forscher und Praktiker gaben den Versuch auf, diese vielfachen Variablen und ihre Kombinationen zu definieren, und neigten dazu, sich auf den Verlauf des Migräneanfalls und die Struktur und Form des Schmerzes zu konzentrieren, der gewöhnlich mit der Migräne verbunden ist.
Einer der auffälligsten Aspekte der echten Migräne ist die »Form« des Schmerzes. Beim Beginn des Anfalls erfaßt der Migräneschmerz in beinahe allen Fällen nur eine Seite des Kopfes als halbseitige Migräne. Bei manchen Patienten kann er später generalisiert werden und als beidseitige Migräne beide Kopfhälften betreffen. Diese ungewöhnliche »Einseitigkeit« des Migräneschmerzes wurde schon von den Ärzten im alten Griechenland beobachtet. Tatsächlich geht die Bezeichnung »Migräne« auf dieses Charakteristikum zurück, denn sie ist eine Ableitung aus der griechischen Benennung des Syndroms, *hemikrania,* was soviel wie »halber Schädel« bedeutet. Die Prodrome setzen sich aus mehreren Warnsignalen zusammen und sind selbst ein deutliches Merkmal, das die Migräne von anderen Arten von Kopfschmerz unterscheidet. Die als Prodrome auftretenden Warnzeichen sind meist visueller Natur: aufblitzende Lichter, Zickzacklinien, schillernde Muster oder dunkle Flecke. Manche Migränepatienten leiden auch an Prodromen, die andere Sinne und die Emotionen betreffen. Schwächegefühle in einem oder mehreren Gliedern, Übelkeit und unheimliche Vorahnungen sind typische Beispiele. Gewöhnlich treten die Prodrome ein bis zwei Stunden vor dem

Kopfschmerz selbst auf. Mit dem Beginn des Schmerzes verschwinden sie allmählich. Der Kopfschmerz macht sich gewöhnlich zuerst in einem kleinen Bereich der Stirn oder der Schläfe bemerkbar und ist von einem Pulsieren oder Pochen begleitet. Wenn der Bereich größer wird, erleben die Patienten meistens einen Appetitverlust, eine Abneigung gegen Licht, eine Rötung und Schwellung der Augen und einen leichten Tränenfluß. Die Nasenschleimhäute sind oft geschwollen, und nicht selten kommt es zu Nasenbluten. Innerhalb von ein bis zwei Stunden nach dem Ausbruch erreicht der Kopfschmerz seinen vernichtenden Höhepunkt und läßt dann langsam nach. Eine Gesamtdauer von sechs Stunden ist typisch, aber die Zeit zwischen dem Auftreten der Prodrome und dem Ausbruch des Anfalls kann ebenso wie die Dauer des Anfalls selbst stark schwanken.

Wie bei vielen psychosomatischen Krankheiten werden die Ursachen der Migräne nicht ganz verstanden, aber emotionale Faktoren sind offenbar mit im Spiel. Bei vielen Menschen treten zusammen mit der Migräne Angstgefühle, nervöse Spannungen, Ärger oder unterdrückte Wut auf. Sehr oft sind diese Gefühle so gut getarnt, daß sich die Patienten selbst ihrer nicht bewußt sind. Psychotherapeuten, die Migränepatienten behandelten, bemerkten, daß ein Anfall kupiert werden kann, wenn der Patient unterdrückter Feindseligkeit Luft macht. Kurzfristige emotionale Krisen scheinen die Möglichkeit eines Anfalls zu erhöhen. Den Persönlichkeitstests zufolge ist der typische Migränekranke ein Perfektionist, ehrgeizig, streng, ordentlich, übermäßig konkurrenzbewußt und unfähig, Verantwortung anderen zu übertragen. Ein solcher Mensch befindet sich oft in einer Verfassung, die durch chronische Verärgerung gekennzeichnet ist, und er kann schwere Frustrationen empfinden, weil er nicht imstande ist, seinen unrealistischen Idealen gemäß zu leben. Die Furcht, bei einer unmittelbar bevorstehenden Aufgabe zu versagen, und ein an Panik grenzender Zustand sind nicht selten Vorläufer einer Migräne. Vor eine unüberwindliche Aufgabe gestellt, kann ein solcher Mensch einen Migräneanfall erleiden.

Emotionaler Streß und Persönlichkeit sind nicht die einzigen Migräne-Auslöser. In manchen Fällen ist die Ernährung mitbeteiligt, und gewisse Speisen wie reifer Käse enthalten natürliche chemische Verbindungen, die mit Serotonin verwandt sind und Anfälle auslösen können. Manche Menschen können auf die Anti-Baby-Pille, Alkohol oder so viele Faktoren reagieren, wie es individuelle Patienten gibt. Jeder Fall liegt anders, und daher tun Migränekranke gut daran, ein Tagebuch über Stimmungen, Tätig-

keiten, Speisen, Gefühle, Spannungsniveaus und alle anderen persönlichen Informationen zu führen, die etwas mit einem Migräneanfall zu tun haben könnten. Auf diese Weise ist es oft möglich, ein deutliches Schema zu erkennen, das bei der Behandlung eine große Hilfe sein kann. Migräneanfälle beginnen gewöhnlich zwischen 16 und 35 Jahren, und ihre Häufigkeit läßt im Alter von etwa 50 Jahren nach. Migräneanfälle bei Frauen, die mit der Menstruation verbunden sind, werden üblicherweise mit dem Beginn der Wechseljahre seltener. Ebenso ist bei Männern, wenn sie sich dem mittleren Alter nähern, oft ein Nachlassen der Häufigkeit und der Heftigkeit der Anfälle zu beobachten. Es gibt zwar Ausnahmen, aber gewöhnlich sind Migräneanfälle in den späteren Lebensjahren kein Problem mehr.
Neben den allgemeinen Analgetika gibt es eine Reihe von Medikamenten für die Behandlung von Migränekopfschmerzen. Alle müssen rechtzeitig, das heißt bei den ersten Anzeichen des nahenden Anfalls eingenommen werden, wenn sie volle Erleichterung verschaffen sollen. Die meisten Mittel enthalten Ergotamintartrat, das die während des Anfalls erweiterten Hirnarterien zusammenzieht. Koffein wird ebenfalls für die Zusammenziehung der Arterien gegeben, und Belladonna-Alkaloide tragen dazu bei, die den Anfall begleitenden gastrointestinalen Spasmen zu erleichtern. Diese Medikamente haben jedoch Nebenwirkungen wie ein taubes Gefühl und Muskelschmerzen in den Extremitäten, Schwäche in den Beinen und unregelmäßigen Herzschlag.
Auf der positiven Seite ist zu vermerken, daß die Tatsache, daß die Migräne auf Medikamente anspricht, die bei den ersten Anzeichen genommen werden, die Annahme erlaubt, daß sie durch prophylaktische Maßnahmen beeinflußt werden kann. Tatsächlich scheint die Migräne durch eine Reihe von vorbeugenden Techniken verhütet werden zu können. Es gibt überzeugende Beweise dafür, daß ein Mensch durch die Anwendung von Biofeedback, Meditation, Autogenem Training und anderen Techniken der tiefen Entspannung lernen kann, einen Anfall zu erleichtern oder ganz zu verhüten. Einige der Praktiken der Selbstregulierung können bei der Behandlung der Migräne wirksamer sein als Medikamente. Die schwer faßbare Natur des Migränesyndroms rührt zum Teil vielleicht daher, daß es für einen bestimmten Persönlichkeitstyp mit einem bestimmten Lebensstil symptomatisch ist. An Migräne Leidende müssen sich oft der »sekundären Gewinne« oder Belohnungen bewußt werden, die sich aus ihrer Migräne ergeben. Für den einen Patienten ist sie ein Anlaß, sich aus einer anspruchsvollen Familie in seine Privatsphäre zurückzu-

ziehen, für einen anderen ist sie ein passives Mittel, Aggression gegen einen anderen Menschen auszudrücken. Sowohl die psychischen als auch die physischen Faktoren müssen bei der Migränebehandlung berücksichtigt werden. Entspannungstechniken bieten die Möglichkeit, die Symptome zu erleichtern, und gestatten die Entdeckung eines zugrunde liegenden psychologischen Konflikts.

Krebs

Krebs kommt in den Vereinigten Staaten als Todesursache an zweiter Stelle. Von sechs Menschen stirbt einer an Krebs. Er ist wohl von allen Krankheiten die am meisten gefürchtete, denn seine Ursachen werden noch so wenig verstanden, sein Fortschreiten kann in manchen Fällen nicht für immer aufgehalten werden, und die gegenwärtig zur Verfügung stehenden Behandlungsmöglichkeiten werden manchmal mehr gefürchtet als die Krankheit selbst. Menschen über 45 Jahren neigen am meisten zu Krebs. In den Vereinigten Staaten beläuft sich die jährliche Zahl der Krebstoten unter 45 Jahren auf etwa 25 000. Diese Zahl steigt auf etwa 40 000 zwischen 54 und 55 Jahren und weiter auf die erschreckende Ziffer von 90 000 bei Menschen zwischen 65 und 74 Jahren; dann fällt sie jäh ab auf 20 000 bei den über 85 Jahre alten. Krebs kann Menschen aller Altersstufen befallen, und kein Organ oder Gewebe ist vor ihm sicher, wenn auch manche physiologische Bereiche anfälliger sind als andere. Am häufigsten zeigt sich der Krebs im Mund, auf der Haut, in den Atmungsorganen, im Blut- und Lymphsystem, in den Verdauungsorganen, im urologischen Bereich, an den Genitalien und bei Frauen an den Brüsten. Bei Männern scheinen die Lungen und der Magen-Darm-Trakt am anfälligsten zu sein, bei Frauen die Brüste, der Magen-Darm-Trakt und der Gebärmutterhals. Der Krebs tritt in vielen Varianten auf, einschließlich der Hodgkinschen Krankheit (Lymphogranulomatose), der verschiedenen Formen der Leukämie und der festen oder soliden Karzinome. Es handelt sich um eine außerordentlich komplexe Krankheit, und wir wollen uns bei unseren Erörterungen auf die Entwicklung konzentrieren, die wahrscheinlich zur Bildung von festen Tumoren führt.
Beim Krebs scheint eine der wichtigsten Funktionen des Körpers, die Immunreaktion, zu versagen. Wenn unter normalen Umständen mutierende Zellen, Antigene, Viren und andere Fremdkörper im Körper auftreten, zerstört sie das Immunsystem, bevor sie die

Möglichkeit haben, sich zu vermehren oder Schaden anzurichten. Bei Krebs ist der Körper offenbar nicht imstande, solche Abweichungen zu erkennen, und mutierende Krebszellen vermehren sich ungehindert. Die Vorstadien der Entwicklung mancher Arten von Krebs können Jahre dauern. Die mutierenden Zellen sind vielleicht schon in irgendeinem Teil des Körpers vorhanden, aber sie verhalten sich lange Zeit still, bis sie plötzlich aktiv werden und beginnen, sich auf andere Teile des Körpers auszubreiten oder am ursprünglichen Ort zu einem bösartigen Tumor anzuwachsen. Sobald eine Zelle oder Zellgruppe schließlich kanzerös geworden ist, gehen Vermehrung und Wachstum sehr rasch vonstatten. Im Gegensatz zu normalen Zellen, die sich mit spezialisierten Funktionen erst vermehren, wenn es nötig ist, abgestorbene Zellen zu ersetzen, ist die Krebszelle eine, deren spezialisierte Funktion von einem primitiven Trieb zu uneingeschränkter Wucherung verdrängt worden zu sein scheint. Schließlich kann dieser Prozeß eine Masse von malignem Gewebe gebildet haben, das als Krebsgeschwulst oder Karzinom identifizierbar ist.

Bösartige Geschwülste wachsen auf eine heimtückische Weise. In den häufigsten Fällen schädigen sie andere Zellen in der Nachbarschaft, indem sie sie regelrecht zusammendrängen und selbst einen übermäßigen Anteil an Zellnährstoffen beanspruchen. Eine noch größere Gefahr ist die, daß sich die ursprüngliche Geschwulst auf andere Gebiete ausbreitet. Wenn sich ein Karzinom auf eine Stelle beschränkt, kann es recht erfolgreich behandelt oder operativ entfernt werden. Die mutierenden Zellen dringen jedoch in den Blutstrom oder in das lymphatische System ein und werden zu anderen Stellen des Körpers weiterbefördert. So kann sich der Krebs ausbreiten, und zuletzt läßt er sich nicht mehr behandeln oder unter Kontrolle halten.

Was veranlaßt Zellen zu mutieren und kanzerös zu werden? Diese Frage hat schon Hunderte von Forschern in Dutzenden von Laboratorien von morgens bis abends beschäftigt. So einfach wie möglich ausgedrückt: Eine Mutation bedeutet eine Veränderung des genetischen Materials einer normalen Zelle. Jede Zelle hat einen spezifischen genetischen Code, der in der DNS des Zellkerns enthalten ist und an nachfolgende Zellen weitergegeben wird, um ihren Aufbau und ihre Funktion zu bestimmen. Wenn das den Code enthaltende Material verändert wird, folgt daraus eine Änderung der Natur der Zelle, die sich entwickelt, um die ursprüngliche zu ersetzen. Die derzeit gültigen Theorien bestätigen die Vorstellung, daß krebsartige Mutationen ein übliches Phänomen in den Körpern normaler Individuen sind. Gewöhnlich zerstört das Immunsystem sie, bevor sie sich vermehren können. Das bedeutet, daß eine Gefahr nur dann gegeben ist, wenn es dem Immunsystem nicht gelingt, die mutierenden Zellen zu eliminieren.

Bei einer ganzen Anzahl von Stoffen wurde nachgewiesen, daß sie Mutationen auslösen und damit zum Wachstum von kanzerösen Tumoren beitragen, wenn das Immunsystem seine wichtige Aufgabe nicht erfüllt. Eine der ersten Theorien über die Krebsursache wurde von Percival Pott aufgestellt, einem Londoner Arzt, der im 18. Jahrhundert lebte. Er brachte das häufige Auftreten von Hodenkrebs bei Schornsteinfegern mit einer im Ruß enthaltenen karzinogenen, das heißt krebserregenden Substanz in Verbindung. Seit Potts Zeiten sind viele solche karzinogene Stoffe oder Prozesse identifiziert worden, unter anderem übermäßige Bestrahlung, gewisse industriell hergestellte Farben, chemische Verbindungen in Auspuffgasen, Industrie-Smog, Traumata, Verbrennungen und Zigarettenrauch. Es gibt auch Hinweise darauf, daß die Vererbung einen Menschen für einige Arten von Krebs prädisponieren kann. Bei manchen Arten einschließlich des Brustkrebses der Frau spielen offenbar genetische Faktoren eine Rolle. Bei Kindern der ersten Generation einer an Brustkrebs erkrankten Frau ist die Gefahr der Entwicklung von Brustkrebs fünfmal so groß wie in der allgemeinen Bevölkerung.

In jüngster Zeit hat sich ein großer Teil der Bemühungen der Krebsforschung den Viren zugewandt, den kleinsten und am wenigsten komplexen Organismen, die man kennt. Ein Virus kann jahrelang in einer Art Schlafzustand überleben – ohne Luft oder Nahrung und ohne sich zu vermehren. Viren sind mit Sicherheit die Erreger einer ganzen Reihe von gewöhnlichen Krankheiten. Wenn sie mit gesunden Zellen in Berührung kommen, werden sie aktiv und benehmen sich gleichsam als Parasiten, indem sie in die Zelle eindringen und sich innerhalb ihrer Grenzen frei bewegen. Sobald es sich im Innern einer Zelle befindet, beginnt sich das Virus zu vermehren. Schließlich platzt die Wirtszelle und ist zerstört, während die Viren in Nachbarzellen eindringen. Bis heute wurde ein Dutzend Viren als mögliche Erreger von Krebs bei Tieren, einschließlich Leukämie und geschwulstiger Formen der Krankheit erkannt. Aber ein Faktor, der die Erforschung der Rolle der Viren als Krebserreger behindert, ist, daß es so schwer ist, das Fortschreiten der Viren in einer Zelle zu verfolgen, denn sie sind äußerst schwer zu beobachten. Bei einer Art von Krebs bei Kaninchen, zum Beispiel, können die Viren nicht entdeckt werden, wenn sie sich am aktivsten vermehren. Sie lassen sich nur in

alten Zellen beobachten, wenn der Schaden schon geschehen ist. Das Gegenteil trifft bei normalen Virusinfektionen zu, bei denen die Viren leicht mit dem Elektronenmikroskop sichtbar gemacht werden können, wenn die Krankheit ihren Höhepunkt erreicht. Manche Forscher vermuten, daß das Virus, wenn einmal eine Krebsgeschwulst vorhanden ist, seine Identität auch schon verloren hat, indem es mit den Nukleinsäuren der überfallenen Zelle verschmolzen ist und daher nicht mehr entdeckt werden kann. Um das Bild noch komplizierter zu machen, glauben andere Wissenschaftler, daß es vielleicht gar keine spezifischen krebserregenden Viren gibt und daß *jedes* Virus in eine Zelle eindringen und sie veranlassen kann zu verkrebsen. Es besteht jedoch ein wesentlicher Unterschied zwischen der Wirkungsweise eines Virus bei einer typischen Virusinfektion und seinem Verhalten bei der Verursachung von Krebs. Bei einer normalen Virusinfektion dringt das Virus nicht in den Zellkern ein, sondern vermehrt sich im Zellplasma. Bei Krebs dagegen greift das Virus den Zellkern an, der die wichtigen DNS-Moleküle, die Hüter des genetischen Codes, enthält. Damit ändert das Virus das genetische Material und beeinflußt die nachfolgende Reproduktion der Zelle.
Eine bedeutende Entdeckung wurde im Juni 1974 gemacht, als Charles McGrath und Marvin Rich von der Michigan Cancer Foundation ein beim Menschen auftretendes Virus isolierten, das bei Brustkrebs beteiligt ist. Dieser Forschung folgte die Arbeit von Robert E. Gallagher und Robert C. Gallo vom National Cancer Institute, die ein Virus isolierten, das mit akuter myeloischer Leukämie in Verbindung gebracht werden kann (Gallagher und Gallo, 1975). Diese letztere Art von Krebs macht nur 1 Prozent der Krebserkrankungen des Menschen aus, aber die Entdeckung des Virus war ein entscheidender Beitrag zum Verständnis des Mechanismus der Krebsverursachung. Die Untersuchung von Krebsviren bei Tieren erbrachte noch mehr Resultate, die Folgen für eine genauere Forschung beim Menschen haben werden.
Einige der Experimente befaßten sich auch mit der Rolle des Stresses beim Auftreten bösartiger Tumoren. Auf diesem Gebiet arbeitete Vernon Riley vom Fred Hutchinson Research Center in Seattle, Washington. Er setzte Mäuse verschiedenen Arten von Streß – einschließlich Isolierung oder Zusammenleben auf engstem Raum – aus, nachdem sie nicht mehr von Müttern gesäugt wurden, von denen man wußte, daß sie mit einem Milchdrüsenkrebs-Virus infiziert waren. Durch eine Reihe von Experimenten wies Riley nach, daß die Häufigkeit von Milchdrüsenkrebs bis auf 90 Prozent erhöht werden konnte, wenn die Tiere unter Streß

standen, während nur 7 Prozent der Tiere in einer streßfreien Umgebung Milchdrüsenkrebs entwickelten. Riley schrieb über diese Untersuchungen: »Die Daten zeigen, daß ein mäßiger chronischer oder zeitweiliger Streß solche Mäuse für die erhöhte Gefahr eines Milchdrüsenkarzinoms anfällig machen kann, möglicherweise durch eine daraus folgende Beeinträchtigung ihrer immunologischen Fähigkeiten oder ihres Tumor-Überwachungssystems, und daß ein ausreichender Schutz vor physiologischem Streß die Häufigkeit von Milchdrüsentumoren bei Mäusen verringern kann« (Riley, 1975). Dies ist eine außerordentlich wichtige Studie, die eine Verbindung zwischen Forschungen auf dem Gebiet der Immunologie und den Ergebnissen der Streßforscher herstellt. Die Folgerungen sind von größter Bedeutung, obwohl es immer schwierig ist, von Tierversuchen auf den Menschen zu schließen. Rileys Daten stimmen mit der Hypothese überein, daß Streß bei Krebserkrankungen des Menschen eine Rolle spielt. Zwar stellt Riley eine Reihe von Hypothesen auf einer rein biochemischen Basis auf, aber ungeachtet dieser Einschränkungen deutet die abschließende Feststellung in seinem Untersuchungsbericht interessante Folgerungen für das Studium des Krebses beim Menschen an:

»Wenn die immunologische Fähigkeit, und sei es nur vorübergehend, durch einen Verlust oder eine Inaktivierung von T-Lymphozyten oder anderen wichtigen Abwehrelementen als Folge einer durch Streß ausgelösten Zunahme von Nebennierenrindenhormonen beeinträchtigt wird, gelingt es dem Überwachungssystem des Wirtskörpers nicht, die verwandelten malignen Zellen in ihrem immunologisch verwundbaren Stadium zu zerstören. Die Daten weisen ferner darauf hin, daß, sobald eine Krebszelle einen Organisationszustand erreicht hat, dem die beschränkten Abwehrfähigkeiten der immunologischen Überwachung nicht mehr gewachsen sind, die Bildung eines tödlichen Tumors unvermeidlich sein und durch die natürlichen Abwehrmechanismen des Wirtskörpers nicht mehr rückgängig gemacht werden kann.«

Durch solche Forschungen könnte die komplexe Interaktion zwischen Streß und neurologischen und endokrinologischen Faktoren deutlicher herausgearbeitet werden. Eine veränderte Widerstandskraft des Wirtskörpers gegen Virusinfektionen als Folge von Streß ist vielleicht das kritische Verbindungsglied.
Was zerstört die normalen Kontrollen des Körpers über die Geschwindigkeit und Art der Zellproduktion? Wie kommt es, daß der Körper, der imstande ist, den Unterschied zwischen so

unendlich kleinen Partikeln wie den Molekülen von Klee- und Rosenpollen zu erkennen und zu identifizieren, die viel offensichtlicheren Unterschiede zwischen kanzerösen und nichtkanzerösen Zellen nicht erkennt, die unter einem gewöhnlichen Mikroskop festzustellen sind? Das sind unter anderem die wichtigen noch unbeantworteten Fragen in der Krebsforschung. Man weiß, daß Dauerstreß dazu neigt, das Immunsystem zu schwächen, und daß er zu einer erhöhten Anfälligkeit für Krebs und Infektionen führt. Ebenso weiß man, daß während einer langen Streßreaktion die Zahl der T-Lymphozyten und der eosinophilen Leukozyten im Blut merklich abnimmt. Da diese Zellen die Funktion haben, körperfremde Antigene aufzuspüren und zu vernichten, könnte ihre Abnahme bei Streß die Krebsanfälligkeit erhöhen. Wie schon gesagt, ist eine niedrige Anzahl dieser Zellen im Blut von Krebskranken ziemlich häufig festzustellen. Diese Beziehung ist aber nicht zwangsläufig eine kausale, da die Abnahme der Zellen eine Begleiterscheinung oder Wirkung des Krankheitsprozesses sein kann.
Die Forschungsarbeiten George F. Solomons haben viel zu dem Wissen von der Verbindung zwischen Streß und Krebs beigetragen. Er konzentrierte sich auf das Konzept des immunologischen Gleichgewichts als Schlüsselfaktor bei der Entstehung von Krebs und ebenso auch Arthritis. Solomon schreibt:

»Der Widerstand gegen Krebs scheint immunologischer Natur zu sein, ein Gebiet, auf dem derzeit sehr aktiv geforscht wird. Man vermutet sogar, daß sich die zelluläre Immunität (im Gegensatz zur humoralen Immunität, die weitgehend für den Widerstand gegen Infektion durch Mikroorganismen zuständig ist) phylogenetisch als Überwachungsmechanismus gegen die neoplastische Zelle entwickelt hat, die eine Mutante und daher körperfremd ist. Eine karzinogene Mutation kann natürlich durch Bestrahlung ausgelöst werden, durch chemische Karzinogene, wahrscheinlich durch Viren oder durch zufällige Prozesse... Irgendein Ereignis, das zu einem kritischen Zeitpunkt die immunologische Fähigkeit herabsetzt, kann es einer mutierenden Zelle ermöglichen, zu wachsen und zu gedeihen. Manche Krebspatienten scheinen eine verminderte immunologische Fähigkeit zu besitzen, und Patienten mit stark ausgebildeten Krankheitsformen haben weniger reaktive Lymphozyten als Patienten mit kleineren Tumoren... Daher könnte hinsichtlich der Streßwirkung auf die Tumor-Immunität der Begriff des ›immunologischen Gleichgewichts‹ von Bedeutung sein« (Solomon, 1969).

Die Wirkungen von Streß auf die Entstehung und das Wachstum von Tumoren gewisser Arten sind an Versuchstieren ausführlich demonstriert worden. Sowohl bei den begrenzten Versuchen an Menschen als auch bei Tierversuchen hat es den Anschein, daß psychophysiologische Ereignisse die immunologische Fähigkeit zu einem kritischen Zeitpunkt vermindern und damit das Wachstum mutierender Zellen ermöglichen können.
Die Aktivität des Zentralnervensystems kann ebenfalls etwas mit den streßbedingten Aspekten des Krebses zu tun haben. Die Entwicklung und Funktion jedes Körperorgans ist eng verbunden mit nervalen Reizen und Entladungen. Zusammenhängende Informationen, die über die Nerven jedem Organsystem zugeleitet werden, sorgen für eine integrierte Funktion aller Organe. Wenn es zu unzusammenhängenden oder abnormen Nervenaktivitäten kommt, kann es geschehen, daß sie ein bestimmtes Organsystem beeinträchtigen und einen Zusammenbruch normaler Kontrollmechanismen einleiten. Das könnte zu einer lokalen »Blindheit« gegenüber mutierenden Zellen beitragen und ihnen gestatten, sich unentdeckt und ohne Abwehr zu vermehren. Nervensystemfunktionen sind gebunden an Informationen, die auf der Ebene der Großhirnrinde wahrgenommen werden, und an die emotionale Aktivität im Bereich des Hypothalamus. Es ist daher vorstellbar, daß emotional eingeleitete Nervenreaktionen die Bedingungen für die Entstehung von Krebs schaffen können.
Die komplexe Beziehung zwischen Hormonspiegeln, psychischem Streß und Krebsanfälligkeit wurde von Eugene Pendergrass, dem ehemaligen Präsidenten der American Cancer Society, angedeutet, der sagte:

»Soviel ich weiß, gibt es keinen Beweis dafür, daß Hormone allein die Verwandlung einer normalen Zelle in eine neoplastische herbeiführen. Man weiß jedoch, daß gewisse Hormone großen Einfluß auf die Anfälligkeit von Versuchstieren für einige Arten von Krebs haben, und es ist nicht unwahrscheinlich, daß das auch für Menschen gilt... Psychologische Faktoren haben manchmal einen merklichen Einfluß auf das Verhalten und die Wachstumsgeschwindigkeit von Krebs, sobald er einmal im menschlichen Körper aufgetreten ist. Es ist nicht unvernünftig anzunehmen, daß dies ein Ergebnis der Interaktion von psychologischen Faktoren und Hormonspiegeln ist. Ich möchte klarstellen, daß ich damit nicht sagen will, psychologische Faktoren wirkten beim Auftreten von Krebs als anfängliche, verursachende Kraft. Ich sage nur, daß sie manchmal einen Einfluß auf einen bereits bestehenden Krebs und vielleicht auch einen Einfluß auf die Anfälligkeit für Krebs haben« (Pendergrass, 1959).

Diese Bemerkung stützt sich auf zahlreiche Untersuchungen und klinische Befunde, die auf die Bedeutung emotionaler Faktoren für die Widerstandskraft des Wirtskörpers hinweisen. Wenn psychologische Streßfaktoren, die auf das Immunsystem einwirken, zu Krebs führen können, besteht die weitere Möglichkeit, daß dieser negative Prozeß umgekehrt und daß die Immunität durch streßreduzierende Praktiken gefestigt oder gefördert werden kann. Ereignisse, die einen negativen Trend zur Entwicklung psychosomatischer Krankheiten auslösen, gehören nicht notwendigerweise einer beachtlichen Größenordnung an. Methoden, die diesen Verlauf ändern, brauchen ebensowenig einer beachtlichen Größenordnung anzugehören. In den Frühstadien des Krankheitsprozesses könnten behutsame, aber gezielte Eingriffe das Gleichgewicht zugunsten der Gesundheit wiederherstellen.

Arthritis

Eine der häufigsten nicht tödlich verlaufenden Krankheiten ist die Arthritis, an der mindestens 50 Millionen Menschen in den Vereinigten Staaten leiden, wo sie die Hauptursache körperlicher Invalidität ist. Ungefähr 17 Millionen dieser Fälle sind so schwer, daß sie wegen chronischer Schmerzen ständige ärztliche Behandlung erfordern, und jedes Jahr kommt etwa eine Viertelmillion neuer Patienten dazu. In ökonomischen Begriffen wird der Zoll, den diese Krankheit durch Lohnverluste und ständige ärztliche Behandlung fordert, auf annähernd 4 Milliarden Dollar jährlich geschätzt. Was menschliches Leiden anbetrifft, ist ihr Zoll selbstverständlich unberechenbar. Die Krankheiten, die unter der Bezeichnung Arthritis zusammengefaßt werden, treten in vielen Formen einschließlich der Gicht und der Osteoarthritis auf, die die Schmerzen und die knotigen Gelenke des Alters verursacht. Die meistgefürchtete und am weitesten verbreitete Erscheinungsform dieser Krankheit ist die rheumatoide Arthritis.
Die rheumatoide Arthritis beginnt gewöhnlich im jungen Erwachsenenalter – im Durchschnitt erkrankt man mit 35 Jahren – und dauert dann bis ins Alter an. Sie tritt bei Frauen dreimal so häufig auf wie bei Männern. Der Krankheitsverlauf ist höchst unterschiedlich und spontane Erholungen und Verschlimmerungen sind

charakteristisch, wobei die Erholungen häufiger im Frühstadium vorkommen. Bei manchen Menschen führt diese Krankheit zu schweren Verkrüppelungen, bei anderen ist sie lediglich ein wenig irritierend. Laut Harrisons *Principles of Internal Medicine* »erlebt die Mehrheit der Patienten im Laufe der Jahre progressive Gelenkschäden verschiedenen Grades. Zum Glück sind viele Patienten imstande, im Beruf und im Haus zu arbeiten, aber ihre Fähigkeiten sind oft begrenzt. Eine andere Gruppe von Patienten, etwa 10 Prozent, leidet an einer unbarmherzigen, destruktiven, verkrüppelnden Krankheit, die sie zuletzt an den Rollstuhl oder ans Bett fesselt. Daneben gibt es eine andere Gruppe mit mildem, intermittierendem Krankheitsverlauf, die selten oder nie ärztliche Behandlung benötigt.« Aber auch in ihren milderen Erscheinungsformen ist die Arthritis eine Krankheit, die schwere psychologische Folgen haben kann, indem sie dem Betroffenen das Gefühl gibt, frühzeitig zu altern. Wie bei den anderen in diesem Kapitel beschriebenen Krankheiten trägt der Streßfaktor sowohl zum Ausbruch als auch zum Fortschreiten der Krankheit bei.

»Arthritis« setzt sich zusammen aus dem griechischen Wort für Gelenk (arthron) und der Endung, die »Entzündung« bedeutet. Am häufigsten betroffen sind die Schultern, Ellbogen, Hüften, Handgelenke, Finger, Knie, Knöchel und Füße. Die rheumatoide Arthritis verläuft in einer bestimmten Reihenfolge. Nehmen wir als Beispiel ein normales Fingergelenk. Die Gelenkkapsel ist mit der Gelenkinnenhaut (Membrana synovialis) überzogen, die eine Gelenkflüssigkeit oder Gelenkschmiere (Synovia) absondert. Die rheumatoide Arthritis stört die normale Funktion der Zellen der Innenhaut und veranlaßt sie, sich mit einer unnatürlichen Geschwindigkeit zu vermehren, wodurch eine Schwellung entsteht. Als nächstes schiebt sich das Gewebe der Innenhaut in das Gelenk selbst vor. In späteren Stadien füllt sie das ganze Gelenk aus, und das ungesunde Gewebe zerfrißt den Knorpel, der die Gelenkflächen der Knochen bedeckt, und den Knochen selbst, bis das Gelenk unbrauchbar geworden ist. Schließlich kann das Gelenk unter Bildung von Narbengewebe so sehr degenerieren, daß es unbeweglich und knotig wird und deformiert ist. Das ist die am weitesten fortgeschrittene und äußerst schmerzhafte Form der Krankheit.

Die Ursachen der rheumatoiden Arthritis werden nicht ganz verstanden. Eine derzeit gültige Theorie ist, daß sich der Körper buchstäblich gegen sich selbst wendet, was einen Zusammenbruch des Immunsystems bedeutet. Antikörper werden in einer autoimmunen Reaktion gegen den eigenen Körper gerichtet und verursachen Gewebeschäden. Nehmen wir als Beispiel noch einmal den Fall an, es kommt zu einer Infektion der Zellen der Gelenkinnenhaut eines Fingergelenks. In Übereinstimmung mit einer normalen Reaktion auf Infektion werden Antikörper mobilisiert, um die infizierten Zellen zu zerstören. In diesem Augenblick kommt es jedoch zu einer Fehlfunktion, denn die Antikörper können nicht zwischen gesunden und kranken Zellen unterscheiden; sie greifen die gesunden Zellen ebenso an und zerstören sie. Wenn das geschieht, beginnen die gesunden Zellen, sich rasch zu teilen, um die von den irregeleiteten Antikörpern zerstörten zu ersetzen; die Gelenkinnenhaut wuchert und leitet den oben beschriebenen selbstzerstörerischen Prozeß ein.

Die Vererbung scheint eine Rolle zu spielen und bestimmte Menschen für rheumatoide Arthritis zu prädisponieren. Es gibt ein »Rheumafaktor« genanntes Protein im Blutserum, das man bei mindestens der Hälfte aller an rheumatoider Arthritis Erkrankten und oft auch bei ihren nahen Verwandten findet. Dieser Rheumafaktor ist ein ererbtes Merkmal, das die Anfälligkeit für die Krankheit erhöht. Obwohl er auch bei Patienten mit anderen Krankheiten nachweisbar ist, kommt er in der breiten Bevölkerung selten vor. Er scheint aus zwei Antikörpern zu bestehen, und es kann sein, daß einer dieser beiden für die wahllosen Angriffe auf die gesunden Gewebe des Körpers während des arthritischen Prozesses verantwortlich ist.

Eine übliche Behandlung bei schwerer rheumatoider Arthritis ist die Verabreichung von Cortison, einer chemischen Synthese des entzündungshemmenden Kortikoids (Kortison), das von der Nebennierenrinde abgesondert wird. Das natürliche Kortikoid hat die Wirkung, die Entzündungsreaktion des Körpers auf die Infektion abzuschwächen. Bei der rheumatoiden Arthritis schreitet dieser entzündliche Prozeß ungehindert fort und greift die gesunden Zellen an. Cortison wird verwendet, um diesen Prozeß zu verlangsamen und den Körper daran zu hindern, sich selbst zu schädigen. Mit dem Fortschreiten der Krankheit werden jedoch immer höhere Cortison-Dosen erforderlich, und es kann zu ernsthaften Nebenwirkungen kommen, zum Beispiel zu einer gefährlich erhöhten Brüchigkeit der Knochen, zur Ablagerung von Fett, zum Verlust der Muskelkraft, zu Geschwüren und Psychosen. Diese Nebenwirkungen können ebenso schwächend sein wie die Krankheit selbst, und Forscher und Praktiker stehen vor der Aufgabe, bessere Behandlungsmethoden zu entwickeln.

In den Fällen, in denen man die vollständige Krankengeschichte eines Patienten kannte, konnte eine positive Korrelation zwischen Streß und Arthritis-Anfällen nachgewiesen werden. Wieder ist das Immunsystem von Bedeutung, und Streß könnte zu einer Dysfunktion dieses Systems beitragen. Die Persönlichkeit und das Verhalten des an rheumatoider Arthritis Erkrankten (wie im 4. Kapitel beschrieben) dienen der Schlußfolgerung, daß rheumatoide Arthritis mit emotionalem Streß verbunden ist, als weitere Unterstützung. Was für eine Rolle der Streß im einzelnen spielt, muß erst noch gründlicher untersucht werden. Wenn ein solcher Streß erleichtert werden kann, ist es vielleicht möglich, die immer höheren Cortison-Dosen einzuschränken und deren Nebenwirkungen zu vermeiden. Eine Kombination von Chemotherapie und Streßerleichterung wäre vielleicht wirksam gegen die chronischen Schmerzen der Arthritis.

Erkrankungen der Atemwege

Im Laufe der letzten zehn Jahre haben die Erkrankungen der Atemwege in erschreckendem Maße zugenommen. Bronchitis und Lungenemphyseme waren vor 25 Jahren noch verhältnismäßig selten, aber heute leiden daran allein in den Vereinigten Staaten beinahe 10 Millionen Menschen. Die Wissenschaftler lernen über diese Krankheiten jedes Jahr mehr, aber sie haben noch nicht bestimmen können, in welchem Maße Zigarettenrauch, verschmutzte Luft und andere Faktoren als Ursache in Betracht kommen. Auf jeden Fall aber sind Bronchitis und Emphyseme weitere unerwünschte Nebenerscheinungen des modernen Lebens.
Oft treten Bronchitis und Emphysem zugleich auf. Die Bronchitis ist eine Entzündung der unteren Luftröhre und der großen Bronchien, die die Luft zu den Lungen und von ihnen weg befördern. Oft geht ihr eine Erkrankung der oberen Atemwege oder eine längere allgemeine Erkältung voraus. Die Blutzufuhr zu den Schleimhäuten der Bronchien wird verstärkt, um bei der Überwindung der Entzündung zu helfen, und mit der Zunahme der Aktivität der weißen Blutkörperchen schwillt das Schleimhautgewebe. Die Zellen der Bronchienschleimhaut, die durch Viren oder Bakterien beschädigt wurden, sondern einen klebrigen Schleim ab, der die Bronchien zu verstopfen beginnt. Der Schleim behindert auch die Tätigkeit des mit feinen Härchen besetzten Flimmerepithels, das die Aufgabe hat, unerwünschte Bestandteile der Atemluft abzufangen, bevor sie die Lungen erreicht. Die Beein-

trächtigung des Flimmerepithels und die Anhäufung von Schleim bilden zusammen eine degenerative Spirale. So werden die normalerweise sterilen Bronchien zu einer idealen Umgebung für das Wachstum von Bakterien, das zu einer weiteren Reizung und Stauung führt. Der Husten, eines der unangenehmen Symptome der Bronchitis, ist der Körperreflex, der den dicken Schleim aus den Bronchien auswerfen soll.

Eine andere Erkrankung der Atemwege, das Emphysem, betrifft die Lungenbläschen oder Alveolen und ist gewöhnlich das Ergebnis chronischen Asthmas oder einer chronischen Bronchitis. In einer gesunden Lunge bilden die Ansammlungen winziger Bläschen eine große Oberfläche für den Austausch von Gasen, der die Atmung darstellt. Sauerstoff dringt durch die Membranen in den Blutstrom ein, während Kohlendioxid die Bläschen füllt, um beim Ausatmen ausgeschieden zu werden. In einer erkrankten Lunge reißen die Membranen der einzelnen Alveolen, und es bilden sich größere Bläschen, wodurch die für den Gasaustausch verfügbare Oberfläche stark verkleinert wird. Das Emphysem hindert den Kranken auch daran, die Lungen vollständig zu leeren. Er hat immer teilweise aufgeblähte Lungen (Emphysem bedeutet Aufblähung), die mit Kohlendioxid und anderen Abfallprodukten der Atmung gefüllt sind. Da er nicht imstande ist, die Lungen von diesen Abfallprodukten zu leeren, kann der frische Sauerstoff nur schwer die Membranen der Alveolen erreichen.

Manche Forscher behaupten, ein Emphysem könne durch eine Infektion der Bronchien und Verengung der Alveolargänge, an denen die Lungenbläschen sitzen, entstehen. Ebenso kann aber auch das Gegenteil zutreffen, nämlich daß die Aufblähung und Erweiterung der Lungenbläschen auf die feinen Verästelungen der Bronchien, die Bronchiolen, drückt und zu einer Verengung und zum Funktionsausfall führt. Aber was für eine Beziehung von Ursache und Wirkung auch zwischen den beiden Krankheiten bestehen mag: Bronchitis und Lungenemphysem können drastische Auswirkungen auf den Gesundheitszustand haben. In schweren Fällen können sie zu einem Sauerstoffmangel führen, der groß genug ist, das Hirn zu schädigen. Außerdem können sie dem Herzen zu schaffen machen, das sie zwingen, sich zu erweitern und schwerer zu arbeiten, um das Blut (gegen den größeren Widerstand) durch die erkrankten Lungen zu pumpen.

Asthma ist eine andere weitverbreitete Erkrankung der Atmung. Asthmatische Zustände sind recht häufig, und sekundäre Komplikationen, die sich aus der Krankheit selbst oder aus der Behandlung ergeben – sogar der Tod –, sind keine Seltenheit. Im

Gegensatz zu den allgemeinen Anschauungen ist das Hauptproblem des Asthmatikers nicht das Einatmen, sondern das Ausatmen. Was ihm die Atmung erschwert, ist die Einschließung von Kohlendioxid in den Lungen. Während eines Asthma-Anfalls beginnen sich die Muskeln, die die feinsten Verästelungen der Bronchien umgeben, zusammenzuziehen. Im allgemeinen geschieht dies als Folge einer emotionalen Erregung oder durch die Wirkung von Allergenen im Blut oder in der Luft. Dieser Verengungsprozeß zieht auch die Hälse der Lungenbläschen zusammen und hindert die Luft daran, ganz zu entweichen. Die natürliche Reaktion darauf ist eine Angst, die an Panik grenzt und nur weitere Spasmen und Verengungen der kleinen Bronchialmuskeln hervorruft. Bronchospasmen, das heißt Krämpfe der Bronchialmuskulatur, die charakteristisch für Asthma-Anfälle sind, können auch bei anderen Erkrankungen des Atmungssystems vorkommen, unter anderem bei Emphysemen, Bronchitis und Lungenentzündung. Solche Krämpfe der unwillkürlichen Muskeln wurden seit jeher mit emotionalem Streß und nervöser Spannung – weitergeleitet durch das autonome oder unwillkürliche Nervensystem – in Verbindung gebracht. Durch die Übung gewisser Entspannungs- und Atemtechniken ist es möglich, die glatte Muskulatur willkürlich zu entspannen, durch die die Verengung der Bronchien bewirkt wird.

Atem ist Leben, und es ist daher kein Wunder, daß Patienten, die an schweren Atemstörungen leiden, Angst und Panik empfinden. Emotionale Zustände und Formen der Atmung sind eng miteinander verbunden. Wir verwenden Ausdrücke wie »mit erstickter Stimme sprechen« oder »einen Seufzer der Erleichterung ausstoßen«, um unsere Gefühle anzudeuten. Die Atmung wird unregelmäßig bei Ärger, langsam und tief bei Entspannung, rasch bei Angst oder Streß. Die im vierten Teil beschriebenen Techniken der Streßreduzierung können alle dazu verwendet werden, Atemstörungen zu erleichtern. Wenn seelische und emotionale Zustände die Atmung beeinträchtigen, kann auch das Gegenteil der Fall sein. Langsames, rhythmisches Atmen kann einen ängstlichen emotionalen Zustand in einen verhältnismäßig ruhigen verwandeln und den Körper von vielen anderen schädlichen Wirkungen der Angst befreien. Die Übung einer richtigen Atmung ist eine der wichtigsten Techniken, die uns zu Gebote stehen – nicht nur für die Behandlung von Atemstörungen, sondern auch um die Angst zu erleichtern, die mit allen psychosomatischen Krankheiten verbunden ist.

Jenseits der Krankheit

Dieses Kapitel hat sich nur mit den am weitesten verbreiteten und schädlichsten Krankheiten befaßt, von denen die gegenwärtigen westlichen Gesellschaften heimgesucht werden. In unterschiedlichem Grade sind sie alle streßbedingt. Daneben gibt es noch eine lange Reihe anderer Krankheiten, deren psychosomatischer Ursprung allgemein anerkannt wird, aber es würde Bände füllen, sie alle zu untersuchen und ihre Streßkomponente zu analysieren. Die Rolle des zu großen Stresses bei den genannten schwereren Krankheiten wie kardiovaskulären Leiden und Krebs beweist hinlänglich, daß der Schulung in der Streßreduzierung für die Erhaltung der Gesundheit und in der vorbeugenden Medizin die höchste Priorität zukommt.

Die meisten Menschen erkennen die subtilen Wechselwirkungen zwischen Körper und Geist zum erstenmal, wenn sie erkranken. Der Krebsforscher O. Carl Simonton schreibt: »Um die Vorstellung wirklich zu begreifen, daß sie (die Patienten) die Immunmechanismen ihres Körpers geistig beeinflussen können, müssen sie erst gewahr werden, daß ihr Geist, ihre Emotionen und ihr Körper als Einheit arbeiten und nicht voneinander getrennt werden können... (und) daß eine geistige und psychische ebenso wie eine körperliche Beteiligung bei der Entwicklung ihrer Krankheit vorhanden war« (Simonton und Simonton, 1975). Diese Einsicht eröffnet dem Geist eines Menschen die Möglichkeit der Selbstheilung. Gesundheit ist gegeben, wenn Geist und Körper harmonisch zusammenarbeiten, und zur Krankheit kommt es, wenn Streß und Konflikte diese Harmonie stören. Mit diesem einen, einfachen Konzept ist es möglich, die subtilen Vorgänge zu erforschen, durch die psychologische Faktoren das individuelle Wohlbefinden im höchsten Grade zu steigern vermögen.

Auf seine eigene Laufbahn in der medizinischen Forschung zurückblickend, befaßte sich René Dubos mit der Frage zukünftiger Wege der Gesundheitsfürsorge. Er sagte in einem langen, in den *Medical World News* abgedruckten Interview: »Ich zweifle nicht an der Wichtigkeit der Schutzimpfung und der Antibiotika für die Bekämpfung von Krankheiten, aber das Feld der Zukunft wird das Studium der physiologischen Bedingungen – aller, von der Ernährung bis zu emotionalen Störungen – und der Art ihrer Wirkung auf die Krankheitsanfälligkeit sein« (Dubos, 1975). Zweifellos wird die Forschung auf diesen Gebieten noch viele Jahre lang weitergehen. Schon heute ist aber, auch ohne empirische Bestätigung, der täglich Zoll, den der Streß und seine Krankheiten fordern, völlig eindeutig zu erkennen.

Dieses Kapitel beschließt unsere Untersuchung der streßbedingten Krankheiten, die wir von ihrer Vorausbedingung einer exzessiven Störung des neurologischen Gleichgewichts über die Streßauslöser oder die verantwortlichen Lebensereignisse und durch ein Persönlichkeitsprofil bis zu einer bestimmten Erkrankung verfolgt haben. Jedes Schema muß beim gegenwärtigen Stand der theoretischen und klinischen Forschung unvollständig sein, aber es kann allein schon dadurch eine nützliche Funktion erfüllen, daß es die Lücken in der gegenwärtigen Forschung aufzeigt. Sobald es einmal möglich sein wird, die ersten Signale dieses Ablaufs zu entdecken, die eine Krankheitsneigung anzeigen, können vorbeugende Maßnahmen einschließlich der Streßreduzierung eingeleitet werden. Doch es ist immer leichter, ein Problem zu analysieren, als eine wirksame Lösung vorzuschlagen, und das trifft auch auf die vorbeugenden Techniken zu. Die im vierten Teil beschriebenen Methoden erfordern alle noch weitere Forschung und Verfeinerung. Nichtsdestoweniger ist in der medizinischen Wissenschaft der Augenblick gekommen, sich von der Heilung der Krankheit der vorbeugenden Behandlung und der Schaffung und Erhaltung eines bestmöglichen Gesundheitszustandes zuzuwenden.

Vierter Teil
Methoden der Streßbeherrschung

6
Meditation

Aufzeichnungen und phänomenologische Berichte über meditative Übungen gehen über zweitausend Jahre zurück, aber erst in jüngster Zeit wurden empirische Untersuchungen über den psychophysiologischen Nutzen der Meditation durchgeführt. Die bei der Meditation auftretenden Veränderungen des psychophysiologischen Zustands eines Individuums scheinen das Gegenteil der Charakteristika von Streßreaktionen zu sein. Von den frühen Untersuchungen an indischen Yogis und Zen-Mönchen bis zu den neueren an Meditierenden in den Vereinigten Staaten läßt sich ein konsistentes neurophysiologisches Muster erkennen. Zu den größeren Veränderungen, die während der Meditation stattfinden, gehören eine Verlangsamung der Atmung und der Herzschlagfolge, eine Verringerung des Sauerstoffverbrauchs, eine Senkung oder Stabilisierung des Blutdrucks und eine Abnahme der elektrischen Leitfähigkeit der Haut. Außerdem zeigt das EEG (das Elektroenzephalogramm, das die Hirnstromtätigkeit aufzeichnet) charakteristische Veränderungen während der Meditation. Es muß festgehalten werden, daß diese Hirnstrombilder nicht dieselben sind wie bei einem Schlafenden. Die Reaktionen auf äußere Reize gleichen denen eines Menschen im Wachzustand, da die richtig durchgeführte Meditation nicht von Schläfrigkeit begleitet ist. Diese Änderungen sind in beinahe jeder Hinsicht das Gegenteil von W. B. Cannons Kampf-oder-Flucht-Reaktion oder dem Verteidigungs-Alarmsyndrom der Erregung. Aus diesen vorläufigen Beobachtungen und aus meiner eigenen klinischen Erfahrung mit Biofeedback und Meditation geht mit großer Wahrscheinlichkeit hervor, daß die genannten Veränderungen ein positives

Gegenmittel für die Verhütung oder Erleichterung lang anhaltender Streßreaktivität sind. Die ständige Erregung des Sympathikus entspricht Angstzuständen und ist mitbeteiligt an einer Reihe streßbedingter Krankheiten von Hypertonie (Sternbach, 1966) bis Krebs (Simonton und Simonton, 1975). Da die Meditation imstande ist, ein Reaktionsschema hervorzurufen, das durch eine Hemmung des sympathischen Nervensystems gekennzeichnet ist, darf man logischerweise annehmen, daß sie bedeutende klinische Möglichkeiten für die Erleichterung streßbedingter Krankheiten und für die Abwehr der schädlichen Wirkungen des normalen täglichen Stresses bietet.

Das Wesen der Meditation

Es gibt viele Formen der Meditation, von denen einige auf den Grundprinzipien der östlichen Tradition beruhende, für den Westen entwickelte Techniken sind. Doch bevor wir weitergehen, ist es nötig zu definieren, was Meditation ist, und die falsche Vorstellung zu korrigieren, Meditation sei Kontemplation, Grübeln oder Nachdenken über einen Begriff. Die Meditation ist eine erlebnismäßige Übung, die die gegenwärtige Aufmerksamkeit eines Menschen erfordert, aber sie beinhaltet keine Glaubenssysteme oder andere kognitive Prozesse. Die Meditation darf auch nicht mit einer lang anhaltenden, selbstinduzierten Lethargie verwechselt werden. Das Nervensystem braucht Intensität und eine Anzahl äußerer Reize, um seine richtige Funktion beizubehalten.

In der östlichen Tradition arbeitet der Meditierende auf einen psychologischen Zustand hin, der transzendentales Bewußtsein oder *satori* genannt wird. Es gibt zwei Grundmethoden, diesen Zustand zu erreichen: 1. *Beschränkung oder Ausrichtung der Aufmerksamkeit* auf einen Gegenstand der Meditation wie beim Chakra Yoga und Rinzai Zen; oder auf ein Mantra wie beim Mudra Yoga, Tantra Yoga und Sufismus und bei der Transzendentalen Meditation; oder auf einen physiologischen Vorgang (Empfindungen im Körperinnern) wie bei den Kundalini-Yoga-Übungen. 2. *Öffnung der Aufmerksamkeit*, wobei sich der Meditierende in einen Zustand unabgelenkter Empfänglichkeit für äußere und innere Reize versetzt wie bei der Zen-Meditation oder dem Soto Zen. Beiden Methoden liegt der fundamentale Prozeß der Meditation zugrunde, die *Herrschaft über die Aufmerksamkeit* zu gewinnen. Das Ziel dieser Herrschaft ist, »ein Bewußtsein zu entwikkeln, das es jedem Reiz erlaubt, in dieses einzudringen ohne unseren üblichen Auswahlprozeß, ohne die übliche Abstimmung oder Informationsselektion der Theorienbildung und ohne die übliche Katalogisierung« (Naranjo und Ornstein, 1971). Der Meditierende schaltet seine gewöhnlichen kognitiven Prozesse aus, um eine direkte Wahrnehmung der Reize ohne vorgefaßte Meinungen zu erleben.

Wesentlich für alle Meditationssysteme ist die Konzentration. Der Meditierende lernt, seine Aufmerksamkeit während immer längerer Zeitspannen fest auf eine gegebene Aufgabe zu richten. Diese konzentrierte Aufmerksamkeit überwindet die übliche Gewohnheit des Geistes, rasch von einem Gegenstand zum anderen zu wandern. Wenn die unaufhörliche Aktivität des Geistes stillgelegt ist, erlebt der Meditierende den Aspekt seines Seins, der vor seinen Gedanken und vor der Aufmerksamkeit selbst kommt und sich von diesen unterscheidet. Das ist dann der Zustand, der als transzendentales Bewußtsein, kosmisches Bewußtsein oder *satori* bezeichnet wird.

Dieses Ziel mag trügerisch einfach erscheinen, aber wenn Sie einmal ernsthaft versucht haben, Ihren Geist zu beruhigen oder Bilder an ihm vorüberziehen zu lassen, ohne daß eines davon zur Ablenkung wird, werden Sie verstehen, warum Übung und Ausdauer so wichtig sind, wenn Sie Erfolg haben wollen. Die geistige Aktivität ist ein launisches und nicht leicht zu beherrschendes Phänomen. Sie scheint ein ganz eigenes Leben zu haben. Wenn Sie Ihren Willen anstrengen und ruhig zu werden versuchen, ist es sehr wahrscheinlich, daß man Ihnen beharrlich und verstockt den Gehorsam verweigert. Ihr Geist springt ungebeten von einem Gedanken oder Gegenstand zum anderen – trotz Ihrer Anstrengung, eine solche Tätigkeit auszuschalten. Durch Übung und Versuche, die für Sie persönlich am besten geeignete Methode zu finden, können Sie allmählich die Fähigkeit entwickeln, Ihre Aufmerksamkeit zu regeln und die überwältigende Tendenz des Geistes zu reduzieren oder zu korrigieren, eine unaufhörliche Aktivität zu entfalten und Ablenkungen zu schaffen. Wenn Sie so weit sind, zeigt sich der subtile Nutzen der Meditation schon etwas deutlicher.

Mehrere Punkte müssen noch geklärt werden, bevor der klinische Beweis für den Wert der Meditation als streßreduzierender Technik untersucht werden kann. Obwohl empirische Versuche gezeigt haben, daß die Meditation streßreduzierend wirkt, ist zu bedenken, daß der Streß selbst ein komplexes Phänomen mit vielen Facetten ist, das vielleicht vieler Dimensionen der Korrektur bedarf. Wenn Techniken der tiefen Entspannung wie die Meditation am wirksamsten funktionieren sollen, müssen sie unter der Führung von jemandem angewandt werden, der in der besonderen, von Ihnen gewählten Methode geschult ist. Obwohl in diesem Kapitel die verschiedenen Techniken so ausführlich beschrieben werden, daß Sie selbst mit ihnen zu experimentieren beginnen können, sollten Sie den Rat und die Hilfe von Menschen nicht unterschätzen, die mit der Technik, die Sie anzuwenden wünschen, gründlich vertraut sind. In den Anfangsstadien der Meditationsübungen wird sich der Nutzen hauptsächlich in körperlicher Hinsicht bemerkbar machen. Sie werden sich eines subjektiven Gefühls der tiefen Entspannung und einer Entlastung der Körpermuskulatur bewußt werden. Später kann Ihre Übung problematischer werden, wenn Sie nämlich zu den mehr psychologischen Aspekten der Meditation übergehen. Gedanken, Phantasien, Bilder, persönliche Schwierigkeiten und neue innere Ablenkungen können auf Ihr Bewußtsein einwirken und Ihre Aufmerksamkeit von einem Zentrum der Meditation ablenken. Für viele Menschen kann das ein schwieriger und entmutigender Augenblick sein, aber gerade in diesem Augenblick kann ein Mensch mit guter Schulung eine unschätzbare Hilfe sein, besonders wenn er mit Ihrer psychologischen Orientierung und mit dem, was Sie allgemein von der Meditation erwarten, vertraut ist. Jeder Mensch ist etwas Einzigartiges, und ob er meditative Übungen aufnimmt, um sich von Streß zu befreien, oder um einer inneren Bewußtseinserforschung willen – immer werden unvermeidlich kleine, aber entscheidende Anpassungen vorgenommen werden müssen, um seine besonderen Bedürfnisse zu befriedigen.

Ferner ist zu beachten, daß zur Meditation auch eine bestimmte Einstellung gehört, die für den einzelnen sehr viel mit ihrem Erfolg oder Mißerfolg zu tun haben kann. Diejenigen, die meditieren, haben sich dafür entschieden. Sie haben eine eigene Wahl getroffen und beginnen daher mit einer positiven Prädisposition für die Meditationsübung, die vielleicht bei Skeptikern nicht vorhanden ist, denen man die Meditation nur vorschlug oder für die sie eine mystische Flucht vor der Wirklichkeit bleibt. Offensichtlich wird eine positive Grundeinstellung die Erfolgsaussichten erhöhen und den Entschlossenen mit großer Wahrscheinlichkeit dazu bewegen, fleißig zu üben und so die kumulativen Wirkungen zu erleben, die dem Dilettanten ebenso entgehen wie dem Skeptiker. Wer mit der Meditation beginnt, hat sich in einem gewissen Sinne auch schon einem mit ihr verbundenen philosophischen System verpflichtet. Dieser Faktor der Einstellung des Individuums bei der Aufnahme der Meditationsübungen darf nicht unterschätzt werden, wenn man die positiven Wirkungen solcher Übungen verstehen will. Es sollte klar sein, daß die psychologischen Änderungen mit den physiologischen in einem komplexen Spektrum von Phänomenen zusammenwirken, die von der einfachen Schulung in tiefer Entspannung der Muskeln bis zur religiösen Konversion reichen. Wenn auch die relative Bedeutung dieser beiden Variablen bei der Bewirkung einer Persönlichkeits- und Verhaltensänderung noch unbekannt ist, so zeigen doch Untersuchungen über Emotionen und psychedelische Drogen, daß physiologische und einstellungsmäßige Komponenten zusammenarbeiten und gemeinsam größere Wirkungen hervorbringen können als jeder Faktor für sich allein.

Drastische Änderungen des Lebensstils gehören nicht zu einer wirksamen Meditation. Man hat in letzter Zeit ein Überhandnehmen von Bewegungen mit dem Ziel der Erhöhung des menschlichen Potentials, quasi-religiösen Systemen der Beherrschung des Geistes und Selbsthilfe-Seminaren erlebt, von denen sich viele sehr stark auf eine Gruppengestalt und die Übernahme bestimmter Einstellungen und Überzeugungen stützen, die zu einer ziemlich elitären Überlegenheit der Mitglieder beitragen. Der Bewegung anzugehören, ist wichtiger als jeder reale Nutzen, den man von ihr haben kann. Es muß mit allem Nachdruck gesagt werden, daß dies kein wesentlicher Aspekt der Meditationsübungen ist. Obwohl die gewählte Meditationstechnik mit einer bestimmten religiösen Disziplin verbunden sein kann (oder auch nicht), bleibt sie vor allem eine höchst individuelle Übung. An Ihnen liegt es, ob sie Ihnen nützt. Selbst wenn die von Ihnen gewählte Übung religiöser Herkunft ist, reicht Ihre Bindung an sie, wie schon gesagt, von der bloßen Anwendung der Technik zur Entspannung der Muskeln bis zur Bekehrung. Sie haben die Wahl. Eine wirksame Meditation erfordert von Ihnen keineswegs, daß Sie sich an strenge Gruppennormen halten oder Ihr Leben in die Hände eines geistlichen oder weltlichen Führers legen. Sie ist etwas, was Sie selbst und für sich selbst tun, um sich in einem tieferen Sinne selbst zu erkennen.

Die meisten Formen der Meditation, die in der westlichen Kultur die größte Verbreitung gefunden haben, gehen auf nur zwei spezifische Grundformen zurück: die Zen-Meditation, die hauptsächlich durch die Arbeit von Alan Watts und D. T. Suzuki eingeführt wurde, und die Transzendentale Meditation, die Maharishi Mahesh Yogi in den Vereinigten Staaten bekannt machte.

Beide Systeme sind gekennzeichnet durch einen geringen Erregungszustand und durch das Vorherrschen von Alphawellen im EEG. Sie eignen sich daher sehr gut für eine an zu hohem Streß leidende Kultur, insofern als sie einen Entspannungszustand herbeiführen, aber sie sind nicht die einzigen Methoden oder Systeme der Meditation. Es gibt noch Systeme wie den Kriya Yoga, Kundalini Yoga und Karma Yoga, die einen hohen Erregungszustand und eine extreme aktive Teilnahme befürworten. Tatsächlich existieren zahllose Formen der Meditation, und die hier dargestellten sind eben diejenigen, die den Bedürfnissen unserer Gesellschaft am besten zu entsprechen scheinen.

Eine Schlußbemerkung noch, die beachtet werden sollte: Die Meditation ist nur *eine* Komponente des Gesamtverhaltens des Individuums. Meditationsübungen sind kein Allheilmittel, das alle Probleme und Lebensbedürfnisse eines Menschen lösen oder befriedigen wird. Obwohl sich die Meditation positiv auf das ganze Leben eines Menschen auswirken kann, ist sie keineswegs ein Ersatz für andere Tätigkeiten. Meditationsübungen können, wenn sie regelmäßig und maßvoll ausgeführt werden, alle anderen Aspekte des Lebens eines Menschen fördern, aber nicht ersetzen.

Unter Berücksichtigung dieser Vorbehalte und Warnungen kann allerdings gesagt werden, daß Meditationsübungen der Erhaltung der Gesundheit dienen und über ein Stadium durchschnittlicher Gesundheit hinausführen zu einem Zustand verbesserter Gesundheit und Aktivität. Im ersten Teil dieses Buches wurde sehr viel Zeit darauf verwendet, psychophysiologische Krankheiten zu definieren und zu erläutern. Es kann aber sehr viel getan werden, um diese schweren Leiden zu korrigieren oder zu verhüten. Zu den wirksamsten Methoden, die angewandt werden können, gehören die Meditationsübungen. In diesem und den folgenden Kapiteln werden Beispiele dieser verschiedenen Methoden vorgestellt, um dem einzelnen Leser zu helfen, die richtige individuelle Wahl zu treffen.

Wissenschaftliche Beweise für die Rolle der Meditation bei der Erleichterung von Streß

Es herrscht sicherlich kein Mangel an Literatur über die Wirkungen der Meditation. Bis heute gibt es über 400 Artikel und Studien über die psychophysiologischen Änderungen, die während der

Meditationsübungen eintreten. Die ersten Untersuchungen wurden hauptsächlich an Zen-Meistern und indischen Yogis vorgenommen, die die Beherrschung autonomer Vorgänge in einem erstaunlichen Grad demonstrierten. In jüngerer Zeit hat man sich mit Meditierenden im Westen beschäftigt, vor allem mit solchen, die die Transzendentale Meditation und eine indische Form ausüben, die Shavasana oder »Leichen-Lage« genannt wird. Spätere Abschnitte dieses Kapitels werden die Grundprinzipien der Transzendentalen Meditation, der Zazen oder Zen-Meditation und des Shavasana behandeln und genug Information enthalten, die es Ihnen ermöglicht, selbst mit Versuchen zu beginnen. Zumindest können Sie entscheiden, welche Form Ihnen am meisten zusagt, wenn Sie sich der Meditation ernsthaft zuwenden wollen. Vorerst gilt das Hauptinteresse noch Experimenten, die angestellt wurden, um die Möglichkeiten der Meditation bei der klinischen Behandlung von psychosomatischen oder streßbedingten Krankheiten zu beurteilen.

Zahlreiche Untersuchungen haben bewiesen, daß die Meditation psychologisch und physiologisch erfrischender ist und die Energie besser wiederherstellt als tiefer Schlaf (Wallace, 1970; Stroebel, 1975). Tatsächlich berichten viele Meditierende, daß sie merklich weniger Schlaf benötigten, nachdem sie mit der Meditation begonnen hatten (Bloomfield, Cain und Jaffe, 1975). Dieser geringere Schlafbedarf pro Nacht ist oft einer der ersten Vorteile, der von Neulingen bemerkt wird, und er scheint darauf hinzuweisen, daß während der Meditation ein tiefer regenerativer Prozeß stattfindet. Psychophysiologische Zustände, die während einer erfolgreichen Meditation erreicht werden, unterscheiden sich recht beträchtlich von denen des normalen Wachbewußtseins oder des Tiefschlafs. Daraus ergeben sich bedeutende Folgerungen für die Reduzierung von Streß und die Verbesserung der Gesundheit und des Energieniveaus.

Schon 1935 zeichnete die französische Kardiologin Thérèse Brosse (1946) bei indischen Yogis eine Beherrschung der Herzschlagfolge auf, die eine hohe Fähigkeit des Willens, autonome Funktionen zu beeinflussen, anzeigte. Diesem Phänomen wurde in der Psychophysiologie und Medizin des Westens erst in jüngster Zeit Glauben geschenkt. Eine andere frühe Studie an indischen Yogis, von denen die meisten den Hatha Yoga praktizierten, hatte eine speziellere Bedeutung für die Meditation als Hilfsmittel der Streßreduzierung (Bagchi und Wenger, 1959). In 98 Meditationssitzungen stellten diese Forscher das folgende charakteristische Schema physiologischer Änderungen während der Meditation

fest: 1. Eine extreme Verlangsamung der Atmung auf 4 bis 6 Atemzüge pro Minute. 2. Eine mehr als 70 Prozent betragende Zunahme des elektrischen Widerstands der Haut, die einen Zustand der tiefen Entspannung anzeigte. 3. Ein Vorherrschen der Alphawellen in der Hirnstromtätigkeit. 4. Eine Verlangsamung der Herzschlagfolge von normal 72 auf 24 Schläge pro Minute. Jede dieser Änderungen der physiologischen Aktivität zeigte, daß die Meditierenden während ihrer Übung einen Zustand tiefer Entspannung erreichten. Von dieser Arbeit ausgehend, überprüften Anand, Chhina und Singh (1961) die Elektroenzephalogramme von vier Yogis im *samadhi*, dem Zustand der vollkommenen Erfüllung oder Erleuchtung. Ihrer Untersuchung zufolge produzierten die Yogis während der Meditationsperioden reichlich Alphawellen und waren durch äußere Reize wie grelles Licht, laute, knallende Geräusche, Verbrennungen mit heißen Glasröhren oder die Schwingungen einer Stimmgabel nicht im mindesten abzulenken. Diese Untersuchung schien darauf hinzuweisen, daß irgendeine Verbindung zwischen hoher Alpha-Aktivität und der Fähigkeit zur autonomen Kontrolle besteht.
Zwei japanische Psychiater, Kasamatsu und Hirai (1966), nahmen eine gründliche Untersuchung an vier Männern vor, die Rinzai oder Soto Zen genannte Varianten der buddhistischen Meditation praktizierten. Heute gilt ihre Arbeit als eine der definitivsten in bezug auf die im EEG angezeigten, durch Meditation herbeigeführten Zustände. Ihre Untersuchungen zeigten: 1. In den Hirnstrombildern der Zen-Meister herrschten Alphawellen vor. 2. Schläfrigkeit konnte als Ursache des erreichten Zustands der tiefen Entspannung ausgeschaltet werden, da die EEG-Aufzeichnungen auf Einschlafen überprüft wurden. 3. Alphawellen dauerten auch bei offenen Augen an (für die meisten Menschen ist es sehr schwer, mit offenen Augen eine vorherrschende Alpha-Aktivität aufrechtzuerhalten). 4. Es bestanden, wie das EEG zeigte, keine Ähnlichkeiten mit hypnotischer Trance. 5. Je mehr Jahre Zen-Schulung diese Männer gehabt hatten, desto mehr Änderungen spiegelten sich im EEG wider. 6. Die Bewertung der meditativen Fähigkeiten von Studenten durch den Meister entsprach sehr genau dem Verhältnis von Alpha- und Thetawellen in den Aufzeichnungen. (Theta- oder Zwischenwellen mit 4 bis 7 Schwankungen pro Sekunde sind charakteristisch für »Dösen« und Einschlafen. Anm. des Übers.) Diese Zen-Meister befanden sich eindeutig in einem Zustand der tiefen Entspannung, in dem sie durch äußere Einflüsse kaum ablenkbar waren. Die Einzelheiten dieser Studien und die aus ihnen abgeleiteten Folgerungen für

die transpersonale Psychotherapie und die Erforschung des menschlichen Bewußtseins werden erörtert in *Consciousness: East and West* (Pelletier und Garfield, 1976). Die Experimente mit Meditierenden aus dem Osten haben Untersuchungen über die Wirkungen der Meditation auf ihre Anhänger im Westen neuen Auftrieb gegeben. Obwohl die Ergebnisse dieser Untersuchungen nicht so deutlich ausgeprägt sind wie die mit den Meistern aus dem Osten erzielten, zeigen die Daten doch eine auffällige Ähnlichkeit, und sie weisen auf merkliche psychophysiologische Änderungen während der Meditation hin.

Da uns hier die Meditation hauptsächlich als Hilfe bei der Streßerleichterung interessiert, ergibt sich eine wichtige Frage, mit der man sich beschäftigen sollte. Die meisten der im Westen praktizierten Formen der Meditation erfordern ein oder zwei 15 bis 30 Minuten dauernde Sitzungen täglich. Die Bedeutung der Meditation als Mittel der Streßerleichterung im täglichen Leben wäre aber nur sehr gering, wenn ihre Wirkungen nur zeitweilig und auf die Meditation an sich beschränkt wären. Bei jeder klinischen Bewertung eines Verfahrens wie der Meditation ist zu beachten, daß alle etwaigen Besserungen, die in der Klinik eintreten, auch in das tägliche Leben des Patienten übertragen werden müssen. Ohne diese Übertragung ist die Therapie trotz der merklichen Besserung in der klinischen Situation wahrscheinlich von minimaler Wirksamkeit. Wenn im umgekehrten Falle die Wirkungen der Meditation übertragen werden und den Patienten nachhaltig beeinflussen, ist sie mit großer Wahrscheinlichkeit bei der klinischen Behandlung von Streß und Streßkrankheiten von Wert. Die Untersuchungsergebnisse zeigen, daß ein solcher Übertragungseffekt tatsächlich besteht. Man stellte fest, daß Meditierende in höherem Maße psychisch stabil (Schwartz und Goleman, 1974), hinsichtlich der autonomen Funktionen stabil (Ormé-Johnson, 1973) und weniger ängstlich sind (Ferguson und Gowan, 1973; Linden, 1973; Nidich, Seeman und Dreskin, 1973) und daß sie eine innere Beherrschtheit empfinden, die anzeigt, daß ein Mensch das Gefühl hat, in der Welt erfolgreich zu handeln und nicht ein passives Opfer der umweltbedingten Umstände zu sein. Eine Besserung auf all diesen Gebieten ist ein wesentliches Ziel der Psychotherapie und der psychosomatischen Medizin.

Einer der Gründe dafür, daß die Meditation diesen Übertragungs- oder Dauereffekt hat, ist darin zu sehen, daß sie dem Menschen hilft zu lernen, einen niedrigen Erregungszustand der neurophysiologischen Funktionen beizubehalten. Ein gemeinsamer Nenner der meisten Meditationsübungen ist, daß sie Streßreaktionen auf bedrohliche Reize dämpfen. Ein Forscher, der eine Methode der systematischen Desensibilisierung für die Behandlung von Phobien entwickelte, schlug den Begriff der »gegenseitigen Hemmung« vor (Wolpe, 1958). Bei der gegenseitigen Hemmung wird Entspannung als das direkte physiologische Gegenteil von Spannung und Angst gesehen. Nach Wolpe verhindert daher die Herbeiführung des entspannten Zustandes in Gegenwart bedrohlicher Reize die Streßreaktivität. Diese Herbeiführung eines entspannten Zustandes angesichts streßhafter Situationen liegt aber allen meditativen Behandlungen von Streß und streßbedingten Krankheiten zugrunde.

Ein solches Ziel kennzeichnete auch Edmund Jacobsons Techniken der progressiven Entspannung, die 1928 entwickelt wurden, wie auch viele neuere therapeutische Systeme. Wenn ein Individuum lernen kann, auf Streßreize, bei denen eine Kampf-oder-Flucht-Reaktion nicht angebracht wäre, durch die Herbeiführung eines Zustandes entspannter, nicht erregter physiologischer Funktionen zu reagieren, wird es imstande sein, die Folgen einer längeren Streßreaktion zu vermeiden. Obwohl es viele mitwirkende Faktoren gibt, ist die Fähigkeit eines in der Meditation Geübten, sich, wenn nötig, in diesen Zustand zu versetzen, der wichtigste einzelne Faktor für den Erfolg der Meditation als streßreduzierender Technik. Es gibt auch Hinweise darauf, daß mit ausreichendem Training die Fähigkeit, die normale Reaktion auf eine streßhafte Situation durch einen Zustand niedriger Erregung zu ersetzen, zur Gewohnheit werden kann (Stoyva und Budzynski, 1973). Mit anderen Worten, wenn sich ein geschultes Individuum einer Drohung ausgesetzt sieht, die es nicht vermeiden oder überwinden kann, vermag es beinahe automatisch auf einen Zustand der gedämpften Erregung des Sympathikus umzuschalten. Es ist wichtig festzuhalten, daß die Meditation zusätzliche kortikale Hemmungseffekte hervorruft, die über die durch Entspannung ausgelösten hinausgehen. Die Fähigkeit eines in der Meditation Geübten, sich in einen Zustand zu versetzen, der das genaue psychologische und physiologische Gegenteil der Kampf-oder-Flucht-Reaktion darstellt, ist eindeutig eine sehr nützliche Art von Adaption. Mit diesem Schema der verminderten neurophysiologischen Erregung kann eine verbesserte emotionale und psychische Stabilität und eine erhöhte Fähigkeit verbunden sein, mit dem Druck des täglichen Lebens fertigzuwerden.

Bei vielen die Meditation betreffenden Studien wurde auch der Hautwiderstand gegen elektrischen Strom oder die hautgalvanische Reaktion gemessen. Die Leitfähigkeit der Haut ist eine der

Variablen, die mit dem Polygraphen oder »Lügendetektor« gemessen werden. Wenn jemand nervös oder ängstlich ist, neigt er zum Schwitzen, obwohl diese Änderung so geringfügig sein kann, daß sie mit dem bloßen Auge nicht wahrnehmbar ist. Die Feuchtigkeit auf der Haut erhöht die Leitfähigkeit für einen elektrischen Strom, der zwischen zwei an beliebigen Punkten der Haut angesetzten Elektroden fließt und mit einem an die Elektroden angeschlossenen Galvanometer in Ohm gemessen wird. Wenn die durch Schwitzen verursachte Feuchtigkeit die Leitfähigkeit erhöht, nimmt der Widerstand gegen den Strom ab. Wird jemand also ängstlicher, so läßt sich ein *geringerer* Widerstand ablesen. Umgekehrt erhöht eine durch Entspannung trockene Haut den Widerstand gegen den Strom, und auf dem Galvanometer wird ein *höherer* Widerstand abgelesen. Das Verständnis dieses umgekehrten Verhältnisses ist wichtig für die Betrachtung mehrerer größerer Untersuchungen bezüglich der Meditation als adaptiver Streßreaktion.

In einer Studie mit dem Titel »Meditation as an Intervention in Stress Reactivity« (Goleman, 1976) konzentrierte sich Daniel J. Goleman stark auf Messungen der elektrischen Leitfähigkeit der Haut. Dreißig von den 60 am Experiment beteiligten Personen meditierten und hatten eine mehr als zweijährige Erfahrung in Transzendentaler Meditation, und die anderen 30 meditierten nicht. Sie interessierten sich zwar für Meditation und Yoga, übten aber keines von beiden aus. Die Versuchspersonen erhielten beim Beginn des Experiments aufs Geratewohl eine von drei Anweisungen: 1. Meditieren. 2. Entspannung mit offenen Augen. 3. Entspannung mit geschlossenen Augen. Zu denen, die aufgefordert wurden zu meditieren, gehörten sowohl Meditierende als auch Nichtmeditierende. Die Erfahrenen praktizierten die Transzendentale Meditation, und den unerfahrenen Kontrollpersonen brachte man eine einfache Meditationstechnik nach dem Muster der Transzendentalen Meditation bei. Nach zwanzig Minuten wurden alle Versuchspersonen aufgefordert, die Augen zu öffnen und auf einen Bildschirm zu sehen, auf dem in fünf Minuten ein Film beginnen sollte. Dieser Film mit dem Titel *Es hätte nicht passieren müssen* wurde bei einer Reihe von Studien über autonome Streßreaktionen als Streßreiz verwendet (Lazarus et al., 1962). Er war ursprünglich gedreht worden, um Sägewerksarbeitern Sicherheitsmaßnahmen vor Augen zu führen, und sein Inhalt ist so beschaffen, daß er bei Betrachtern starke Streßreaktionen auslöst. Der Film zeigt drei von Schauspielern dargestellte Arbeitsunfälle, die durch schlechte Sicherheitsvorkehrungen verursacht werden.

In einem Fall werden einem Arbeiter die Finger aufgerissen, im zweiten verliert ein Arbeiter einen Finger, und im dritten wird ein unbeteiligter Zuschauer getötet: Er war in seiner Sorglosigkeit einer Kreissäge zu nahe gekommen, und ein schmales Brett wurde ihm mitten durch den Leib getrieben. Während der Meditationsperiode und während der Vorführung des Films wurden bei jeder Versuchsperson in Abständen von 30 Sekunden die hautgalvanische Reaktion und der Puls gemessen.

Wie vorauszusehen, beschleunigte sich der Puls und stieg die Leitfähigkeit der Haut als direkte Reaktion auf die Wirkung der gezeigten Unfälle. Interessanterweise erbrachte aber diese Studie ein unerwartetes Ergebnis. Bei den in der Meditation Geübten war eine starke Erhöhung der Leitfähigkeit der Haut unmittelbar vor jedem der Betriebsunfälle zu beobachten – aber auch eine größere allgemeine Entspannung nach der Vorführung der Episoden. Auf den ersten Blick könnte man daraus schließen, daß die Meditierenden eine stärkere automatische Streßreaktion hatten als die Nichtmeditierenden und daß die Meditation daher als Mittel der Linderung der schädlichen Streßreaktionen von geringem Nutzen sei. Doch das ist nicht notwendigerweise der Fall. Ihre Reaktionen lassen sich auch so deuten, daß sie eine erhöhte Reaktivität auf Umweltreize unmittelbar vor dem Streß (das heißt antizipatorisch) und während des Stresses zeigten, daß darauf aber als Rückwirkung eine größere Entspannung und eine raschere Rückkehr zur physiologischen Homöostase folgten, sobald der Streß vorüber war. Bezeichnenderweise stimmt das mit einem der wesentlichen Ziele aller meditativen Systeme überein, nämlich die Wahrnehmung des Meditierenden und seine Empfindlichkeit für innere und äußere Vorgänge zu schärfen (Pelletier, 1974). Das befähigt das Individuum, stärker auf seine Umwelt zu reagieren, und ermöglicht es ihm zugleich, sich rascher zu erholen, sobald die Streßreaktion vorüber ist. Goleman schreibt:

»Wäre dieser anfängliche, antizipatorische Anstieg [der Erregung] bei den Meditierenden nicht durch eine bessere Erholung ausgeglichen worden, so müßte die Streßreaktion der Meditierenden als ein schwächendes Verhaltensmuster angesehen werden. Der antizipatorische, spontane Anstieg der Reaktionsfrequenz bei den Meditierenden wurde jedoch aufgewogen durch eine größere nachfolgende Abnahme während der Erholung nach dem Streßeinfluß, was auch für die Herzschlagfolge gilt... Die Wirkungen der Meditation als Streßintervention werden im Sinne dieses Gesamtschemas besser verstanden. Das Netto-Ergebnis für die

Meditierenden war eine signifikant größere Erholung von der antizipatorischen Erregung, ein Schema, das mit ihrer positiveren Gemütshaltung und ihren niedrigeren situations- und persönlichkeitsbedingten Angstniveaus übereinstimmt« (Goleman, 1975) Diese Untersuchung scheint anzudeuten, daß die Meditierenden ein höheres Erregungsniveau erreichten, wenn es angebracht war, und vielleicht einen größeren potentiellen Reaktionsspielraum hatten, wenn eine solche Reaktion gerechtfertigt war. Aber wenn Golemans Studie auch viele interessante Hinweise für die Anwendung der Meditation zur Erleichterung von Streßbedingungen enthält, so gibt es noch keine experimentellen Daten über die Leistungen von Meditierenden in echten Streßsituationen des wirklichen Lebens. Sehr vieles weist jedoch darauf hin, daß es positive, langfristige Veränderungen gibt, die dank der Meditation selbst eintreten. Studien bei denen Langzeit-Versuchspläne und Vor- und Nachtest-Versuchspläne verwendet wurden, stellten signifikate Abnahmen der Angst-Meßwerte bei Funktionen fest, die man als für das ganze Leben des Individuums konstant betrachtet (Ferguson und Gowan, 1973; Linden, 1973; Pelletier, 1974). – Die Bedeutung der Meditation als Mittel der Erleichterung von Streßreaktionen wurde im Sinne der Gewöhnungsgeschwindigkeit bewertet, aber bisher gab es kaum eine direkte Beurteilung der Interaktion der Wirkungen der Meditation in einer Streßsituation unter Verwendung komplexer emotionaler Faktoren.

Viele Streßforscher betonten, daß Angst und die sie begleitende physiologische Erregung ein positives adaptives Phänomen in einer bedrohlichen Streßsituation ist (Lazarus et al., 1965; Folkins, 1970). Und viele Untersuchungen der Streßreaktivität verwendeten das Maß der erhöhten Leitfähigkeit der Haut als Reaktion auf Streß als einen Index für die Wirksamkeit der verschiedenen Interventionsstrategien. Die Zunahme der Leitfähigkeit der Haut, wenn ein Individuum in eine Streßsituation gerät, wurde als »antizipatorische Erregung« bezeichnet und wird als Anzeichen dafür gedeutet, daß das Individuum in einer Lage, in der es sich befindet, Streß zu empfinden beginnt. Diese Reaktion ist vollkommen funktionell und bleibt während einer angebrachten Streßreaktion bestehen, aber auf sie muß ein Umschlagen ins Gegenteil und dann die Rückkehr zur Homöostase folgen. Eng verbunden mit den durch Meditation herbeigeführten Änderungen ist das Phänomen der *Gewöhnung*. Wenn jemand einem wiederholten streßhaften Reiz ausgesetzt wird, etwa einem lauten Geräusch, so wird seine physiologische Reaktion mit jeder Wiederholung des Geräuschs schwächer ausfallen. Die Angst spielt eine Rolle bei der Fähigkeit eines Menschen, sich an Streßreize zu gewöhnen, die in seiner Umgebung wiederholt auftreten und unvermeidlich sind. Die Gewöhnung an wiederholte streßhafte Reize wie, zum Beispiel, den Lärm eines Preßluftbohrers vor dem Bürofenster oder die Überfüllung in der U-Bahn ist ein wichtiger Bewältigungsmechanismus. Fortwährende starke Reaktionen auf wiederholten Streß können zu Neurasthenie oder nervöser Erschöpfung führen. Wenn jemand imstande ist, sich an einen wiederholten Streßreiz zu gewöhnen oder die Heftigkeit seiner Reaktionen darauf zu verringern, macht er sich außerdem frei für die Beschäftigung mit anderen Situationen, die seine Energie und Aufmerksamkeit mit größerem Recht in Anspruch nehmen.

Während einer Bedrohung manifestiert sich die Orientierungsreaktion eines Individuums im EEG als Beta-Aktivität mit hoher Frequenz, und sie zeigt eine bestmögliche Bewältigungsstrategie an, die das Individuum auf die genaue Wahrnehmung des Reizes und alle Änderungen der Situation vorbereitet. Wenn aber diese (noch unspezifische) Orientierungsreaktion, die der Erweckung der Abwehr der Bedrohung dient, länger beibehalten wird, als für das Einsetzen der Bewältigungsreaktion nötig ist, wird sie dysfunktionell. Diese Unfähigkeit, sich an den Streßreiz zu gewöhnen, liegt den streßbedingten Krankheiten zugrunde. Die Gewöhnung an streßbedingte physiologische, psychologische und verhaltensmäßige Erregung (das heißt das Nachlassen der Heftigkeit der Reaktionen) ist ein direkter Index für das Ausmaß der Erholung. Nach einer ausgedehnten Studie über Gewöhnungsreaktionen kam Mackworth (1970) zu dem Schluß, daß, wenn die Ausrichtung auf ein bestimmtes Streßereignis nachläßt oder die Gewöhnung eintritt, der Organismus frei ist, sich mit einer anderen, neuen und möglicherweise gefährlichen Situation zu befassen. Eine langsamere autonome Gewöhnung wurde mit Angstsymptomen oder einer schlechten Prognose bei psychiatrischen Patienten in Verbindung gebracht (Lader und Wing, 1964; Stern, Surphlis und Koff, 1965; Martin, 1971). Patienten, bei denen die Diagnose zeigte, daß sie »Angstreaktionen« oder vorherrschende Angstsymptome hatten, ließen nicht nur eine größere physiologische Erregung erkennen, sondern gewöhnten sich auch langsamer an wiederholte Streßreize und erholten sich allgemein langsamer von Streß. Auch das scheint wieder die Tatsache zu unterstreichen, daß die Reaktion auf Streß nicht ausreicht, um Streßkrankheiten zu erklären. Es verhält sich sogar so, daß die Unfähigkeit, auf eine streßhafte Situation *richtig* zu reagieren, eher mehr als weniger

streßauslösend sein kann. Das Schema der Streßreaktivität bei Meditierenden, die sich nach einer streßhaften Situation rasch erholen oder sich rasch an sie gewöhnen, steht in direktem Gegensatz zu dem des chronisch ängstlichen Patienten. Bei diesen Beobachtungen zeigt sich noch eine interessante Nebenerscheinung. Auf einer rein neurophysiologischen Basis ist es sehr schwer, zwischen Erregung und Angst zu unterscheiden, besonders in den antizipatorischen Formen. Man hat die Hypothese aufgestellt, daß Meditierende eher in der Form der Erregung als der Angst in den Zustand der Überaktivität eintreten, während bei Nichtmeditierenden die Angstkomponente größer ist. Es ist offensichtlich, daß Angst zu einer extremeren Streßreaktivität führt und daß eine psychologische Prädisposition dafür, in Erwartung eines Ereignisses eher erregt als ängstlich zu sein, es dem einzelnen ermöglicht, sich leichter wieder vom Streß zu befreien als der Ängstliche.
Eine von David Ormé-Johnson durchgeführte Untersuchung hinsichtlich der Beziehungen zwischen autonomer Stabilität und Transzendentaler Meditation veranschaulicht ebenfalls die Tatsache, daß sich Meditierende rascher an den Streßreiz gewöhnen als Nichtmeditierende (Ormé-Johnson, 1973). Er arbeitete mit einer Gruppe von Anhängern der Transzendentalen Meditation und einer Gruppe von nichtmeditierenden Kontrollpersonen und setzte seine Versuchspersonen einem störenden lauten Ton in regelmäßigen Intervallen von 53 Sekunden aus. Die Gewöhnung, erkenntlich am größeren elektrischen Hautwiderstand, trat bei den Meditierenden erheblich schneller ein als bei den Kontrollpersonen. Bei jeder Wiederholung des Tons nahmen die Streßreaktionen der Meditierenden merklich ab, während die Kontrollpersonen länger brauchten, um sich zu gewöhnen, und bei ihnen war viel länger als bei den Meditierenden eine hohe Leitfähigkeit der Haut abzulesen.
Andere physiologische Wirkungen der Transzendentalen Meditation wurden 1970 von Robert Keith Wallace für seine Dissertation an der University of California in Los Angeles studiert. Wallace' Versuchspersonen waren 15 College-Studenten, die die Transzendentale Meditation sechs Monate bis drei Jahre praktiziert hatten. Jeder der 15 Studenten wurde aufgefordert, 5 Minuten mit offenen Augen und 15 Minuten mit geschlossenen Augen dazusitzen und dann 30 Minuten zu meditieren. Nach Beendigung der Meditation saßen sie wieder 10 Minuten mit geschlossenen und noch einmal 5 Minuten mit offenen Augen da. Die physiologischen Werte, die während dieser Zeit gemessen wurden, waren

Sauerstoffverbrauch, Herzschlagfolge, Hautwiderstand und Hirnstromtätigkeit. Bei allen Messungen zeigten sich signifikante Unterschiede zwischen den Kontrollperioden und der Meditationsperiode. Während der Transzendentalen Meditation sank der Sauerstoffverbrauch um 16 Prozent, nämlich von 251 Kubikzentimetern pro Minute vor der Meditation auf 211 Kubikzentimeter während der Meditation. Ebenso sank die Kohlendioxidausscheidung von 219 cm^3 pro Minute auf 187 cm^3. Bei der Auswertung dieser Ergebnisse wurde die Hypothese aufgestellt, daß diese Reduzierungen und das im wesentlichen unveränderte Verhältnis zwischen Sauerstoffverbrauch und Kohlendioxidausscheidung eine Verlangsamung des Stoffwechsels und einen Zustand tiefer Ruhe anzeigten. Wallace verglich auch die 16prozentige Reduzierung des Sauerstoffverbrauchs während der Meditation mit der nur 8 bis 10 Prozent ausmachenden Reduzierung während des normalen Schlafs. Der Vergleich ergab, daß die Transzendentale Meditation in 20 Minuten eine beinahe doppelt so starke Verlangsamung des Stoffwechsels verursachte wie der tiefe Schlaf. Offensichtlich konnte also ein Zustand der tiefen Entspannung durch die bewußte Meditationsübung in sehr kurzer Zeit erreicht werden. Wallace stellte außerdem andere physiologische Veränderungen fest, die alle zu demselben Schluß führten. Die Herztätigkeit nahm um beinahe 30 Prozent ab, der Hautwiderstand stieg merklich an, manchmal um bis zu 400 Prozent, und das EEG verzeichnete einen Übergang zu vorherrschenden Alpha- und Thetawellen. Diese Messungen zeigten, daß zusätzlich zu dem physischen Zustand tiefer Entspannung der Geist ebenfalls entspannt, aber wachsam war.

Meditation und psychosomatische Medizin

Die oben bschriebenen vorläufigen Untersuchungen zeigen, daß die bewußte Ausübung der Meditation die autonome Stabilität erhöht, zur Gewöhnung an wiederholte Streßreize beiträgt und einen Zustand der Entspannung herbeiführt, der in mancher Hinsicht tiefer ist als der im Schlaf erreichte. Zudem ist das charakteristische physiologische Schema einer meditierenden Person praktisch das Gegenteil eines neurophysiologischen Streßschemas. Diese Wirkungen der Meditation können andauern und sich auf das Stadium der täglichen Beschäftigungen nach der Meditation ausdehnen. Damit geht aus diesen Studien hervor, daß die regelmäßige Meditation ein wirksames Mittel der Streßerleichterung sein kann.

Es gibt zahllose Berichte über und einige experimentelle Beweise für einen besseren Gesundheitszustand bei Menschen, die regelmäßig meditieren. Ein Forscher, Gary E. Schwartz von der Universität Harvard, fand eine auffallend geringe Häufigkeit von psychosomatischen Störungen wie Kopfschmerzen, Erkältungen und Schlaflosigkeit bei in der Meditation Erfahrenen, verglichen mit Nichtmeditierenden, und ebenso auch eine geringere Anzahl körperlicher Beschwerden (Schwartz, 1973). Die Veränderungen waren auch von einigen wesentlichen Verhaltensänderungen begleitet, zu denen ein seltener Genuß von Alkohol, Zigaretten, Kaffee und anderen Anregungsmitteln und eine Umstellung der Ernährung gehörte (für die eine Einschränkung in bezug auf Fleisch und Süßigkeiten typisch war). Außerdem berichtete die Gruppe der Meditierenden über positivere Stimmungen und einen regelmäßigeren Tagesablauf. Solche Änderungen des Lebensstils und der Gewohnheiten scheinen bei ernsthaften Anhängern der Meditation keine Seltenheit zu sein, und sie könnten wesentlich zu ihrer verbesserten Streßreaktivität beitragen. Doch auch hier wieder stehen die Wissenschaftler vor der Schwierigkeit, verschiedene Faktoren zu isolieren, um ihre Wirkungen zu erkennen. Es besteht beinahe mit Bestimmtheit eine Wechselbeziehung zwischen Faktoren wie der Änderung der Ernährung, des Gebrauchs von Anregungsmitteln, der Schlafgewohnheiten, der Orientierung des Lebensstils und der Meditation selbst mit dem Endergebnis reduzierten Stresses und besserer Fähigkeiten der Bewältigung der Umwelt. Diese Ergebnisse und Unterschiede wurden auch bei Golemans Versuchen mit Meditierenden festgestellt und deuten die Möglichkeit an, daß die unterschiedliche Streßreaktivität in der Gruppe der Meditierenden eher auf die Änderung des Lebensstils als auf die Meditation als solche zurückzuführen sein könnte. Bei Experimenten dieser Art ist es außerordentlich schwierig, auf irgendeine endgültige Weise zu entscheiden, wie groß die Rolle ist, die individuelle Variablen in der komplexen Interaktion von Meditation, Änderung der Ernährung, des Gebrauchs von Anregungsmitteln, der Schlafgewohnheiten und der Orientierung des Lebensstils im Hinblick auf die Streßreduzierung des einzelnen spielen müssen.

Im Gegensatz zur rein experimentellen Methode, die kausale Variablen zu isolieren trachtet, versucht die klinische Methode ein günstiges Ergebnis für den einzelnen Patienten zu erzielen. Oft schlägt der Therapeut vor, zahlreiche Variablen gleichzeitig zu ändern, wobei das Endziel die Schaffung eines ganz allgemein positiven Lebensstils für den Patienten ist. Deshalb ist in der klinischen Arbeit die Frage, welche der Veränderungen im besonderen für die Streßreduzierung verantwortlich ist, einfach nicht so wichtig wie in der experimentellen Forschung. Im klinischen Rahmen ist die Tatsache, daß oft keine spezifische Ursache der Veränderung bestimmt werden kann, von nebensächlicher Bedeutung, solange nur beim Patienten ein positives Ergebnis beobachtet wird. Es genügt also in dieser Hinsicht zu sagen, daß Meditierende aus eigenem Antrieb bessere Gesundheitsgewohnheiten anzunehmen scheinen, sobald sie mit der Meditation beginnen. Es ist gut belegt, daß der meditative Zustand selbst deutliche und positive physiologische Veränderungen hervorruft, und es ist in hohem Grade wahrscheinlich, daß die verbesserten Gesundheitsgewohnheiten in irgendeinem Maße dazu beitragen, die günstigen Wirkungen der Meditation aufrechtzuerhalten.

Das vielleicht Wichtigste, woran man bei jeder die Meditation betreffenden Untersuchung denken muß, ist, daß die *Auswahl* von Personen, die schon längere Zeit regelmäßig meditieren, selbst die signifikante Variable sein könnte, die mit vermindertem Streß korreliert. Es könnte sein, daß der streßreduzierende Nutzen nicht der Meditation an sich zu danken ist, sondern eher der eigenen Entscheidung, mit der Meditation zu beginnen und tatsächlich auch längere Zeit zu meditieren. Selbst wenn Langzeitstudien durchgeführt würden, um zu sehen, ob sich diese Schemata tatsächlich mit der Zeit entwickeln, während ein Individuum die Meditation praktiziert, würden sie nicht genügen, diese Frage endgültig zu klären.

In diesem frühen Stadium der klinischen Anwendung der Meditation gibt es erst einige spezifische Fälle, in denen sie in der psychosomatischen Medizin mit sichtbarem Erfolg eingesetzt wurde, und zwar erbrachte sie günstige Ergebnisse bei der Behandlung von Asthma (Honsberger und Wilson, 1973), Hypertonie (Benson und Wallace, 1972), Phobien (Boudreau, 1972) und einigen anderen psychosomatischen Krankheiten. Bei einer vor einigen Jahren durchgeführten Untersuchung entwarfen Herbert Benson und Robert Keith Wallace ein Experiment, um zu testen, ob die Transzendentale Meditation den Blutdruck von Hypertonikern senken werde (Benson und Wallace, 1972). Sie arbeiteten je nach Fall 4 bis 63 Wochen lang mit einer Gruppe von 22 Hypertonikern. Der Blutdruck im Ruhezustand betrug vor der Erlernung und Ausübung der Transzendentalen Meditation im Durchschnitt RR 150 ± 17 systolisch und RR 94 ± 9 diastolisch. Nachdem die

Versuchspersonen mit der Transzendentalen Meditation begonnen hatten, sank der außerhalb der Meditationsperioden gemessene Blutdruck auf RR 141 ± 11 systolisch und 88 ± 7 diastolisch. Obwohl an diesem Experiment nur eine kleine Zahl von Personen beteiligt war, scheint es doch den Schluß zuzulassen, daß die Meditation einen bedeutenden Wert bei der Behandlung von Hypertonikern haben kann. Honsberger und Wilson (1973) verfolgten diese Untersuchungen weiter und nahmen an, daß sich die Transzendentale Meditation auch günstig auf Bronchialasthma auswirken könnte. An ihrem Versuch nahmen 22 Asthmatiker teil. Die Hälfte der Patienten betrieb drei Monate lang Transzendentale Meditation, während die andere Hälfte täglich einschlägige Literatur las, aber nicht meditierte. Über die täglichen Informationen bezüglich der Symptome und der Meditation wurden Tagebücher geführt, und die Lungenfunktion wurde bei Beginn des Experiments und nach 3 und 6 Monaten gemessen. Vierundneunzig Prozent der Patienten, die meditierten, zeigten einen verbesserten Widerstand der Atemwege. Außerdem waren die Symptome in der meditierenden Gruppe leichter geworden. Obwohl auch hier die Zahl der Beteiligten nur klein war, war das Experiment doch gut durchdacht und überwacht worden.

Andere Studien konzentrierten sich auf die Biochemie des Stresses und seine Erleichterung. So wurde, zum Beispiel, die Konzentration von Laktaten, das heißt Salzen der Milchsäure, im Blut gemessen, da hohe Werte Streß und Ermüdung anzeigen, und man konnte nachweisen, daß die Infusion von Blutlaktat-Ionen Angstsymptome hervorruft (Pitts und McClure, 1967). Experimente zeigten ferner, daß der durchschnittliche Blutlaktat-Spiegel bei Anhängern der Transzendentalen Meditation während der Meditation selbst sank und auch danach noch eine Zeitlang den niedrigen Wert beibehielt (Wallace et al., 1971). Wenn ein hoher Laktatwert im Blut Angst erzeugt, ist es sehr gut möglich, daß die subjektiven Gefühle einer wachsamen Ruhe, die während und nach der Meditation auftreten, auf die niedrigen Laktatwerte der Meditierenden zurückgehen.

Meditationsübungen führen einen *allgemeinen* Zustand verminderten Stresses herbei, aber die meisten psychosomatischen Krankheiten treten in einem spezifischen Körpersystem auf. Wenn meditative Praktiken im klinischen Rahmen angewandt werden, allein oder zusammen mit anderen therapeutischen Mitteln wie klinischem Biofeedback, muß der Patient eine spezifische Kontrolle ebenso wie ein allgemeines System der Selbstregulierung erlernen. Bei einer klassischen Studie über Symptommechanismen psychiatrischer Patienten unter Streß wiesen Malmo und Shagass (1949) nach, daß Patienten mit körperlichen Beschwerden erhöhte physiologische Reaktionen auf einen Streßreiz in dem mit den Beschwerden verbundenen System zeigten. Diese Feststellung stimmt mit den neurophysiologischen Streßschemata überein, die im 2. Kapitel über die Neurophysiologie des Stresses erörtert wurden. Im 8. Kapitel, das sich mit klinischem Biofeedback und Streßregulierung befaßt, soll die individuelle Präsdisposition für die Manifestation von Streß in einem spezifischen Körpersystem ausführlicher behandelt werden. Vorerst genügt es festzuhalten, daß es möglich ist zu bestimmen, ob eine psychologische Störung ein Individuum in seinem Kreislaufsystem, im Verdauungssytem, in der Reaktivität seiner Hirnströme, in Muskelkomplexen oder in irgendeinem anderen spezifischen System beeinflussen wird. Damit besitzt man ein Mittel, diese Systeme nicht nur zu identifizieren, sondern auch zu entlasten, bevor sich ernstere Symptome zeigen, und ganz gewiß, bevor eine schwere psychosomatische Krankheit auftritt. Bei späteren Untersuchungen schrieb Malmo (1966) diese erhöhte physiologische Reaktionsbereitschaft einem Versagen des homöostatischen Regelmechanismus in dem System zu, daß am stärksten auf Streß reagiert. Ein bestimmtes System im Körper des Individuums wird durch psychologischen Streß so stark erregt, daß es aus eigener Kraft nicht mehr zum Zustand der Entspannung und Gewöhnung zurückkehren kann. Wo das der Fall ist, ergibt sich die Notwendigkeit, das Individuum und sein gesamtes psychophysiologisches System neu zu schulen oder zu erziehen. Meditative Techniken und klinisches Biofeedback arbeiten auf verschiedene Weise darauf hin, ein Gleichgewicht wiederherzustellen, das im Laufe des Lebens des Invidiuums gestört wurde. Die Regulierung spezifischer Systeme wird am wirksamsten mit Biofeedback erreicht, aber eine allgemeine meditative Übung ist eine unschätzbare Vorarbeit oder ein Hilfsmittel für die Behandlung psychosomatischer Krankheiten.

Formen der Meditation und ihre Wirkung auf streßbedingte Krankheiten

Neuere psychophysiologische Forschungen demonstrierten das Auftreten einzigartiger physiologischer Zustände, die durch Meditation erreicht wurden, und den Prozeß, der zur Erlangung eines erhöhten Bewußtseins führt. Es wurde empirisch bestätigt, daß der Meditationsprozeß Streß des Nervensystems wirksamer erleichtert als der Traum oder der Schlaf, und es gibt zahlreiche Beispiele für ausgeprägte physiologische Veränderungen und dazu ebenso bemerkenswerte subjektive Berichte über beispielsweise 1. die Verlangsamung des Stoffwechsels (Anand, Chhina und Singh, 1961; Kasamatsu und Hirai, 1966), 2. die Reduzierung der Atmung auf vier bis sechs Atemzüge von ursprünglich zwölf bis vierzehn pro Minute (Allison, 1970), 3. eine Erhöhung der Alphawellen im Hirn von acht auf zwölf Schwankungen pro Sekunde (Akishige, 1970; Kamiya, 1968; Pelletier, 1974), 4. das Auftreten von Thetawellen mit fünf bis acht Schwankungen (Green, 1974; Pelletier, 1974), 5. eine Senkung des Blutdrucks um 20 Prozent bei Hypertonikern (Datey et al., 1969) und andere ähnliche Ergebnisse. Die meisten erwähnten Untersuchungen wurden an Personen vorgenommen, die in der Transzendentalen Meditation (TM) geschult waren. Diese Technik ist einzigartig, da sie keine Autosuggestion erfordert, keine Übernahme einer bestimmten Religionsphilosophie und keine physikalischen Manipulationen. Die Beherrschung der Aufmerksamkeit wird dadurch hergestellt, daß man dem Meditierenden die Weisung erteilt, »die Aufmerksamkeit nach innen, den subtileren Ebenen eines Gedankens zuzuwenden, bis der Geist das Erlebnis des subtilsten Zustandes des Gedankens transzendiert und an der Quelle des Gedankens ankommt« (Maharishi Mahesh Yogi, 1969). Es gibt zwei Grundannahmen, auf denen die TM beruht. Die eine ist, daß subtilere Gedankenebenen den Geist in zunehmendem Maße erfreuen; die andere ist, daß die Aufmerksamkeit dazu neigt, sich erfreulicheren Erlebnissen zuzuwenden.

Zur Technik der TM gehört die Wiederholung eines Mantras für die Dauer von 15 bis 20 Minuten täglich, während der Meditierende in einer bequemen Haltung dasitzt. Als erstes sucht der Adept die für ihn bequemste Haltung, bei der die Wirbelsäule senkrecht steht – entweder indem er den Lotussitz auf dem Boden einnimmt oder auf einem Stuhl mit gerader Lehne sitzt und die Füße fest auf den Boden stellt. Mit geschlossenen Augen macht man zunächst einige tiefe, modulierte Atemzüge, um sich zu beruhigen, und beginnt dann mit der stillen Wiederholung eines Mantras oder bestimmten Lautes. Lehrer der TM erklären, daß ein Mantra ein höchst individuelles Phänomen ist, und aufgrund des Verständnisses Ihrer besonderen Bedürfnisse und Rhythmen entwerfen sie das vollkommene Mantra für Sie. Sobald Sie von Ihrem Lehrer Ihr Mantra erhalten haben, bleibt es Ihr Geheimnis.

Viele, die diese Meditation versucht haben, meinen, daß jeder sein Mantra selbst wählen und erfolgreich damit arbeiten kann. Das Wichtigste ist, daß es aus einem kurzen Wort oder Laut, gewöhnlich einer einzigen Silbe, besteht, daß es keine harten Laute enthält und daß es keine spezielle Bedeutung hat, die den Meditierenden zu Gedankenassoziationen verleitet. Wenn Herbert Benson von der Harvard University seine Patienten in der »Entspannungsreaktion« unterweist, die auf das Vorbild der TM zurückgeht, schlägt er ihnen oft vor, es mit dem Wort »one« zu versuchen.
Ein Zweck des Mantras ist, Ihre Aufmerksamkeit auf sich zu ziehen, um Ihren Geist zu beruhigen. Maharishi rät denen, die die TM ausüben, jedoch, unbesorgt zu sein, wenn sie feststellen, daß über dem Rhythmus des Mantras Gedanken und Bilder auftauchen. Er sagt, der Meditierende solle den Geist leicht über diese Gedanken und Bilder hinwegfließen lassen, aber nicht gestatten, daß ihn einer oder eines davon von der Meditation ablenkt. Wenn die Eindringlinge leicht übergangen werden können und das Mantra im Mittelpunkt der Aufmerksamkeit des Meditierenden bleibt, wird sich der Erfolg einstellen. Durchbrüche zu neuen Erfahrungsebenen werden sich in verschiedenen Stadien ergeben, bis der Meditierende endlich das letzte Ziel des transzendentalen Bewußtseins erreicht.
In einem Artikel, der vor einigen Jahren in *Psychology Today* erschien, brachte Leon Otis einen Überblick über einige neuere Studien der TM, die am Stanford Research Institute (SRI) durchgeführt wurden. Er befaßte sich mit einigen spezifischen Faktoren der TM als therapeutisches Mittel:

»1. Gewisse Individuen können für die TM besser disponiert sein als andere, das heißt, diejenigen, die den größten Gewinn davon haben, sind irgendwie im Sinne ihrer Persönlichkeitsmerkmale prädisponiert. 2. Menschen mit diesen prädisponierten Persönlichkeitsmerkmalen neigen dazu, sich intensiv mit dem wissenschaftlichen Studium der TM zu beschäftigen. 3. Die am besten für TM prädisponierte Person ist einigermaßen gut integriert und wird dennoch von neurotischen Ängsten, Schuldgefühlen und Phobien heimgesucht. 4. Viele, die mit der TM beginnen, neigen dazu, wieder aufzuhören zu meditieren (bei der Stichprobe des SRI hatten 50 Prozent nach einigen Monaten wieder aufgehört). 5. »Ältere Meditierende neigen dazu weiterzumeditieren, während jüngere zum Aufgeben neigen. 6. Der Nutzen, den Meditierende erzielen, könnte tatsächlich die Folge hoher Erwartungen sein« (Otis, 1974).

Diese Mutmaßungen und Hypothesen zeigen, daß einige psychologische, mit der Persönlichkeit und der eigenen Entscheidung zusammenhängende Variablen eine entscheidende Rolle hinsichtlich der Wirksamkeit der TM spielen. Diese Faktoren müssen offensichtlich untersucht werden, bevor irgendwelche endgültigen Erklärungen über die Wirkung der Meditation an sich abgegeben werden können. Aus den bisherigen Untersuchungen scheint tatsächlich hervorzugehen, daß sich, wenn ein Mensch die richtigen Anweisungen erhält und zur Beibehaltung fleißiger Meditationsübungen motiviert wird, aus der Transzendentalen Meditation ein psychologischer Nutzen ergeben kann. Daraus darf man wohl mit Sicherheit folgern, daß für jemanden, der sich zur Methodologie oder Ausübung der TM hingezogen fühlt, die regelmäßige Übung dieser Form der Meditation ein wirksames Mittel der Reduzierung von Streß und Angst wäre. Es gibt zahlreiche andere Studien im Hinblick auf die Streßreduzierung, die die TM als hauptsächliche Technik anwenden, aber es ist nicht nötig, diese ganze umfangreiche Literatur über TM zu studieren, denn sie wird in zwei vor einigen Jahren erschienenen Büchern ausreichend dargestellt. Das eine ist *TM: Discovering Inner Energy and Overcoming Stress* von Harold H. Bloomfield, Peter Cain und Dennis T. Jaffe (Delacorte Press, 1975). Das zweite Buch, *Scientific Research on Transcendental Meditation: Collected Papers*, wurde von L. Domash, J. Farrow und D. Ormé-Johnson (Maharishi International University Press, 1976) herausgegeben und enthält Artikel sowohl über die Grundlagenforschung als auch über klinische Anwendungen der Transzendentalen Meditation.

Eine andere Technik, von der nachgewiesen werden konnte, daß sie zu einer allgemeinen Streßreduzierung beiträgt, ist eine alte Yoga-Übung mit dem Namen Shavasana oder »Leichen-Lage« (die später in diesem Kapitel noch beschrieben wird). Diese besondere Übung wurde von der britischen Kardiologin Chandra H. Patel bei Experimenten angewandt, die in *Lancet*, der Zeitschrift der British Medical Association, unter dem Titel »Yoga and Biofeedback in the Management of Hypertension« (1973) beschrieben wurden. Yoga-Entspannung und Biofeedback wurden bei 20 Patienten angewandt. Das Ergebnis sah so aus, daß fünf Patienten vollkommen aufhören konnten, blutdrucksenkende Medikamente einzunehmen, und weitere sieben ihre Dosis um 33 bis 60 Prozent reduzierten. Bei vier Patienten besserte sich der Behandlungserfolg mit Medikamenten, während vier Patienten gar nicht auf die Therapie ansprachen. Von diesen vier Patienten, die nicht auf die Blutdruckregulierung reagierten, hatte aber zumindest einer einen indirekten Nutzen durch die Erleichterung von Migräne und Depressionen. Vorausgegangene Untersuchungen von K. K. Datey hatten gezeigt, daß die Yoga-Übung Shavasana allein den Blutdruck von Hypertonikern merklich senkte (Datey, 1969). Chandra Patel weist darauf hin, daß die blutdrucksenkenden Medikamente tatsächlich die Komplikationen der Hypertonie verringern und die Prognose radikal verbessern. Viele dieser Medikamente sind jedoch alles andere als ideal und haben nachteilige Nebenwirkungen, so daß Patel zu dem Schluß kam, daß »jede neue Methode zur Senkung des Blutdrucks willkommen ist«.

Während der Experimente Patels waren die Patienten in der Shavasana-Lage auf einer Couch ausgestreckt. Gleichzeitig wurden sie durch ein hörbares Signal überwacht, das durch ein Gerät für die Messung der hautgalvanischen Reaktion ausgelöst wurde, um festzustellen, wieweit es ihnen gelungen war, sich zu entspannen. Wenn der Patient die Tonhöhe des Signals senken konnte, bedeutete das Entspannung, während eine steigende Tonhöhe erhöhte Erregung andeutete. (Diese Biofeedback-Technik wird im 8. Kapitel ausführlicher beschrieben.) Dazu erhielten die Patienten die Anweisung, sich auf ihre Atmung zu konzentrieren. Nachdem ihr Atem leicht und regelmäßig geworden war, forderte man sie auf, sich auf verschiedene Teile ihres Körpers zu konzentrieren und sie schlaff und entspannt zu machen, während sie im stillen Sätze wie »meine Arme fühlen sich schwer und entspannt an« wiederholten. Im Zustand der physischen Entspannung waren die meisten Patienten imstande, die Außenwelt zu vergessen, und oft waren sie sich – außer auf eine sehr unbestimmte Weise – nicht einmal ihres eigenen Körpers bewußt. Es fiel ihnen jedoch schwer, ihre Atembewegungen zu vergessen, und sie begannen, sie als Gegenstand der Meditation zu verwenden. Sie wurden auch aufgefordert, andere Gegenstände zu wählen, auf die sie ihre Meditation konzentrieren konnten. Am Ende jeder Sitzung wurde dem Patienten sein Blutdruck vor und nach der Übung mitgeteilt.

In der Analyse der Ergebnisse dieser Studie schrieb Patel:

»Es wird postuliert, daß tägliche Entspannung und Meditation die Sympathikus-Entladungen als Reaktion auf Umweltreize reduzieren und die neurohumoralen Faktoren, die an der Entstehung der Hypertonie beteiligt sind, wirkungslos machen. Die geistige Konzentration reduziert die Störung von außen und bewirkt, daß sich der Mensch seiner äußeren Umgebung weniger bewußt ist. Das erhöht die Wahrnehmung seiner Innenwelt. Dazu wird er sich mit Hilfe des Biofeedback der kleinsten Veränderung der autonomen Funktion (in diesem Falle des Blutdrucks) besser bewußt, was ihm gestattet, die nötigen Änderungen in der Kontrolle dieser Funktion vorzunehmen« (Patel, 1973).

Ihre Experimente waren erfolgreich genug, um großes Interesse zu erregen. Daß eine solche Behandlung, die drei Monate lang in drei halbstündigen Sitzungen pro Woche durchgeführt wurde, eine so wesentliche Besserung des Blutdrucks bewirken konnte, ist zweifellos ein überzeugendes Argument zugunsten der Anwendung von Techniken wie Shavasana und tiefer Entspannung als Therapie für psychosomatische Krankheiten.
Ein wichtiger Faktor dieser Studie ist, daß eine Yoga-Technik in Verbindung mit Biofeedback-Kontrollgeräten verwendet wurde, um eine klinische Besserung zu erzielen. Das Biofeedback diente in diesem Fall nicht dazu, den Blutdruck selbst zu überprüfen; es war vielmehr ein Hilfsmittel, um den Zustand der tiefen Entspannung durch die Rückmeldung der hautgalvanischen Reaktion zu erreichen. Wahrscheinlich war die Yoga-Technik am unmittelbarsten für die Ergebnisse verantwortlich, obwohl das Biofeedback sicherlich zur erhöhten autonomen Sensibilität beitrug. Die Frage, ob die meditative oder die Biofeedback-Technik der Hauptfaktor war, der das Ergebnis erzielte, ist ein Problem für die Grundlagenforschung. Vorerst können wir nur sagen, daß eine Technik der klinischen Intervention, die Biofeedback in einem klinischen Rahmen und die Entspannungsübung in der Shavasana-Lage umfaßte, den Blutdruck zu senken imstande war.
Auf die Veröffentlichung dieses Untersuchungsberichts in *Lancet* folgte in derselben Zeitschrift eine Widerlegung von Thomas Pickering von der Rockefeller University. Pickering warf Fragen auf, die einige technische Punkte betrafen, etwa die Rolle des Placebo-Effekts bei den Erwartungen der Patienten, die Interaktion zwischen Patient und Therapeut und andere ungreifbare Variablen, die für den Ausgang des Experiments entscheidend gewesen sein könnten. In ihrer Antwort auf Pickerings Kritik traf Chandra Patel einige Feststellungen, die es wert sind, hier wiederholt zu werden. Unter anderem bemerkte sie:

»Meine Patienten dachten während der Trainingssitzungen nicht nur an den Blutdruck; es wurden Bemühungen unternommen, die

Verhaltensmuster der Patienten in ein Verhalten zu verwandeln, das, wie ich hoffe, ein Teil ihres täglichen Lebens werden wird... Ich persönlich glaube, Biofeedback-Instrumente ohne eine Technik zur Verfügung zu stellen, heißt soviel wie jemandem Werkzeuge ohne die für ihre Handhabung nötige Geschicklichkeit geben... Ich möchte Dr. Pickering fragen, was seiner Meinung nach eine ›richtige Kontrolle‹ ist, wenn man versucht, das Verhaltensmuster des Patienten zu ändern: seine Persönlichkeit, seine geistige Veranlagung, die Beziehung zwischen Arzt und Patient und eine Unzahl anderer Faktoren und Interaktionen spielen da ihre Rolle« (Patel, 1973).

Die Kombination von klinischem Biofeedback und meditativen Techniken scheint sehr wirksam zu sein. Es ist klar, daß die klinische Anwendung all dieser Techniken äußerst komplexe Faktoren einschließt, zum Beispiel den Placebo-Effekt, die Erwartungen des Patienten und die Beziehung zwischen Patient und Therapeut. Die Wirksamkeit der Verbindung von Hausübungen wie Meditation und Yoga-Techniken mit einer Biofeedback-Therapie wird im 8. Kapitel ausführlicher behandelt.
Der vielleicht wichtigste Aspekt der Untersuchungsergebnisse Patels ist die Feststellung, daß diese Techniken in das Leben des Menschen aufgenommen werden müssen und daß eine Änderung des Lebensstils bis zu einem gewissen Grad das unvermeidliche Ergebnis des Versuches ist, Streß zu erleichtern. Eine echte Streßerleichterung und nicht nur eine Beseitigung der Symptome durch blutdrucksenkende Medikamente, scheint nun einmal eine Änderung des Verhaltens zu fordern. Streßreduzierende Techniken müssen nach Beendigung der klinischen Behandlung in den Lebensstil des Patienten aufgenommen werden.
Später dehnten Chandra Patel und Professor K. K. Datey diese Untersuchungen weiter aus in einer Arbeit mit dem Titel »Yoga and Biofeedback in the Management of Hypertension: Two Control Studies«, die 1975 der Versammlung der Biofeedback Research Society vorgelegt wurde. Bei diesem Experiment verwendeten sie Verhaltensänderung, Entspannung und durch Biofeedback verstärkte Shavasana-Meditation. Ihre Ergebnisse waren verblüffend. Zwanzig Hypertoniker wurden zusammen mit 20 ebenfalls an Hypertonie leidenden Kontrollpersonen gleichen Alters und Geschlechts untersucht. Am Ende des Versuchs zeigte es sich, daß die 20 nach Patels Methode behandelten Patienten einen merklich gesenkten systolischen und diastolischen Blutdruck hatten. Außerdem war ihr Bedarf an blutdrucksenkenden

Mitteln um durchschnittlich 41 Prozent gesunken. Diese Patienten wurden ein Jahr nach der Behandlung noch einmal untersucht und zeigten eine zufriedenstellende Beibehaltung des niedrigeren Blutdrucks und Medikamentenbedarfs, was darauf hinwies, daß es ihnen gelungen war, das in der Klinik Gelernte ohne Schwierigkeiten in ihren Lebensstil aufzunehmen. In einem anderen Teil der Studie wurden 16 Patienten sechs Wochen lang behandelt, und zwar nach einer Kontrollperiode von ebenfalls sechs Wochen, in der sie zu Vergleichszwecken beobachtet worden waren. Wieder war der Blutdruck merklich gesunken, und die Einnahme von Medikamenten war um 27,5 Prozent zurückgegangen. Folgeuntersuchungen an diesen Patienten werden zur Zeit gerade vorgenommen.

Die besondere Yoga-Technik, die bei diesen Studien angewandt wurde, ist das Shavasana, auch als »Leichen-Lage« bekannt. Sie kann von jedem befolgt werden, der Streß zu erleichtern wünscht. Beschreibungen von Meditationstechniken sind immer trügerisch einfach. Eifrige Übung ist das Allerwichtigste und kann nicht in aller Ausführlichkeit beschrieben werden. Die bloße Lektüre der Beschreibung vermittelt keine Vorstellung von der Wirkung der Technik. Das Shavasana stammt aus der Yoga-Tradition Indiens und ist sehr einfach.

Um die entsprechende Lage einzunehmen, strecken Sie sich auf einer gut stützenden Unterlage (auf einer harten Matratze oder auf dem Boden) auf dem Rücken aus, wobei Ihre Beine bequem und entspannt gespreizt sind. Ihre Arme sollen in einem natürlichen Abstand längs des Körpers liegen. Kehren Sie die Handflächen nach oben, und schließen Sie die Augen. Sie können die Augen auch offen lassen, wenn Ihnen dabei behaglicher zumute ist, aber das Schließen der Augen ist das vorgeschriebene Verfahren. Werden Sie sich Ihrer Atmung bewußt, ohne sie zu beeinflussen, und achten Sie auf die ein- und ausströmende Luft. Eine brauchbare Methode, den Atem zu überwachen, besteht darin, auf das Vorbeistreichen der Luft an den Rändern der Nasenlöcher zu achten. Machen Sie das zum Gegenstand Ihrer Meditation. Ihren Kopf können Sie so legen, wie es Ihnen am bequemsten erscheint. Wenn Sie feststellen, daß Sie dazu neigen, bei dieser Übung schläfrig zu werden, können Sie dem abhelfen, indem Sie Ihre Beine enger schließen, so daß die Anstrengung, die Lage beizubehalten, eine gewisse Wachsamkeit erfordert. Die Einnahme dieser Lage und die Konzentration auf die Atmung für die Dauer von 15 Minuten dreimal täglich stellt die ganze Meditationsübung dar. Das Shavasana ist sehr leicht und außerordentlich entspannend und besonders geeignet für Menschen, die nicht lange stillsitzen können. Eine gewisse meditative Anstrengung ist jedoch erforderlich, um Ihre Aufmerksamkeit zu sammeln und nicht zuzulassen, daß Schläfrigkeit, das Eindringen beunruhigender Gedanken oder die bloße Tatsache, daß Sie liegen, Ihre Konzentration stören.

Eine andere für die Streßerleichterung nützliche Technik ist Zazen oder die »sitzende Meditation«. Trotz der religiösen und philosophischen Vielschichtigkeit des Zen-Buddhismus selbst ist diese spezielle Übung einfach und unkompliziert. Es kann sowohl die Zen-Meditationshaltung für Anfänger als auch die klassische Meditationshaltung eingenommen werden, um einen Zustand der tiefen Entspannung und psychophysiologischen Streßerleichterung zu erreichen. Der Fachliteratur zufolge scheinen Transzendentale Meditation und Zen-Meditation in ihren ersten Stadien einen Zustand relativer neurophysiologischer Entspannung herbeizuführen. Gewöhnlich stellt man sich einen Zen-Meister so vor, daß er stundenlang in der Lotushaltung auf einem Kissen auf dem Boden sitzt. Die klassische Zen-Haltung kann aber für viele unmöglich oder unnötig schmerzhaft sein. Nichts wird durch eine Meditationsübung gewonnen, wenn man seinem Körper Gewalt antut, bis er schmerzt oder sich verkrampft. Es hat daher nichts Schändliches an sich, für Zazen einen Stuhl zu benutzen, da die Grunderfordernis einer korrekten Rückenhaltung ebensogut auf einem Stuhl erfüllt werden kann. Die Meditation sollte den Fähigkeiten jedes einzelnen angepaßt werden. Die folgenden Anweisungen für eine sitzende Haltung auf einem Stuhl wurden von der Shasta-Abtei in Mount Shasta, Kalifornien, in einem kleinen Buch mit dem Titel *Zen Meditation* veröffentlicht:

»Setzen Sie sich auf das vordere Drittel des Sitzes, und erlauben Sie Ihrem Becken, sich nach vorn zu neigen, und dem Unterleib, sich, nach vorn sinkend, zu entspannen. Wie bei allen Meditationshaltungen soll der Rücken gerade, aber entspannt und im unteren Teil leicht gehöhlt sein. Es könnte nötig sein, ein kleines Kissen zu Hilfe zu nehmen, um bezüglich der Haltung des Oberkörpers das beste Ergebnis zu erzielen. Das Kissen sollte aber ziemlich flach und hart sein, und man sollte auf seiner Vorderkante sitzen.

Die Füße sollen flach auf dem Boden stehen. Knie und Oberschenkel haben eine natürliche Neigung auseinanderzufallen, wenn die Füße und Unterschenkel eng beieinander stehen. Das zu verhindern, erfordert eine gewisse Konzentration und körperliche Anstrengung. Die natürlichere Methode scheint die zu sein, die Füße weiter auseinander zu stellen, bis die Unterschenkel senkrecht auf dem Boden stehen und die Knie mehr oder weniger einen rechten Winkel bilden. Der Abstand zwischen den Füßen wird nun etwa 15 cm betragen, aber das kann individuell verschieden sein.«

Diese Haltung dürfte für die meisten Menschen bequem sein, aber es kann nützlich sein, sie von jemandem, der geschult ist, überprüfen zu lassen, damit man die Gewißheit hat, alles richtig zu machen. Vor allem *muß* die Haltung bequem sein, da es der Hauptzweck der Meditation ist, die Aufmerksamkeit zu konzentrieren und sie nicht vom Gegenstand der Meditation abschweifen zu lassen, und eine unnatürliche oder schmerzhafte Haltung kann sehr ablenkend sein. Andererseits darf Ihre Haltung aber auch nicht schlaff oder träge sein. Sie sollen wachsam und bewußt bleiben, und Ihre Haltung ist eines der Elemente, die dazu beitragen, Schläfrigkeit oder Schlaf abzuwehren.
Für diejenigen, die die klassische Haltung und das klassische Verfahren versuchen wollen, sind hier die ausführlichen und leicht zu befolgenden Anweisungen der Oberäbtissin der Shasta-Abtei, Roshi Juju-Kennett, angeführt:

»Sitzen Sie mit einem geraden Rücken, das heißt mit einem an den Hüften eingezogenen Rücken. Es ist sehr wichtig, daß Sie das richtig machen... der untere Rücken muß nach vorn gedrückt werden, mit einem vollkommen entspannten Unterleib – das machen die meisten falsch. Sie halten statt dessen den Unterleib gespannt und drücken den Rücken nach hinten, wodurch sie dann sehr steif werden. Seien Sie vollkommen entspannt. Tragen Sie Ihr Gewicht mit den unteren Rückenmuskeln. Sie werden auf diese Weise einen schönen Hängebauch haben, aber das ist nicht zu ändern.
Sie sitzen nur auf dem Ende des Rückgrats auf dem Kissen, so daß Sie eine leichte Welle im Rücken haben, die dadurch entstand, daß er das *zafu* (Kissen) hinunterglitt... Der Kopf... sollte gerade ausgerichtet sein, die Ohren müssen sich genau über den Schultern befinden, die Nase muß eine Linie mit dem Nabel bilden etc. Nun schwanken Sie vor und zurück, zuerst mit großen Bewegungen, dann mit immer kleineren – aber Sie können auch im Kreis schwingen, wenn Sie wollen –, und schließlich finden Sie die richtige Ruheposition, in der Ihr ganzes Gewicht kerzengerade die Wirbelsäule hinunter und auf das *zafu* zu fallen scheint.
Nun die Hände – verschränken Sie sie nicht, sondern lassen Sie sie

nur in Ihrem Schoß liegen, so daß die Daumen einander leicht berühren. Wenn Sie Linkshänder sind, legen Sie die rechte Hand über die linke; bei einem Rechtshänder liegt die linke Hand über der rechten. Der Grund dafür ist sehr einfach: eine Seite des Körpers ist immer aktiver als die andere, gewöhnlich die Seite, die Sie am meisten gebrauchen, und diese müssen Sie am meisten beruhigen; deshalb legen Sie die weniger aktive Seite auf die aktivere, um den Körper auf natürliche Weise auszugleichen. Das ist alles.
Schließen Sie Ihre Augen bitte NICHT ganz. Senken Sie sie so weit, daß der Blick auf einem bequemen Platz auf dem Boden ruht, auf einem für Sie persönlich bequemen.
Atmen Sie durch die Nase, und nicht durch den Mund... Tun Sie nichts, was für Sie unnatürlich ist. Es gibt viele, viele Formen der Meditation, in denen davon die Rede ist, die Atemzüge zu zählen, die Ein- und Ausatmung zu überwachen etc. Das ist gewiß sehr gut, aber als eine Form des Yoga und nicht der Zen-Meditation. Atmen Sie zu Beginn zwei- oder dreimal tief durch, nur um die Atemwege frei zu machen, und atmen Sie dann so, wie es für Sie natürlich ist.
Versuchen Sie nun nicht, absichtlich zu denken, und versuchen Sie nicht, absichtlich nicht zu denken. Mit anderen Worten, Gedanken werden Ihnen kommen; Sie werden mit ihnen spielen oder einfach dasitzen und sie betrachten, wie sie geradewegs durch Ihren Kopf und auf der anderen Seite wieder hinausgehen. Und genau das müssen Sie tun – einfach weiter dasitzen; kümmern Sie sich nicht um die Gedanken, lassen Sie sich nicht von ihnen mitreißen, und versuchen Sie nicht, sie beiseite zu schieben. Beides ist falsch.
Wenn die Meditation vorüber ist, lassen Sie Ihren Körper schwanken, mit kleinen Vor- und Rückwärtsbewegungen oder in Kreisen, die allmählich größer werden, so daß Sie ruhig aufstehen und eine kleine Weile hin und her gehen können, und damit endet die Meditationsperiode.«

Während der Meditationsübung ergeben sich oft einige Probleme. Eines ist die Neigung, zu tief zu atmen und dadurch ein Schwindelgefühl im Kopf zu verursachen. Ein solcher Zustand wird im Zazen als Ablenkung betrachtet, da es nicht in der Absicht der Meditation liegt, Zustände oder Empfindungen künstlich herbeizuführen. Dieses Schwindelgefühl geht meist auf eine Hyperventilation zurück. Sobald es eintritt, ist es das beste, den Körper natürlich atmen zu lassen, denn wenn die Haltung korrekt und das untere Rückgrat nach vorn gedrückt ist, kommt es ohnehin auf natürliche

Weise zu einer tieferen Atmung, da das Zwerchfell einen größeren Bewegungsraum erhält. Die Traditionen der Meditation unterscheiden sich auch hinsichtlich der Frage, ob die Augen während der Übung offen oder geschlossen sein sollen. Gewöhnlich gebrauchen wir unsere Augen, um unsere visuelle Umgebung in Einzelteile zu zerlegen. Das ist eine aktive Form der visuellen Wahrnehmung, die im neurophysiologischen System einen Zustand erhöhter Betawellen-Aktivierung auslöst. Während der Zazen-Meditation sind die Augen halb offen, denn Zen-Buddhisten glauben, daß geschlossene Augen zu einer Zurückziehung vom Leben und zu Schläfrigkeit führen. Die Meditierenden erhalten die Anweisung, mit einem aufmerksamen, aber auf nichts konzentrierten Blick zu schauen, so als wäre der Blick ein Wasserstrom, der etwa einen Meter weit vom Auge wegfließt und sich über die Gegenstände im Gesichtsfeld breitet. Dieser nicht analytische, nicht auf einen Brennpunkt gerichtete Blick in einen beschränkten Raum vor den Augen ist wachsam und führt dennoch zu einer Hirnstromtätigkeit von niedriger Frequenz. Er ist anfangs vielleicht ein wenig schwierig zu beherrschen. Eine der philosophischen Grundlehren des Zen ist, daß der Mensch ganz und vollkommen im gegenwärtigen Augenblick leben, aktiv am täglichen Leben teilnehmen und jede Form der Zurückgezogenheit meiden soll. Die Meditation mit offenen Augen ist zumindest in einer Hinsicht eine Spiegelung dieser Philosophie.

Meditation als regenerativer Prozeß

Jedes der drei besprochenen Meditationssysteme empfiehlt mehrere Übungen pro Tag, die von 15 Minuten bis zu einer halben Stunde dauern. Viele werden sagen, sie hätten einen sehr ausgefüllten Arbeitstag und einfach nicht die Zeit, jeden Tag so lange zu üben. Sehr oft ergibt aber eine sachliche Prüfung des Tagesplans eines Menschen, daß er tatsächlich genug Zeit hätte, wenn er gewissenhaft wäre und sich ernsthaft bemühte. Bis zu einem gewissen Grade könnte die kleine Änderung des Tageslaufs, die durch die Meditation nötig wird, sogar zu deren Erfolg beitragen, denn sie erfordert eine Verpflichtung und eine Neuordnung der Prioritäten und Verhaltensmuster. Zunächst werden die Wirkungen Ihrer Meditation wahrscheinlich minimal oder überhaupt nur eingebildet sein. Auf längere Sicht ergibt sich dann aber ein realer Nutzen. In dem Maße, in dem Ihre Meisterschaft zunimmt, werden

Sie den erwünschten Zustand psychophysiologischer Entspannung viel schneller erreichen als zu Anfang. Wenn Sie Zeiten durchmachen, in denen Ihr Leben sehr hektisch ist und Sie tatsächlich Schwierigkeiten haben, zweimal am Tag 20 Minuten Zeit und Ruhe und Frieden zu finden, bedenken Sie, daß es besser ist, jeden Tag nur einige Minuten zu meditieren, als ganze Tage zu überspringen und dann ein andermal zum Ausgleich länger zu meditieren. Wenn Sie aus keinem anderen Grunde meditieren, als um Streß zu erleichtern, so ist das ein lohnendes Ziel. Die Meditation greift in das degenerative Syndrom einer lang anhaltenden Streßreaktivität sehr wirksam ein. Wenn Sie imstande sind, Streß zu reduzieren, werden sich die Wirkungen deutlich in Ihrer gesteigerten Energie, Ihrer Fähigkeit, Schwierigkeiten zu meistern, und in Ihrem allgemeinen Gesundheitszustand zeigen.

Die oben geschilderten, trügerisch einfachen Meditationsübungen können eine tiefe Wirkung auf den Zustand der psychophysiologischen Gesundheit eines Individuums ausüben. Die Meditation selbst führt also zu einer heilsamen neurophysiologischen Aktivität, aber sie ist ein in höherem Maße holistisches Phänomen. Die kontemplative Introspektion fördert eine Einstellung der Selbstprüfung und der Distanziertheit, die es einem ermöglicht, die Wechselbeziehung zwischen dem eigenen Ich, den anderen und der Umwelt klarer zu sehen. Aus diesem Zustand heraus kommt es oft zu Änderungen der Lebensweise, beispielsweise der Ernährung, und diese Wirkungen in ihrer Gesamtheit stellen die Phänomenologie der Meditation dar. Betrachtet man die schon in den dreißiger Jahren in Angriff genommenen umfangreichen Forschungen über die Meditation und die physiologischen Entsprechungen des meditativen Zustands und dazu die Resultate, die sich aus der klinischen Anwendung von Meditationstechniken ergaben, so läßt sich voraussagen, daß der Begriff der Meditation als Therapie weiterhin die Aufmerksamkeit der Forschung in beträchtlichem Maße auf sich ziehen wird.

Wir dürfen jedoch nicht vergessen, daß es noch einen anderen zwingenden Grund gibt, der Menschen sowohl in den westlichen als auch in den östlichen Gesellschaften veranlaßt, sich der Meditation zuzuwenden. In all den 2500 Jahren, in denen nun meditiert wurde, war das Hauptziel die Erreichung eines Zustandes, der »kosmisches Bewußtsein« oder »transzendentales Bewußtsein« genannt wurde. Mystiker, religiöse Führer und Meister der verschiedenen Techniken der Meditation haben versucht, diesen Zustand zu beschreiben, und dennoch entzieht er sich immer noch einer rationalen Definition. Er bleibt ein Phänomen, das selbst erlebt werden muß, um wirklich verstanden zu werden. Die Buddhisten nennen diesen Zustand Erleuchtung oder Einsgerichtetsein oder *satori*. Für die Inder ist er zugleich die völlige Leere des Nichts und die vollkommene Erfüllung des *samadhi*. Für die Anhänger der Transzendentalen Meditation ist er transzendentales Bewußtsein oder »Bewußtsein des Entzückens«.

Nach langer Übung einer meditativen Disziplin, durch die der Meditierende eine völlige Beruhigung des Geistes und den vollkommenen Verlust des Ichs als eines eigenen Wesens erreicht hat, wird er während der Meditation empfänglich für eine ganz neue Ordnung der Wirklichkeit. In diesem Augenblick durchströmt ihn die überwältigende und beglückende Erkenntnis, daß alles Sein eine Einheit darstellt und daß er eins damit ist und ein und dasselbe wie alles andere um ihn her. Es gibt kein Subjekt oder Objekt, kein Ich oder Du, kein Yin oder Yang. Mit diesem mächtigen Gefühl lösen sich alle Ängste einschließlich der Todesfurcht auf, und er wird überflutet von Wärme, Freude, Harmonie und dem absoluten Wissen, daß es eine Ordnung im All gibt. Solche mystische Worte können den Menschen verwirren, der sich ihnen nur mit den Waffen seiner Logik und Vernunft nähert. Aber für einen, der dieses Einssein erlebt hat, wird es zur höchsten Wahrheit. Er wird das sichere Wissen mitnehmen, daß dies der höchste Bewußtseinszustand ist, auch wenn er das unmittelbare Erlebnis hinter sich hat und zu den Aufgaben des täglichen Lebens zurückkehrt.

7
*Autogenes Training und Vergegenwärtigung**

Die therapeutische Anwendung von Techniken der tiefen Entspannung geht dem derzeitigen weit verbreiteten Interesse an der klassischen Meditation um beinahe 50 Jahre voraus, und es ist an sich erstaunlich, daß einige der systematischeren und erprobten Methoden nicht mehr Aufmerksamkeit erregt haben. Wie aber die Geschichte schon wiederholt gezeigt hat, bedarf es oft einer Welle verspäteten populären Interesses, um Konzepte und Einstellun-

---

* »Innenschau« in der autogenen Meditation. Da der Ausdruck hauptsächlich in anderen Zusammenhängen verwendet wird, in denen »Innenschau« nicht das passende Wort wäre, andererseits aber festgehalten werden muß, daß es sich immer um dasselbe *Phänomen* handelt, wird hier einheitlich die wörtliche Übersetzung »Vergegenwärtigung« gebraucht (Anm. des Übers.).

gen in den Vordergrund zu bringen, die seit Jahrhunderten vorhanden waren, aber zu ihrer Zeit aus kultureller Blindheit vernachlässigt wurden. Östliche Philosophien und Religionen nahmen in den sechziger Jahren eine Art von strahlendem Glanz an, hauptsächlich aufgrund des Gebrauchs von bewußtseinserweiternden Drogen und des neuen antimaterialistischen Ethos – daher auch das Interesse an der klassischen östlichen Meditation mit ihrer Betonung der Entwicklung des inneren Menschen im Gegensatz zur sozialaktivistischen Seite der menschlichen Natur. Aber den meisten völlig unbekannt, die so rasch vom Exotischen, von dem Glanz und der Auflehnung gegen eine bestehende Ordnung angezogen wurden, die zur Mode der Meditation gehörten, gab es in der westlichen Überlieferung bereits Methoden der gleichen Art von innerem Bewußtsein und der autonomen Kontrolle, die die Meditation bieten.

Diese Formen der westlichen Meditation entsprangen eher dem Bedürfnis nach einer psychischen und physischen Therapie in einer Umwelt mit übergroßem Streß als einem religiösen oder philosophischen Glaubenssystem. Einigen dieser westlichen Techniken wie dem autogenen Training bringt man nun neue Achtung entgegen. Außerdem hat dieses Wiedererwachen des Interesses zu neuen klinischen und experimentellen Arbeiten angeregt, die solche Techniken bei der Behandlung spezifischer Dysfunktionen anwenden. Einige der aufsehenerregendsten Experimente, die in diesem Kapitel besprochen werden sollen, wurden von mehreren Krebsspezialisten, wie Carl Simonton, vorgenommen, die modifizierte Formen der Meditation und der Vergegenwärtigungstechniken zusätzlich zur Bestrahlung oder Chemotherapie bei der Krebsbehandlung mit einigen vielversprechenden Ergebnissen anwandten.

Bevor wir uns jedoch diesen Verfahren der tiefen Entspannung oder Vergegenwärtigung und ihrer Bedeutung für die Erleichterung von Krankheiten zuwenden, müssen noch einige Punkte geklärt werden. Zu allererst sind in diesem frühen Stadium klinische Anwendungen solcher Methoden eher als Hilfsmittel der traditionellen Medizin denn als Alternativen zu betrachten. Besonders im Fall der Anwendung meditativer und psychotherapeutischer Methoden bei Krebspatienten ist jeder Arzt gesetzlich und moralisch verpflichtet sicherzustellen, daß der Patient vor oder zugleich mit irgendeiner anderen Therapieform die wirksamste traditionelle Behandlung erhält. Das kann gar nicht genug betont werden, da eine Krankheit längs des ganzen psychosomatischen Kontinuums beinahe rein psychologische bis praktisch rein körperliche Ursachen haben kann. Da jede Krankheit außerdem dem rein organischen Ende des Kontinuums zustrebt, kann es höchst unzweckmäßig sein, Methoden der Entspannung und Meditation anzuwenden, denn viele Krankheiten können und sollen durch die wirksamsten chirurgischen und chemotherapeutischen Mittel erleichtert werden. Es gibt keine einfache Lösung für diese komplexe Frage, außer daß man bei jeder Krankheit sowohl die psychologischen als auch die physiologischen Variablen in Betracht ziehen und dann die geeignete Behandlung für den individuellen Patienten entwerfen muß.

Es muß auch klar sein, daß die in diesem Teil des Buches beschriebenen Methoden – Meditation, Autogenes Training und Biofeedback – nicht im Gegensatz zu den traditionellen medizinischen und psychologischen Therapien stehen. Es gibt an sich keinen Konflikt zwischen traditionellen und meditativen Therapien, sofern er nicht von Ärzten geschaffen wird, die an starren Spezialisierungen festhalten oder die psychosomatischen Faktoren bei allen Krankheiten verächtlich abtun. So organisch eine Krankheit auch erscheinen mag – sie ist unweigerlich von psychologischem und emotionalem Streß begleitet, der den Zustand verschlimmern kann. Es wäre zwar viel zu früh zu behaupten, daß meditative oder Entspannungstechniken solche Krankheiten heilen können, aber es steht unzweifelhaft fest, daß diese Methoden die mit der Krankheit verbundenen Angst- und Streßzustände erleichtern oder ausschalten können.

Autogenes Training

Eine der umfassendsten und erfolgreichsten westlichen Techniken der tiefen Entspannung ist das Autogene Training, das 1932 von dem deutschen Psychiater Johannes H. Schultz entwickelt wurde. Ironischerweise wurde es in den Vereinigten Staaten weitgehend ignoriert, was allein schon die Tatsache zeigt, daß bei einem vor einiger Zeit zusammengestellten Überblick über die einschlägige Literatur nur 10 von 604 Abhandlungen aus diesem Land stammten. Für diese Vernachlässigung gibt es offensichtlich keinen Grund. Menschen, die aus irgendeiner Ursache nicht geneigt sind, sich mit einer der im 6. Kapitel behandelten östlichen Meditationstechniken zu beschäftigen, könnten gut daran tun, sich dem Autogenen Training zuzuwenden. Es ist eine bemerkenswert gründlich und systematisch erdachte Übung mit einem Endergebnis, das sich mit dem der intensiven Meditation vergleichen läßt.

Schultz entwickelte sein System aus seiner klinischen Erfahrung mit der Hypnose heraus. Um die Jahrhundertwende hatte der Hirnphysiologe Oskar Vogt beobachtet, daß manche Patienten die Fähigkeit besaßen, sich für eine Zeitspanne, die sie selbst bestimmten, in Hypnose zu versetzen, und er nannte dieses Phänomen »Autohypnose«. Vogt bemerkte mehrere interessante Erscheinungen, die konsequent bei allen auftraten, die der Autohypnose fähig waren, so zum Beispiel ein wesentliches Nachlassen von Müdigkeit und Spannung ebenso wie eine Verringerung des Auftretens und der Heftigkeit von psychosomatischen Störungen wie Kopfschmerz. Von diesen Beobachtungen ausgehend, kombinierte Schultz das Konzept der Autohypnose mit bestimmten Übungen, die dazu dienen sollten, geistige und körperliche Funktionen zu integrieren und vor allem Zustände tiefer physiologischer und geistiger Entspannung herbeizuführen. Bei seiner eigenen Arbeit mit der Hypnose hatte er bemerkt, daß Menschen, die in die hypnotische Trance eintreten, zwei überwältigende körperliche Empfindungen erleben. Die eine ist ein angenehmes Gefühl allgemeiner Wärme im ganzen Körper, und die andere ist ein Gefühl der Schwere in den Gliedern und im Rumpf. Tatsächlich ist das subjektive Wärmegefühl die psychologische Wahrnehmung der Gefäßerweiterung in den peripheren Arterien, und das Schweregefühl ist die Wahrnehmung der Entspannung der Muskeln. Beide Empfindungen sind die psychophysiologischen Entsprechungen der Entspannungsreaktion. Schultz sagte sich, wenn es ihm gelänge, Übungen zu entwerfen, die die Menschen lehrten, diese Empfindungen in sich selbst auszulösen, könnte er sie auch lehren, den Zustand der »passiven Konzentration« zu erreichen, der für die Hypnose charakteristisch ist.

Einer der ersten maßgeblichen Texte über Autogenes Training stammt von Schultz selbst (1953). Er beschreibt darin sein System als eine Methode rationaler physiologischer Übungen, deren Ziel es sei, eine allgemeine psychobiologische »Umschaltung« im Menschen zu bewirken, die es ihm ermögliche, alle Phänomene zu manifestieren, die sonst nur durch Hypnose erzielbar seien. Schultz verfolgte die Absicht, einige der positiven Wirkungen, die Vogt bei autohypnotischen Versuchspersonen beobachtet hatte, weiterzuentwickeln, die Funktionen zu verbessern und zu helfen, schlecht angepaßtes Verhalten und seine Manifestationen in neurotischen und psychosomatischen Symptomen auszuschalten. Entscheidend für den Erfolg des Autogenen Trainings ist die Erreichung des »Paradoxons der selbstinduzierten Passivität« – eine Vorstellung, die sehr der des »passiven Wollens« ähnelt, die eine so wichtige Rolle beim Biofeedback und bei den Meditationsübungen spielt. Durch diesen Vorgang lernt der Mensch, sich einem ununterbrochenen organismischen Prozeß zu überlassen, anstatt vom bewußten Willen Gebrauch zu machen. Auch hier wieder blockiert eine zu große Anstrengung des zielbewußten Willens augenblicklich den Weg zur tiefen Entspannung. Was die Methode von Schultz erreicht, wenn sie richtig und regelmäßig angewandt wird, ist ein körperlicher und geistiger Zustand, der viele Merkmale mit dem Zustand der geringen Erregung gemeinsam hat, wie er durch die Meditation erlangt wird.

Ein wesentlicher Unterschied zwischen klassischer Meditation und Autogenem Training besteht darin, daß letzteres mit Übungen beginnt, die dazu bestimmt sind, gewisse physische Empfindungen auszulösen und zu einer tiefen Entspannung rein physischer Natur zu führen. Nach diesem Anfangsstadium und sobald der einzelne die Fähigkeit entwickelt hat, leicht und schnell den tief entspannten Zustand zu erreichen, ist er bereit, zu den subtileren psychologischen Aspekten des Autogenen Trainings fortzuschreiten, durch die er imstande sein kann, ungewöhnliche Bewußtseinszustände und einen hohen Grad von autonomer Kontrolle zu erreichen. Spätere Stadien dieses der Meditation ähnlichen Zustandes haben manche schon befähigt, bemerkenswerte Leistungen zu vollbringen, zum Beispiel die Selbstanästhesierung gegen eine Verbrennung dritten Grades, die dadurch hervorgerufen wurde, daß man eine brennende Zigarette anderthalb Minuten lang auf den Handrücken der Versuchsperson legte (Gorton, 1959). In einer Hinsicht besteht die Anziehungskraft des Autogenen Trainings darin, daß es auf einer leicht verständlichen und erlernbaren Ebene beginnt und dann langsam zu den höheren, esoterischen Stufen fortschreitet. Es ist dazu erdacht, den Übenden Schritt für Schritt durch Methoden der körperlichen Entspannung zu einem Zustand hinzuführen, in dem er höchst empfänglich wird für unbewußte Symbole und Phantasien und sein Unbewußtes befragen kann, um Probleme und tiefe innerliche Dilemmas zu lösen. Das System schreibt außerdem zusätzliche Übungen vor, die jene Art von autonomer Kontrolle ermöglichen, die für die Selbstheilung nützlich ist.

Es ist richtig, daß das Autogene Training zu einem großen Teil auf den Techniken der Autosuggestion beruht, und aus diesem Grunde betrachten es viele Menschen mit Vorbehalt. Die Anhänger betonen jedoch, daß es einen kritischen Faktor gibt, der das

Autogene Training von der klassischen Hypnose unterscheidet. Patienten, die eine autogene Therapie durchmachen, werden lange geschult, um einen Zustand zu erreichen, den man als meditativ bezeichnen kann, und die anfängliche Anwendung der Autosuggestion ist nur ein Mittel, sie zu schulen und mit ihrer Fähigkeit vertraut zu machen, diesen Zustand aus eigenem Willen zu erreichen (Schultz und Luthe, 1959; Gorton, 1959; Luthe, 1962). Die Autosuggestion stammt tatsächlich aus dem Lexikon der Hypnose, aber sie wird in diesem Fall nur gebraucht für eine Selbstregulierung, die von einem überaktivierten und psychologisch erregten Zustand zu einem Zustand erhöhter psychischer und emotionaler Normalisierung führt.

Nach Schultz und Luthe müssen mehrere wesentliche Forderungen erfüllt werden, wenn jemand beim Autogenen Training Erfolg haben und die für die Hypnose charakteristische psychobiologische Umschaltung erreichen will. Diese Forderungen sind: 1. Eine starke Motivierung und gute Mitarbeit. 2. Ein angemessener Grad von Selbstlenkung und Selbstbeherrschung. 3. Die Beibehaltung einer bestimmten Körperhaltung, die zum Erfolg führt. 4. Die Verringerung äußerer Reize auf ein Minimum und die geistige Konzentration auf endopsychische Prozesse bis zur Ausschaltung der äußeren Umgebung. 5. Das Vorhandensein einer monotonen Reizzufuhr zu den verschiedenen sensorischen Rezeptoren. 6. Konzentrierte Entfaltung der Aufmerksamkeit auf die somatischen Prozesse, um eine Ausrichtung des Bewußtseins nach innen zu erreichen. Dies wird als eine wichtige Erlebensweise gesehen, bei der ein Auslöschen äußerer Reize von der Richtung der Aufmerksamkeit auf körperliche Empfindungen begleitet wird. Das Ergebnis ist eine vegetativ-passive Funktionsebene, die in eine tief konzentrierte meditative Bewußtseinsänderung übergeht. 7. Unter diesen Bedingungen das Auftreten einer überwältigenden psychischen Neuorganisation. 8. Das Eintreten von dissoziativen und autonomen geistigen Prozessen, die zu einer Änderung der Ich-Funktionen und zur Auflösung von Ich-Grenzen führen. Das innere erfahrungsmäßige und begriffliche Leben nimmt eine bildhafte Plastizität an, und die Folge ist ein traumhafter Bewußtseinszustand (Gorton, 1959). Schultz glaubt, daß jedes »normale« Individuum diese Veränderung oder »Umschaltung« erleben kann. Wenn ein Mensch regelmäßig übt, wird er zuletzt die Selbstregulierung einer Anzahl von geistigen und körperlichen Funktionen beherrschen.

Im Grunde können die Endstadien des Autogenen Trainings mit den Bewußtseinsdurchbrüchen verglichen werden, wie sie durch

Meditationstechniken verschiedener Art zu erreichen sind. Alle Verfahren der tiefen Entspannung haben sowohl physiologisch als auch psychologisch sehr ähnliche Wirkungen. Die Unterschiede betreffen hauptsächlich die Methoden, sie zu erlangen, und die Konzentration des Autogenen Trainings auf rein körperliche Empfindungen im Anfangsstadium des Lernprozesses kann für viele Menschen leichter sein als der direkte Sprung in die meditative Kontemplation. Die autogenen Übungen wurden für Menschen im Westen erdacht, die die Ruhe nicht gewohnt sind, die einen so großen Teil der östlichen Disziplinen ausmacht, und aus diesem Grunde könnten sie eine leichter zugängliche Technik für Menschen darstellen, die in einer westlichen Umgebung leben.

Grundsätzliche Körperhaltungen
und Übungen des Autogenen Trainings

Theoretisch sollte das Autogene Training mit einem Minimum an äußerlichen Reizen ausgeübt werden und ohne Behinderungen durch enge oder lästige Kleidung, Schmuck, Brillen und dergleichen. Sobald aber einmal die Grundtechniken des Wärme- und Schweregefühls beherrscht werden, können die Übungen auch in ruhigen Augenblicken im Büro oder wo immer und wann immer man das Bedürfnis danach hat, erfolgreich vorgenommen werden. Zunächst ist es jedoch ratsam, Ablenkungen aller Art auszuschalten, bis man ein gewisses Maß von Bequemlichkeit erreicht. Spätere, fortgeschrittene Stadien oder Stufen erfordern eine genau überwachte Umgebung, da ein empfindlicherer und flüchtigerer Bewußtseinszustand gegeben ist.
Drei Grundhaltungen werden für das Autogene Training empfohlen. Vielleicht die leichteste und für den Anfang am besten geeignete ist die ausgestreckte Lage auf einer Couch oder einem Bett oder auf dem Fußboden, wenn man eine härtere Fläche vorzieht. Die Beine sollten leicht gespreizt und entspannt sein, die Füße in V-Form nach außen geneigt. Manchmal empfiehlt es sich, eine Stütze – eine zusammengerollte Decke oder ein Kissen – unter die Kniekehlen zu schieben, um die größtmögliche Entspannung der Beinmuskeln zu erreichen. Die Fersen dürfen einander nicht berühren, und Oberkörper und Schulter müssen gerade liegen. Achten Sie besonders darauf, daß der Kopf bequem liegt, so daß Nacken und Schultern nicht steif werden oder sich verkrampfen. Eine der geeignetsten Methoden, die für Sie beste,

vollkommen entspannte Lage des Kopfes zu finden, ist ein Versuch mit Kissen verschiedener Größe in verschiedenen Lagen unter dem Kopf und dem Hals. Das Wichtigste ist, daß es in der Lage, die Sie schließlich für sich auswählen, keinerlei Spannung in den Muskeln gibt. Ihre Arme müssen schlaff und leicht angewinkelt neben dem Oberkörper liegen, und die Finger sollen locker gespreizt und entspannt sein und den Körper nicht berühren. Die Lage ähnelt sehr der im 6. Kapitel beschriebenen Shavasana oder »Leichen-Lage«. Sie kann auf die verschiedenste Weise modifiziert werden, um vollkommene Bequemlichkeit zu bieten, die an sich schon ein Genuß ist, bevor Sie noch mit der Übung beginnen.

Daneben gibt es noch zwei sitzende Haltungen, die für das Autogene Training empfohlen werden. Sie haben den Vorteil, in vielen Situationen anwendbar zu sein, in denen man sich nicht hinlegen kann. Viele Menschen erkennen intuitiv den Wert des »Abschaltens« für zehn oder fünfzehn Minuten im Laufe ihres Arbeitstages, und für solche Gelegenheiten sind die ersten Stadien des Autogenen Trainings hervorragend geeignet. In einem Büro, zum Beispiel, kann jemand seine Sekretärin oder Telefonistin bitten, ihm alle Anrufe fernzuhalten, und einen ruhigen Ort aufsuchen, wo er verhältnismäßig sicher ist, nicht gestört zu werden. Die Erneuerung der Energie durch eine nur ganz kurze Periode konzentrierter tiefer Entspannung übertrifft bei weitem den Nutzen der allgemein üblichen Kaffeepause. Wenn Sie die ersten Trainingsstadien im Sitzen meistern, können Sie beinahe überall Gebrauch davon machen. Manchen ist es sogar gelungen, Autogenes Training aufrecht, im Gehen, zu betreiben. Der wesentlichste Punkt ist wiederum, daß Sie Ihre Übungen soweit wie möglich in Ihren persönlichen Lebensstil aufnehmen.

Die Sitzhaltungen helfen, sich gegen das Einschlafen zu wehren, das für viele Menschen zum Problem werden kann, wenn sie liegen. Aus diesem Grunde werden sitzende Haltungen auch von Therapeuten beim klinischen Biofeedback oder bei der Anwendung von Vergegenwärtigungs-Techniken bevorzugt.

Für die zurückgelehnte Haltung wählen Sie einen Armsessel mit einer hohen Lehne, so daß der Oberkörper und der Kopf passiv und bequem ruhen, wenn Sie sich im Sessel zurücklehnen. Der Sitz sollte ebensolang sein wie Ihre Schenkel, so daß auch der untere Teil des Rückens bequem angelehnt werden kann. Die Arme, Hände und Finger können entspannt auf den Armstützen ruhen oder auf der inneren Seite des Sessels, nahe dem Körper, locker herabhängen. Die Form und die Dimensionen des Sessels sind wichtig, denn der Oberkörper sollte sich so bequem zurücklegen können, daß Sie beinahe das Gefühl haben, mit dem Sessel zu verschmelzen, und Ihr Kopf sollte so gut gestützt sein, daß Sie keine Anstrengungen unternehmen müssen, ihn in der richtigen Lage zu halten.

Wenn Sie einen gewöhnlichen Stuhl mit gerader Lehne verwenden, werden Sie eine aufrechtere Haltung einnehmen müssen. Das ist auch die Haltung, die am häufigsten beim klinischen Biofeedback verlangt wird. Die Haltung auf einem Stuhl mit gerader Lehne ist einfach, sie erfordert keine Stützen und kann leicht von der Klinik auf die alltäglichen Situationen übertragen werden. Setzen Sie sich auf den vorderen Rand, so daß sich nur die Gesäßbacken auf dem Sitz befinden und die Schenkel das Kissen nur leicht berühren. Sie können einen Stuhl mit oder ohne Kissen benutzen, je nachdem, was Sie bevorzugen.

Spezifische Anweisungen für die Erlangung einer ausgewogenen Sitzhaltung sind in den Trainingsvorschriften nicht vorgesehen, aber im Laufe der Arbeit mit Patienten habe ich immer die folgenden Anweisungen gegeben, um es dem einzelnen zu ermöglichen, eine meditative Haltung zu finden. Sie gehören nicht zur autogenen Methode, sind aber mit ihr vereinbar. Wenn Sie sich auf einen Stuhl mit gerader Lehne setzen, bilden Ihre Schenkel einen Winkel von 90 Grad mit dem aufgerichteten Oberkörper. In dieser Haltung schieben Sie Ihren linken Fuß nach vorn, bis Sie fühlen, wie sich Ihr Gewicht auf die Ferse verlagert. Ziehen Sie nun den Fuß wieder zurück, bis Sie allmählich merken, daß das Gewicht auf den Fußballen drückt. Bewegen Sie Ihren Fuß hin und her, bis Sie die Stellung finden, in der er flach auf dem Boden steht und das Gewicht gleichmäßig auf Ferse *und* Ballen verteilt ist. In dieser Stellung sollte Ihr Bein in einem Winkel von etwa 120 Grad ausgestreckt sein. Machen Sie nun das gleiche mit dem rechten Fuß. Sie dürfen keine Spannung in den Beinen spüren, und der Abstand zwischen den Knien sollte etwa 30 cm betragen. Legen Sie die Hände fest auf die Knie, und drücken sie diese zusammen und auseinander: Ihre Beine müssen sich ohne Widerstand bewegen. Sie befinden sich nun in einer stabilen Stellung. Als nächstes müssen Sie aufrecht auf dem Stuhl sitzen, ohne angestrengt den Rücken gerade zu halten. Eine aufrechte Haltung kann mit einem Minimum an Muskelspannung beibehalten werden, wenn sie richtig ist. Beugen Sie sich sehr weit nach vorn, bis Sie ein Ziehen in den unteren Rückenmuskeln spüren. Lehnen Sie sich dann in Ihrem Stuhl zurück, bis Sie den Zug in den Bauchmuskeln spüren. So, wie Sie Ihre Füße vor und zurück schoben, schaukeln Sie nun mit dem Oberkörper vor und zurück, bis Sie die Haltung finden, in der weder die einen noch die anderen Muskeln angespannt sind und sich die Wirbelsäule anfühlt, als ruhte sie perfekt auf dem Becken. Man kann sich das Bild eines jener Stehaufmännchen vor Augen halten, die unten in der Mitte beschwert sind und, gleich in welche Richtung sie gestoßen werden, immer wieder zur senkrechten Stellung zurückkehren. Beine und Oberkörper befinden sich nun also im Gleichgewicht. Wenden Sie Ihre Aufmerksamkeit dem Kopf zu und lassen Sie ihn auf die Brust sinken, bis Sie ein Ziehen in den Nackenmuskeln spüren. Legen Sie ihn dann so weit zurück, daß sich das Ziehen in den vorderen Halsmuskeln bemerkbar macht. Beugen Sie den Kopf vor und zurück, bis Sie eine Stellung finden, in der er sich anfühlt wie ein Ball, der auf dem oberen Ende der Wirbelsäule balanciert wird, die ihrerseits auf dem Becken die Balance hält. Nun lassen Sie die Hände an den Seiten niedersinken. Heben Sie die linke Hand, und lassen Sie sie wie einen toten Gegenstand auf den Schenkel klatschen und abgleiten. Machen Sie das gleiche mit der rechten Hand, und lassen Sie beide Hände entspannt hängen, so wie sie gefallen sind. Dies ist nun eine sehr brauchbare meditative Grundhaltung, die Sie für alle hier beschriebenen Techniken mit Ausnahme des Shavasana anwenden können. Wie schon gesagt, sind diese Anweisungen für die Erreichung einer Gleichgewichtshaltung meine Modifikationen der autogenen Grundhaltung.

Von dieser Grundhaltung aus geht die normale autogene Übung wie folgt weiter. Der Übende erhält die Anweisung, sich vorzustellen, eine Schnur gehe von seinem Kopf aus zur Decke und diese Schnur ziehe ihn nun an einer aufrechten Haltung hinauf, während beide Arme noch an den Seiten herabhängen. Dann fordert man ihn auf, sich vorzustellen, die Schnur werde durchgeschnitten und sein Kopf falle nach vorn »Wie bei einer Fetzenpuppe«. Im allgemeinen kommt es zu einem vertikalen Zusammensinken von Oberkörper, Schultern und Hals zu einer entspannten Haltung. Es ist jedoch wichtig, daß sich der Übende nicht so weit nach vorn krümmt, daß die Atmung erschwert wird. Jede Haltung in der geschilderten Abfolge sollte mit einem Minimum an Anstrengung und einem Minimum an Unbequemlichkeit eingenommen werden. Nachdem man diese entspannte Haltung erreicht hat, läßt man die hängenden Arme aufwärts schwingen und auf die Schenkel fallen, so daß die Hände locker zwischen den Knien hängen, ohne einander zu berühren.

Eine Beschreibung des Konzepts der passiven Konzentration soll dazu beitragen, Ihre psychologische Orientierung zu klären, wenn

Sie mit Ihren Übungen beginnen. Wolfgang Luthe, der ein Schüler von Schultz war und nun die anerkannte Autorität auf dem Gebiet des Autogenen Trainings ist, stellt es so dar:

»Der wesentliche Unterschied zwischen der üblichen Art der ›aktiven Konzentration‹ und der ›passiven Konzentration‹ während der autogenen Übungen liegt in der Einstellung der Person zu dem zu erreichenden funktionellen Ziel. ›Passive‹ Konzentration bedeutet eine gelassene Einstellung und funktionelle Passivität gegenüber dem beabsichtigten Ergebnis ihrer konzentrierten Tätigkeit, während ›aktive‹ Konzentration gekennzeichnet ist durch das Interesse, die Aufmerksamkeit und die zielgerichteten aktiven Anstrengungen der Person während der Erfüllung der Aufgabe und im Hinblick auf das funktionelle Endergebnis« (Luthe, 1969).

Mit anderern Worten, lassen Sie sich von den Gefühlen, tief entspannt zu sein, überkommen und beherrschen, anstatt zu aktiv nach ihnen zu streben, was den Prozeß nur stören würde. Stellen Sie sich vor, Sie seien ein leeres Gefäß, das dasteht, um gefüllt zu werden – ohne eine bewußte Anstrengung Ihres eigenen Willens. Dieser Zustand offener Passivität ist ein Ausdruck der Empfänglichkeit für die inneren Dimensionen des menschlichen Bewußtseins und ein wesentlicher Aspekt aller meditativen Systeme.
In der beschriebenen ruhigen, passiven Haltung beginnen Sie nun mit der ersten einer Reihe von körperlichen Übungen. Richten Sie zuerst Ihre passive Aufmerksamkeit auf denjenigen Ihrer Arme, der der aktivere ist. Bei Rechtshändern ist das der rechte Arm, bei Linkshändern der linke. Während Sie an diesen Arm denken, wiederholen Sie im stillen etwa drei- bis sechsmal in 30 bis 60 Sekunden: »Mein rechter (linker) Arm ist ganz schwer.« Sobald diese Periode von 30 bis 60 Sekunden vorüber ist, rütteln Sie sich auf, indem Sie sich hin und her bewegen und die Augen öffnen. Beugen Sie Ihre Arme, und bewegen Sie die Finger, Zehen, Füße, Beine, Schultern und den Hals. Dabei werden Sie bemerken, daß der Arm, dem Sie Ihre Aufmerksamkeit zugewandt haben, noch ein restliches Gefühl von Schwere und Entspannung zurückbehalten hat. Wiederholen Sie diese Übung viermal nacheinander, und machen Sie dazwischen jedesmal eine Pause von einer Minute, um die Wirkungen zu spüren. Die meisten Menschen berichten, daß sie zusätzlich zu dem Gefühl der Schwere in dem betreffenden Arm auch eine Schwere im anderen Arm oder in gewissen Teilen des rechten oder linken Beins spüren. Diese Ausbreitung des Schweregefühls auf andere Körperteile wird »Generalisierungs-

phänomen« genannt und ist eine wichtige Erscheinung der autogenen Übungen. Richten Sie Ihre Aufmerksamkeit nun auf ihren weniger aktiven Arm, und wiederholen Sie die gleiche Übung. Sobald Sie das deutliche Gefühl eines größeren Gewichts in beiden Armen haben, können Sie die Anweisung umändern in »beide Arme sind schwer« und sie dann nach jeder Reihe von Übungen »zurücknehmen« durch den Satz: »Arme beugen und strecken, tief atmen, Augen auf.« Wie bei allen meditativen Techniken ist es ebenso wichtig, nach einer Periode tiefer Entspannung in einen Aktivierungszustand überzugehen, wie in einen passiven Zustand einzutreten. Die tiefe Entspannung ist ein Vorstadium wirksamerer Aktivität und nicht notwendigerweise ein Selbstzweck.

Wie bei der Meditation kann Ihr Geist dazu neigen abzuschweifen, während Sie sich auf die Übung zu konzentrieren versuchen, aber das ist kein Grund zu Besorgnis. Richten Sie Ihre Aufmerksamkeit zwanglos wieder auf die bevorstehende Aufgabe, ohne sich über Ihre abirrende Phantasie zu ärgern oder zu angestrengt zu versuchen, das Zentrum Ihrer Aufmerksamkeit festzuhalten. Günstig ist es, die Zeit der Konzentration auf beide Arme auf etwa 60 bis 90 Sekunden zu verlängern und die ganze Übung mindestens viermal durchzugehen. Sobald Sie spüren, daß Sie mit Ihren Armen einen gewissen Erfolg erzielt haben, wird sich das generalisierte Schweregefühl in anderen Körperteilen stärker bemerkbar machen. Nun beginnt man, sich auf Schweregefühle in den Beinen zu konzentrieren. Wie bei den Armen nimmt man sich zunächst das aktivere Bein vor, dann das andere und schließlich beide zugleich. Manchen Menschen gelingt es sofort, das Schweregefühl herbeizuführen, andere müssen ein oder zwei Wochen üben, und zwar zwei- oder dreimal täglich etwa 15 Minuten lang. Wie schon erwähnt, gibt es zu diesem subjektiven Schweregefühl in den Beinen eine deutliche neurophysiologische Entsprechung. Wenn das Gefühl der Schwere stärker spürbar wird, entspannen sich die Muskeln in den betroffenen Gliedern automatisch.

Die Fähigkeit, diese Übungen mit Erfolg auszuführen, ist nicht jedem Menschen im gleichen Maße gegeben, und die Hilfe eines geschulten Therapeuten ist immer nützlich bei der Überwachung des Fortschritts und der Bestimmung, wann man zur nächsten Stufe des Trainings übergehen soll. Die Gefühle der Schwere werden jedoch etwas für Sie sehr Wirkliches sein, wenn Sie die Übungen korrekt ausführen, und Sie werden nicht den Eindruck haben, sie seien nur eingebildet. Sie werden mit Bestimmtheit wissen, daß Sie die Technik beherrschen. Das alles klingt trüge-

risch einfach, kann aber eine ausgeprägte positive Wirkung auf Ihr ganzes psychosomatisches System ausüben.
Im zweiten Stadium des körperlichen Teils des Autogenen Trainings konzentrieren sich die Übungen auf die Erzeugung von Wärmegefühlen. Typischerweise bemerkt man die Ausbreitung eines angenehmen Wärmegefühls im ganzen Körper schon während der Schwereübungen. Es wird angenommen, daß sich während der Schwereübungen zahlreiche psychophysiologische Meßwerte einem Zustand des Gleichgewichts nähern. Wärmeübungen unterstützen dieses positive Phänomen und fördern »einen psychophysiologischen Zustand, der die Erholungsfähigkeit sich selbst normalisierender Funktionen erhöht« (Luthe, 1969). Nachdem der Übende die Fähigkeit entwickelt hat, ein Gefühl der Schwere beinahe augenblicklich in allen Gliedern herbeizuführen, betonen die meisten Lehrer des Autogenen Trainings nun stärker den Gedanken der passiven Konzentration. Wenn die Schwereübungen erfolgreich waren, wird ein gewisser Grad von passiver Konzentration bereits beherrscht, und der Übende ist darauf vorbereitet, ein volleres Verständnis dieses Zustands zu entwickeln und zu höheren Stufen des Trainings überzugehen. Die Wärmeübungen werden in genau derselben Reihenfolge vorgenommen wie die Schwereübungen: zuerst der aktivere Arm, dann beide, dann die Beine einzeln und gemeinsam. Nach jeder Serie der selbst gegebenen Anweisungen wird dieselbe Technik des Zurücknehmens angewandt wie bei den Schwereübungen. Im Durchschnitt braucht man vier bis acht Wochen, um zu lernen, Wärme in allen Gliedern zu erzeugen, aber manchen gelingt es viel schneller. Menschen, die mit dem Autogenen Training beginnen, sind gewöhnlich überrascht, wie leicht ihr Körper auf Autosuggestion anspricht. Aus diesem Grunde ermutigen die spürbaren körperlichen Wirkungen des Trainings die Anfänger, mit den Übungen fortzufahren, während sie bei der klassischen Meditation durch das Fehlen eines erkennbaren Fortschritts leicht entmutigt werden.
Die Herzregulierung ist die dritte Standardübung des Autogenen Trainings. Diese Übung ist eine Erweiterung der Schwere- und Wärmeübungen, die auf den Bereich und die Tätigkeit des Herzens angewandt wird. Bei dieser Übung lautet die im Geiste wiederholte Formel: »Herz schlägt ruhig und gleichmäßig.« Während der ersten Phasen ist es für manche leichter, den Kontakt mit dem Herzen in einer zurückgelehnten Haltung herzustellen, wobei die rechte Hand über das Herz gelegt wird. Die Formel wird in diesem Stadium länger wiederholt, und es werden 90 bis 180

Sekunden empfohlen. Wieder wird die Übung viermal nacheinander wiederholt, und man bemüht sich, ihre Wirkungen auszugleichen, indem man zwischen den Übungen im stillen den stärkenden Satz »Augen auf, atme tief« ausspricht.

Die Atmung ist der nächste Schwerpunkt. Während der ersten drei beschriebenen Übungen haben die meisten schon ein auffälliges Nachlassen der Zahl der Atemzüge und eine Vertiefung der Atmung bemerkt. Um dieses natürlich eingetretene Phänomen zu fördern, konzentriert sich nun der Übende auf seine Atmung und wiederholt im stillen: »Atmung ganz ruhig. Es atmet mich.« Das wird ebenfalls viermal wiederholt, jedesmal etwa 100 bis 150 Sekunden, mit einem Zurücknehmen dazwischen. Nach ein bis sechs Wochen reagiert die Atmung rasch auf die Anweisung.

Die fünfte Übung ruft ein Gefühl der Wärme in der Unterleibsregion hervor. Sie neigt dazu, eine eindeutig beruhigende Wirkung auf die Tätigkeit des Zentralnervensystems auszuüben und die Entspannung der Muskeln zu fördern, und sie kann ein Gefühl der Schläfrigkeit verursachen. Die Übung soll nicht die Hautoberfläche erwärmen, sondern Wärme in den Tiefen der oberen Bauchhöhle erzeugen und sich auf das Sonnengeflecht (Plexus solaris) konzentrieren. Die dafür verwendete Formel lautet: »Mein Sonnengeflecht ist strömend warm.« In diesem Stadium hilft es, wenn entweder der Therapeut oder der Übende selbst seine Hand über das Sonnengeflecht legt und letzterer sich vorstellt, daß von diesem Bereich ein Wärmegefühl ausstrahlt. Wie bei den vorausgegangenen Übungen wird die Formel mit den entsprechenden Pausen dazwischen jeweils viermal wiederholt.

Das letzte rein körperliche Stadium des Autogenen Trainings ist die Anweisung: »Stirn angenehm kühl.« Gewöhnlich wird für den Beginn dieser Übung eine liegende Stellung empfohlen, denn es können Schwindelgefühle oder Ohnmachten auftreten. Wenn es nicht möglich ist, sich niederzulegen, sollte die passive Konzentration auf die Stirn langsam entwickelt werden, indem man mit Perioden von 10 bis 20 Sekunden beginnt und sich zu einer viermaligen Wiederholung steigert, die insgesamt zwei bis vier Minuten dauert.

Gewöhnlich kommt irgendwann zwischen zwei Monaten und einem Jahr der Augenblick in der Übung dieser ersten sechs Stufen des Autogenen Trainings, in dem die ganze Serie sehr rasch durchgegangen werden kann. Man braucht dann für die Entwicklung der ganzen Abfolge zwei bis vier Minuten. Die meisten Lehrer empfehlen drei Übungen täglich, nach dem Mittagessen, nach dem Abendessen und vor dem Schlafengehen, damit ein

Fortschritt erreicht wird. Oft gibt es jedoch störende Vorgänge, die am häufigsten während der Schwere- und Wärmeübungen auftreten. Es handelt sich dabei um motorische Zuckungen oder körperliche Empfindungen für emotionale Zustände, die »autogene Entladungen« genannt und als Versuch des Individuums betrachtet werden, sich selbst während seiner Entspannungsperiode auf einen Zustand erhöhter Gesundheit hin zu regulieren. Nach Luthe sind autogene Entladungen »Trainings-Symptome, die offensichtlich keine Beziehung zur Methode haben und als Resultate von vom Hirn gelenkten Prozessen betrachtet werden, die eine vom Hirn gewählte und physiologisch adaptierte (nicht schädliche) Freisetzung von störenden Mengen neuronaler Impulse aus verschiedenen Hirnarealen gestatten« (Luthe, 1969). Massive motorische Entladungen können recht ausgeprägte Formen bei Patienten annehmen, die Alkoholiker waren oder sind, schwere Unfälle erlitten oder sich im Anfangsstadium der Epilepsie befinden. In anderen Fällen können zusammen mit den motorischen Entladungen heftige Weinkrämpfe auftreten bei Patienten mit einer traumatischen Geburt, einer Fehlgeburt, traumatischer Kieferchirurgie oder unterdrückten Emotionen in bezug auf ein bedeutsames Ereignis wie, zum Beispiel, den Tod eines Verwandten. Wenn es zu solchen unerwarteten und erschütternden autogenen Entladungen kommt, muß ein geübter Therapeut dem Patienten helfen, sie zu überwinden und im Zustand passiver Konzentration zu verharren. Nach Luthe gestattet es die Beibehaltung der autogenen Haltung und Einstellung dem Übenden, die störenden Gedanken oder Assoziationen zu zerstreuen, und er rät, »sich solchen vom Hirn gesteuerten Selbstnormalisierungsprozessen, die von selbst enden, nicht zu widersetzen«. Die Entladungen werden als normale Reaktionen auf den Prozeß der Selbstregulierung angesehen.
Vergleichbare Erfahrungen macht man oft auch in anderen meditativen Disziplinen und beim Biofeedback. Häufig tritt ein Syndrom auf, das sich in der Form äußert, daß Patienten nach einer anfänglichen Besserung plötzlich wieder stärkere Schmerzen haben. Gewöhnlich kommt dieser zweite Schmerz daher, daß ein vorher unterdrücktes oder verleugnetes psychisches oder physisches Trauma ins Bewußtsein eintritt. In diesem Augenblick geht es den Patienten oft schlechter, und das Wiedererwachen der Symptome kann schlimmer sein als die ursprünglichen Beschwerden. Beziehungen zwischen spezifischen psychologischen Schwierigkeiten und spezifischen körperlichen Krankheiten stellen sich in dieser Bewegung auf einen Zustand psy-

chosomatischer Gesundheit hin sehr anschaulich dar. Dem Patienten zu helfen, in einem Zustand passiver Konzentration zu bleiben und sich mit diesen zugrunde liegenden Problemen auseinanderzusetzen, ist ein wirksames Mittel, wirklich die Krankheit zu erleichtern und nicht nur die offenen Symptome zu bekämpfen.

Am Ende des ersten Trainingsstadiums sollte der Übende imstande sein, alle die selbsterteilten Befehle – »Meine Arme und Beine sind ganz schwer... Herz schlägt ruhig und gleichmäßig... Es atmet mich... Mein Sonnengeflecht ist strömend warm... Stirn angenehm kühl – in nur wenigen Minuten auszuführen. Sobald er diese Prozesse beherrscht, ist er reif für das nächste Trainingsstadium, das »Autogene Meditation« genannt wird. Er muß um diese Zeit einen hohen Grad von Stabilität des autogenen Zustands längere Zeit – von einer halben bis zu einer Stunde – durchhalten können. Es hat sich gezeigt, daß er, wenn er diesen Zustand aufrechterhalten kann, auch fähig ist, eine ganze Reihe anderer physiologischer Funktionen durch Autosuggestion zu regulieren. Schultz berichtet, daß einige seiner Patienten imstande waren, eine Anästhesie selbst herbeizuführen, die sie gegen den Schmerz des Zahnbohrens unempfindlich machte, während andere ihre Füße dadurch erwärmen konnten, daß sie die Hauttemperatur um bis zu 1.6 °C erhöhten. Hypertoniker erreichten eine Senkung des systolischen Drucks um 10 bis 25 Prozent und des diastolischen Drucks um 5 bis 15 Prozent. Außerdem ist eine merkliche Zunahme der Alphawellen im EEG festzustellen, die man mit einer tiefen geistigen Entspannung assoziiert (Kamiya, 1968). Wie schon gesagt, wird der neurophysiologische Mechanismus, durch den autonome Kontrolle erreicht wird, noch nicht recht verstanden. Luthe bietet eine Erklärung an, die mit den derzeitigen neurologischen Theorien bezüglich der Interaktion zwischen Körper und Geist vereinbar ist. Er sagt:

»Das Autogene Training beinhaltet selbstinduzierte (autogene) Veränderungen der Beziehungen zwischen Kortex und Zwischenhirn, die es natürlichen Kräften ermöglichen, ihre sonst beschränkte Fähigkeit zur selbstregulierenden Normalisierung wiederzugewinnen... die Funktion der ganzen neurohumoralen Achse (Kortex, Thalamus, retikuläres System, Hypothalamus) ist direkt einseitig auf entweder körperliche oder geistige Funktionen beschränkt« (Luthe, 1969).

Es ist anhand dieser Informationen klar, daß Autogenes Training und Meditation eine gemeinsame Orientierung haben: einen Zustand der passiven Konzentration, der es Geist und Körper gestattet, sich auf einen harmonischen Zustand hin selbst zu regulieren. Wenn miteinander in Konflikt stehende Informationen zwischen kortikalen und subkortikalen Prozessen beseitigt werden, führt die Entspannungsreaktion einen Zustand optimaler psychosomatischer Funktion herbei.

Vergegenwärtigung

Einige Stufen der Autogenen Meditation mögen esoterisch anmuten, wenn man sie mit Worten beschreibt, aber das ändert sich augenblicklich, sobald man sie selbst erlebt. Zu den meisten dieser höheren Stufen gehört die »Innenschau«, die Vergegenwärtigung oder das Herbeiholen und Festhalten gewisser Bilder im Geiste, um ihre Wirkungen auf das Bewußtsein zu untersuchen und zu ergründen. Hier wird nun für viele Menschen die Führung eines Therapeuten besonders hilfreich sein, da sich der Schwerpunkt vom Körperlichen auf das Geistige verlagert. Die Anweisungen selbst sind jedoch verhältnismäßig einfach, und wenn Sie das Gefühl haben, daß Sie die körperliche Entspannung des ersten Stadiums gemeistert haben, fällt es Ihnen vielleicht gar nicht schwer, zu den Vergegenwärtigungsübungen fortzuschreiten. Sobald Sie gewisse Grundfähigkeiten erworben haben, sollten Ihnen diese Vergegenwärtigungen keine Schwierigkeiten bereiten. Der Beginn des meditativen Stadiums ist einfach und erfordert die »willentliche Drehung der Augäpfel aufwärts und einwärts, so daß man auf die Mitte der Stirn blickt« (Schultz und Luthe, 1959). Diese Technik wird oft auch in anderen Formen der Meditation empfohlen, und es wurde nachgewiesen, daß sie zu einer erhöhten Erzeugung von Alphawellen im Gehirn führt (Kamiya, 1969) oder einen hypnotischen, trancehaften Bewußtseinszustand vertieft. Angesichts der Tatsache, daß diese Augenstellung dazu beiträgt, eine bestimmte neurophysiologische Reaktion auszulösen, ist es interessant festzustellen, daß die Gemälde und Statuen westlicher ebenso wie östlicher Mystiker die Augen immer in ebendieser Stellung zeigen. Ein großer Teil der gegenwärtigen neurophysiologischen Forschung hat die Wirksamkeit solcher meditativer Praktiken bestätigt, die sich aus dem intuitiven Wissen der Meditierenden von der psychosomatischen Regulierung entwickelten.

Die Meditationsübungen des Autogenen Trainings dienen einer »Intensivierung psychischer Erlebnisse, indem sie die Fähigkeit des Individuums steigern, endopsychische Phänomene visuell zu erleben« (Gorton, 1959). Sobald er die Grundhaltung der Meditation und die Augenstellung beherrscht, kann der Übende zum zweiten Stadium der Vergegenwärtigungsübungen übergehen, das Farben betrifft. Sie müssen versuchen, vor Ihrem geistigen Auge eine von Ihnen gewählte statische, gleichförmige Farbe festzuhalten, die Ihr ganzes geistiges Gesichtsfeld ausfüllt. Die Farbe kann vom Therapeuten vorgeschlagen oder von Ihnen selbst, ganz nach Ihren Neigungen, spontan gewählt werden. Manche Farben wie Purpurrot, Rot, Gelb und Orange üben offensichtlich eine verstärkende Wirkung auf das Wärmegefühl aus, während andere wie Blau und Grün oft Kälteempfindungen auf der Stirn unterstützen. Wenn diese Assoziationen auch für Sie gelten, ist es nützlich daran zu denken, wenn Sie die Vergegenwärtigung praktizieren. Von dieser Grundübung aus können Sie weitergehen und sich Farben in Formationen wie, zum Beispiel, Wolken, Schatten oder verschiedene einfache Bewegungen vergegenwärtigen. Als nächstes können Sie sich mehrfarbige Muster und Formen vorstellen und geometrische Figuren, zum Beispiel, blaue Dreiecke bilden. Während dieser Periode können Sie auch damit beginnen, mit Bewegungen zu experimentieren, indem Sie sich im Geiste drehen, fallen, größer oder kleiner werden und sich andere Empfindungen von quasi physischer Natur vergegenwärtigen. Diese Vergegenwärtigungen sind als eine einleitende Übung gedacht, die dazu dienen soll, mit der Fähigkeit des Geistes, lebhafte Grundfarben und Bilder zu produzieren, vertraut zu werden. Solche Prozesse treten im Wachzustand und im Schlaf spontan auf, aber sie werden nicht hinlänglich beachtet, da diese subtilen Geschehnisse von den normalen, aktiven psychologischen Funktionen zugedeckt werden.

Nachdem Sie die Fähigkeit Ihres Geistes, spontane Bilder zu schaffen, erprobt haben, ist der dritte Schritt der meditativen Übung der Versuch, das Bild eines bestimmten Gegenstandes, der ornamental oder symbolisch sein kann, vor einem dunklen Hintergrund festzuhalten. Die vergegenwärtigten Gegenstände sollten auf dieser Übungsstufe unbeweglich sein. Oft werden Gesichter, Masken, Statuetten und dergleichen gewählt, doch das ist ganz eine Frage der persönlichen Neigungen. Wählen Sie einen Gegenstand, von dem Ihr Geist auf natürliche Weise angezogen zu werden scheint. Es kommt oft vor, daß es jemandem schwerfällt, statische Gegenstände festzuhalten. Er kann sich vielleicht ohne

Schwierigkeiten auf einen Gegenstand konzentrieren, und dieser kann auch ein sehr lebhaftes Bild in seinem Geist sein, aber die Erscheinung ist oft nur von kurzer Dauer. In anderen Fällen läßt sich der Gegenstand nicht festhalten, weil das Bild verschwommen oder unklar ist. Die Fixierung des Geistes auf einen unbeweglichen Gegenstand kann eine außerordentlich schwierige Aufgabe sein, und in diesem Übungsstadium werden gewöhnlich nur langsame Fortschritte gemacht. Es empfiehlt sich, mehr Zeit auf die Übungen zu verwenden, unter Umständen 40 bis 60 Minuten. Ein Zurücknehmen sollte nach jeder Vergegenwärtigung in allen Stadien des fortgeschrittenen Trainings wiederholt werden, und es sollte auch augenblicklich angewandt werden, wenn unangenehme oder störende Bilder hartnäckig wiederkehren. Die empfohlenen Formeln lauten: »Die Bilder (Farben) weichen langsam zurück... sie sind weniger deutlich geworden... sie sind vollständig verschwunden. Die Beine sind leicht, die Arme sind leicht. Herz und Atmung normal. Stirntemperatur normal. Arme beugen und strecken, tief atmen, Augen auf.« Um die Übung wieder aufzunehmen, geht man rasch die Litanei der körperlichen Anweisungen durch, um den Zustand tiefer Entspannung zu erreichen, und versucht dann noch einmal das Bild heraufzubeschwören, auf das man sich konzentrieren will.

Nachdem hinsichtlich des Festhaltens eines Gegenstandes im Geiste ein gewisses Maß von Erfolg erzielt wurde, kann man mit dem vierten Stadium der Vergegenwärtigung beginnen. Bei dieser Übung konzentriert man sich auf die Verwandlung abstrakter Dinge und die progressive Differenzierung subtiler Bilder. Es kann sich nun, zum Beispiel, um abstrakte Begriffe wie Gerechtigkeit, Freiheit und Glück handeln. Dem individuellen Erleben ist dabei ein großer Spielraum gelassen: Man kann diese Wörter einfach nur gedruckt vor sich sehen oder akustische Phänomene erleben und etwa eine Stimme hören, die diese Wörter wiederholt, oder schließlich in lebhaften Phantasien komplizierte Symbole oder Allegorien entstehen lassen, die diese Wörter darstellen. Es ist sinnlos, die eine Erlebnisform gegen die andere abzuwägen, denn ein reich ausgeschmücktes Phantasiebild ist kein wirksameres Mittel, das Bewußtsein zu erforschen, als ein vereinfachter Satz. Die Meditation über diese abstrakten Begriffe erfordert eine Übungsperiode von zwei bis sechs Wochen. Wie bei jedem Traum- oder Phantasiematerial ist es in diesen fortgeschrittenen Stadien sehr wichtig, mit einem erfahrenen Therapeuten zu arbeiten, um diese Phänomene so vollständig wie möglich zu integrieren und zu begreifen.

Nach der mehrwöchigen Übung mit den abstrakten Ideen wird der Übende ermutigt, zur fünften Meditationsstufe überzugehen, die einen selektiven Gefühlszustand beinhaltet. Wolfgang Luthe schreibt: »Während dieser Phase des meditativen Trainings lernt der Übende allmählich, einen psychophysiologischen Zustand zu erleben, der seiner meditativen Absicht entspricht. Während längerer Übungsperioden (30 bis 60 Minuten) sollte die passive Konzentration einen spezifischen Zustand eines Gesamtgefühls zum Ziel haben, beispielsweise das Gefühl, das man erlebt, wenn man über den weiten, offenen Ozean blickt« (Luthe, 1969). Meditative Erlebnisse der fünften Stufe betreffen oft Bilder wie auf einem Berg stehen, auf dem Mond sein, über Wolken fliegen oder einen Sonnenuntergang betrachten. Nicht selten spielen archetypische Gestalten, religiöse Themen und Wunschsituationen eine vorherrschende Rolle. Außerdem können lebhafte erotische und sexuelle Themen spontan in Erscheinung treten. In solchen Augenblicken kann der Übende zum aktiven Teilnehmer an dem Material werden, das ihm zuströmt, und sich als Agierender in der Szene erleben, die sein Geist darstellt. Er wird sich seiner dynamischen Rolle in der Phantasie selbst bewußt oder sieht sich in Szenen, die mehr auf seiner Situation im wirklichen Leben beruhen als auf der Phantasie. In diesem Stadium kann sich jemand eine Landschaft mit vielen Einzelheiten oder das Innere eines Hauses vorstellen, wobei die Bilder eine langsame, aber erkennbare Veränderung durchmachen. Sie werden wahrscheinlich überrascht feststellen, daß Sie das gewählte Bild leichter festhalten können, wenn darin eine gewisse Bewegung vor sich geht, als wenn es vollkommen statisch ist. Der Zustand, den der Übende erreicht, gleicht der Qualität nach sehr dem Traum, und er ist zumindest ebenso lebhaft und wirklich. Er beginnt die kollektiven oder transpersonalen Dimensionen des Bewußtseins zu erleben. Wenn der Geist Szenen heraufbeschwört, in denen sich der Übende als aktiver Teilnehmer zu sehen beginnt, werden die Übungen »Filmstreifen« genannt. Später, wenn längere Perioden der Selbstteilnahme kommen, nennt man die Vergegenwärtigung »vielfarbiges Cinerama«. In dieser letzten, detailreichsten Phase, in der sich Phantasie und Wirklichkeit im Inhalt dessen, was »gesehen« wird, abwechseln, können der Therapeut und der Patient bedeutende Einsichten in das Unbewußte des Patienten gewinnen. Solche Einsichten können von großem Nutzen bei der Behebung psychologischer und physiologischer Störungszustände und psychosomatischen Stresses sein. Die Meditationsübungen der fünften Stufe kennzeichnen einen wichtigen Übergang des

Erlebens des Individuums von einem Zustand relativer Passivität zu einem der aktiven Teilnahme. Die Mitbeteiligung des einzelnen am Heilungsprozeß ist ein wesentlicher Aspekt aller meditativen Methoden, und sie tritt in dieser Phase des Autogenen Trainings klar zutage.

Nach der Periode der erhöhten Teilnahme beginnt die sechste meditative Übung, zu der die Vergegenwärtigung anderer Personen gehört. Man geht von den Themen ab, in denen das eigene Ich im Mittelpunkt steht, und der Übende lernt, die passive Konzentration auf die Vergegenwärtigung anderer anzuwenden. Zunächst erhält er die Anweisung, relativ neutrale Personen wie etwa den Briefträger zu vergegenwärtigen; dann geht er allmählich zu anderen, wichtigeren Menschen über, mit denen es Konflikte geben könnte. Es kann Wochen oder Monate dauern, bis solche Vergegenwärtigungen festgehalten werden können. Die meisten erleben diese Bilder als ziemlich verschwommen, undeutlich und rasch verblassend, besonders wenn sie positive oder liebevolle Empfindungen für die vergegenwärtigte Person hegen. Während der Übungsperiode werden die Bilder allmählich klarer und verschwinden nicht mehr so schnell. Schließlich nehmen auch sie die realistische Qualität von Träumen an. In späteren Stadien ist der Übende imstande, wertvolle Einsichten in bezug auf seine gefühlsmäßigen Beziehungen zu gewinnen. Im allgemeinen ist es viel leichter für ihn, Menschen zu vergegenwärtigen, gegen die er feindselige oder negative Gefühle hegt. Mit der Zeit aber gelingt es ihm, jede gewählte Person festzuhalten und Erkenntnisse über seine Beziehungen zu ihr zu gewinnen. Tatsächlich soll dieses Stadium auch Änderungen in den Wahrnehmungen des Übenden von diesen für ihn bedeutenden anderen fördern. Durch diese Meditationsübungen können seine Beziehungen realistischer werden, und er läßt sich während dieses Stadiums von einem geschulten Therapeuten leiten. Das Autogene Training bietet kein geeignetes System für die Deutung und Analyse verdrängten subjektiven Materials, und wenn solche Phänomene auftreten, können sie äußerst verwirrend und störend sein. Oft ist sehr viel Psychotherapie erforderlich, um dem Übenden zu helfen, solch hochgeladenes psychisches Material zu verarbeiten und seine Bedeutung zu erkennen, ohne schwere Desorientierungen zu erleben. Gut integrierte Individuen können oft unbewußte Konflikte lösen, eine tiefgehende emotionale Katharsis erreichen und wertvolle, die Persönlichkeit betreffende Einsichten gewinnen. Erlebnisse auf so subtilen Ebenen der subjektiven Realität können zur Analyse von Komplexen und persönlichen Kernsituationen und -problemen und zur Betrachtung von Fragen von fundamentalem existentiellem Wert führen. Trotz dieser positiven Ergebnisse ist es nicht ungewöhnlich, daß Menschen ihre Erlebnisse in diesem Stadium als ichfremd und bedrohlich betrachten. Daher ist es von größter Wichtigkeit, daß ein geschulter Therapeut anwesend ist, der den Übenden bei seiner ersten Begegnung mit tieferen Bewußtseinsschichten leitet. Vom Standpunkt des Therapeuten aus betrachtet, ist der Nutzen des Autogenen Trainings offenkundig. Psychotherapeutische Disziplinen befassen sich mit der Erforschung der subjektiven Gedanken und Phantasien individueller Patienten, und die ausführlichen Anleitungen des Autogenen Trainings erleichtern diese Aufgabe beträchtlich.

Die Vergegenwärtigung, die eine solche Schlüsselrolle im Autogenen Training spielt, ist seit jeher ein zentrales Element aller östlichen Meditationstechniken. Ganze Bände esoterischer und psychologischer Literatur wurden im Laufe der Jahrhunderte über die Verfahren und Ziele der Vergegenwärtigung geschrieben. Wir können hier nicht all diese unzähligen Quellen berücksichtigen, aber ich möchte einen zentralen Aspekt der Vergegenwärtigung hervorheben, der in der gesamten Literatur behandelt wird: das Losgelöstsein des Übenden. Durch die Vergegenwärtigung kann ein Mensch eine konzentrierte Aufmerksamkeit erreichen, während er zugleich frei bleibt von Gedanken, Emotionen und der Zerstreuung der Energie, die für das normale Bewußtsein charakteristisch sind. Indem er sich auf die symbolische Darstellung jedes Aspekts der physischen und psychischen Funktionen konzentriert, kann er tiefe Einsichten gewinnen.
Gewöhnlich ist sich der Mensch seiner spontanen Bildvorstellungen nicht bewußt; sie treten wahllos und mit zufälligen Assoziationen auf und werden selten bewußt herbeigeführt oder beachtet. Für den Menschen des Westens kann die vorsätzliche Vergegenwärtigung ein wirksames Mittel werden, psychosomatische Interaktionen zu erforschen und die Änderung von Verhaltensmustern zu bewirken. Eine Hypothese bezüglich der Wirksamkeit von Vergegenwärtigungen betrifft das Prinzip, daß psychische Energie Gedankensystemen folgt. Während sich die Wissenschaft des Westens auf die Analyse der Energie der Elemente in Mendelejews Periodischem System konzentrierte, befaßten sich Meditierende im Osten mit einer genauen Klassifizierung innerer Energiezustände, die psychischen Zuständen zugrunde liegen. Eine der verständlichsten Darstellungen dieser letzteren Methode lieferte Herbert V. Guenther in seinem Buch *The Mind in Buddhist*

Psychology (1975), das im wesentlichen ein Periodisches System des Bewußtseins ist. Den Mittelpunkt seiner Klassifizierung innerer Zustände bilden die Beschreibungen verschiedener spontaner und induzierter geistiger Bilder als Spiegelung subtiler psychischer Zustände.

Die Vergegenwärtigung wird in den verschiedenen Stadien vieler Arten der Meditation zu unzähligen Zwecken angewandt. In manchen Fällen dient sie dazu, den Meditationszustand einzuleiten, oder als primärer Brennpunkt der Aufmerksamkeit an und für sich. In anderen Systemen wird sie während der Meditation verwendet, um den Zustand zu vertiefen oder um Energie auf einen bestimmten erwünschten Zweck zu lenken. Induzierte Vergegenwärtigung kann dazu dienen, die schöpferische Phantasie anzuregen, und in einem Zustand passiver Konzentration angewandt, ist sie ein sehr wirksames Mittel, die Ressourcen des Körpers und des Geistes zu mobilisieren. Die Vergegenwärtigung wurde treffend als eine Brücke zwischen den verschiedenen Ebenen des Selbst beschrieben. Geistige Bildvorstellungen sind ein Mittel, die Dynamik des Geistes zu entdecken und den symbolischen Dialog zwischen geistigen Ereignissen und zwischen Geist und Körper zu verstehen. Wo der Geist seine Aufmerksamkeit hinwendet, dorthin folgen ihm gewöhnlich auch die Emotionen und die Physiologie nach. Trotz der Tatsache, daß die Verbindung zwischen Vergegenwärtigung und neurophysiologischen Veränderungen ein Rätsel bleibt, mehren sich die Beweise dafür, daß subtile geistige Phänomene einen tiefen negativen oder positiven Einfluß auf die gesamte Psychophysiologie eines Menschen haben. Die Erforschung des Potentials dieses Einflusses ist eines der anregendsten Gebiete an den Grenzen der holistischen Heilmethoden.

Vergegenwärtigung und Psychosomatische Medizin

Einer der auffälligsten Vorteile der Vergegenwärtigung ist seit einiger Zeit ihre Anwendung auf psychosomatische Krankheiten zum Zweck der Selbstheilung. Es gibt eine beträchtliche Anzahl von Berichten und Untersuchungsergebnissen, die das Ausmaß hervorheben, in dem verschiedene Formen der Meditation psychophysiologische Funktionen im Sinne besserer Gesundheit verändern, die Wirkungen von Dauerstreß vermindern, Erleichterung bei anormalen Zuständen der Übererregung bringen und die natürliche Fähigkeit des Körpers wiederherstellen, Krankheiten durch das Immunsystem abzuwehren. Tiefe Entspannung und Meditationsübungen rufen auch nachweislich bei denen, die sie regelmäßig betreiben, ausgeprägte Einstellungsänderungen hervor. Sie tragen dazu bei, dem Menschen ein Gefühl, Herr seines Lebens zu sein, zu vermitteln, und können allgemein positivere Lebenseinstellungen schaffen. In den letzten Jahren sind östliche Techniken der Meditation und Vergegenwärtigung direkt auf Krankheiten angewandt worden, und es scheint, daß dieser Prozeß psychophysiologischer Integrierung eine erstaunliche Wirkung auf den Krankheitsverlauf haben kann.

Eine der wichtigsten Pionierarbeiten auf diesem Gebiet haben bisher O. Carl Simonton, ein Radiologe und Krebsspezialist in Fort Worth, Texas, und seine Frau, Stephanie Matthews-Simonton, geleistet. In ihrer klinischen Praxis untersuchten sie die psychosozialen Faktoren des Krebses und suchten ein Mittel, sie in einem positiven Sinne zu ändern. Unvermeidlich entstehen theoretische Konstruktionen lange vor der Zeit, die die Möglichkeit bietet, sie praktisch anzuwenden. Untersuchungen über die psychosozialen Einflüsse bei der Entwicklung von Krebs werden seit über 60 Jahren angestellt, aber die Arbeit der Simontons ist die erste, die zeigt, daß diese Faktoren durch Streßerleichterung und Vergegenwärtigungstechniken beeinflußt werden können. Man läßt Krebs nicht allgemein als psychosomatische Krankheit gelten, und daher wird ihre Arbeit von Kollegen mit einiger Skepsis betrachtet, aber sie gewinnt allmählich Anerkennung. Da immer mehr auf die Rolle von Viren bei der Verursachung von Krebs hinweist, sieht man in der Unfähigkeit eines überlasteten Immunsystems, Viren und mutierende Zellen zu überwachen, einen primären Faktor der Entstehung und Behandlung von Krebs, und da gezeigt werden konnte, daß Streß die Immunreaktionen beeinträchtigt, scheint es logisch anzunehmen, daß Streßerleichterung und die Mobilisierung positiver psychologischer Einstellungen zwei der Mittel sein könnten, die Fähigkeit des Körpers wiederherzustellen, eindringende Viren unschädlich zu machen und mutierende Zellen zu zerstören. Es ist für einen Arzt beträchtlich schwieriger, diese Möglichkeit in Betracht zu ziehen, als für den Laien, dem die Erfahrung sagt, daß psychologische *und* physiologische Faktoren seinen Gesundheitszustand beeinflussen.

Die Diagnose Krebs ist für den Laien praktisch soviel wie ein Todesurteil, obwohl Fortschritte auf den Gebieten der Chirurgie, Chemotherapie und Radiologie ganz gewiß schon bewiesen haben, daß diese Diagnose nicht notwendigerweise eine tödliche

Krankheit bedeutet. Vielleicht braucht man eine psychosomatische Behandlungsmethode, um diesen Irrtum aufzuklären. Leider ist es derzeit üblich, die Patienten in solche einzuteilen, die eine der obengenannten Behandlungen, und in solche, die nur noch Pflege vor dem Tode erhalten. Diese Zweiteilung läßt einen breiten Mittelraum außer Betracht, in dem Psychotherapie und Streßreduzierung eine unschätzbare Ergänzung der Standard-Therapie und ein über Leben und Tod entscheidender Faktor sein können. Kein verantwortungsbewußter Arzt würde behaupten, daß solche zusätzlichen Methoden Krebs heilen können, aber es gibt genug Beweise für den Wert streßreduzierender Verfahren, die ihre Aufnahme in ein Krebsbehandlungsprogramm rechtfertigen. Das Leben ruht immer auf einer sehr empfindlichen Waage, und was für ein Nutzen immer durch streßerleichternde Techniken und psychosoziale Beratung gewonnen werden kann, sollte bei einer holistischen Behandlung des Krebspatienten in Betracht gezogen werden.

Im Jahre 1969 begann O. Carl Simonton seine Krebsbehandlungsmethode zu entwickeln, nachdem er gehört hatte, wie ein bekannter Immunologe die noch kaum akzeptierte Theorie äußerte, Krebs sei auf ein Versagen des Immunsystems des Körpers zurückzuführen. Dieser Mann hatte eine unorthodoxe Behandlungsmethode an Patienten mit terminaler, das heißt im Endstadium befindlicher, Leukämie angewandt, bei denen alle Arten der Chemotherapie versagt hatten. Er bereitete eine konzentrierte Lösung der abnormen weißen Blutkörperchen des Patienten zu und trug sie auf eine präparierte Stelle der Haut auf in der Hoffnung, eine Immunreaktion hervorzurufen, die die Abwehrmechanismen des Körpers dazu bringen würde, die fremden Zellen anzugreifen. Er erzielte bei den Patienten, die er auf diese Weise behandelte, eine hohe Anzahl von Remissionen, was bei Menschen in diesem fortgeschrittenen Stadium der Krankheit höchst ungewöhnlich ist. Als andere Wissenschaftler seinem Beispiel folgten und ebenfalls solche Behandlungserfolge zu erzielen versuchten, zeigte sich bei den Patienten ein nur halb so großes positives Resultat, aber es war immer noch eindrucksvoll genug, um Beachtung zu verdienen. Simonton hatte den Verdacht, daß dieser Unterschied in den Resultaten darauf zurückging, daß seine anfänglichen Experimente mit dem Wissen seiner Patienten und mit ihrem Verständnis der Möglichkeiten der Behandlung durchgeführt worden waren. Außerdem hatte es damals eine beträchtliche Erregung, Begeisterung und Glaubensbereitschaft auf seiten der Patienten und des Arztes gegeben.

Von dieser Beobachtung ausgehend, begann Simonton die Krankengeschichten von einigen der 2 bis 5 Prozent Patienten mit Krebsmetastasen zu untersuchen, die unerwartet gut auf die Behandlung reagiert hatten, um einen gemeinsamen Nenner zu finden, der ihre Besserung erklären könnte. Sehr bald bemerkte er, daß der eine Faktor, der bei all diesen Patienten auftrat, die Einstellung war. Es bestand eine außergewöhnlich hohe Korrelation zwischen der positiven Reaktion auf die Behandlung und positiven Einstellungen sowohl der Krankheit als auch dem Leben allgemein gegenüber. Die Aussichten auf eine Änderung der Einstellung der Patienten waren jedoch nicht vielversprechend, besonders wenn die Menschen schon schwer deprimiert und von der Krankheit überwältigt waren. Da begann Simonton mit Autogenem Training und zugleich Biofeedback zu experimentieren. Er stellte fest, daß echte Entspannung nicht so leicht ist, wie man normalerweise annimmt, und daß die Kontrolle autonomer Vorgänge von der Erreichung eines Entspannungszustandes abhängt. Wenn man die Kontrolle über Funktionen wie Blutdruck, periphere Körpertemperatur und andere Vorgänge erreichen könnte, fragte er sich, würde es dann nicht möglich sein, auch den Immunmechanismus zu beeinflussen? Während derselben Zeit nahm er auch an einem Kursus für Geisteskontrolle teil, der er sich ziemlich skeptisch näherte. Dennoch erkannte er gerade hier, daß positive Einstellungen tatsächlich gelehrt werden können. Aus all den verschiedenen Quellen entwickelte Simonton nun eine Behandlung, die sich auf die Änderung des Anschauungssystems stützte, und er erklärte: »Ich glaube, daß es drei außerordentlich wichtige Faktoren gibt, die erkannt und ans Licht gebracht werden müssen. Der eine ist das Anschauungssystem des Patienten, der andere ist das Anschauungssystem der Familie und der Menschen, die den Patienten umgeben und für ihn von Bedeutung sind. Der dritte ist das Anschauungssystem des Arztes« (Simonton und Simonton, 1975). Das entsprach John Lillys Konzept, daß Anschauungssysteme die Wahrnehmung der Wirklichkeit und des Möglichen seitens eines Individuums einengen, und diese Betrachtungsweise der psychologischen Faktoren des Krebses mußte mit einer Überprüfung fundamentaler Annahmen bezüglich des Krebses beginnen.

Mitte 1971 hatte Simonton eine einzigartige Behandlungsmethode entwickelt, die er an seinen Krebspatienten erproben wollte, wenn sie zur Bestrahlung zu ihm kamen. Sein erster Patient war ein Mann von 60 Jahren mit einem fortgeschrittenen Kehlkopfkrebs, der einen starken Gewichtsverlust erlitten hatte, seinen Speichel

kaum noch schlucken und nicht mehr essen konnte. Der Diagnose zufolge war dieser Zustand durch Bestrahlung nicht mehr heilbar. Simonton beschloß eine kombinierte Behandlung mit Bestrahlung und Meditationstechniken anzuwenden. Er erklärte dem Patienten, daß sie gemeinsam durch Entspannung und Vergegenwärtigung versuchen wollten, die Krankheit zu beeinflussen, und er schilderte den Wirkungsmechanismus der Bestrahlungstherapie und wie der Körper die Wirkung der Bestrahlung ergänzen könnte, wenn es gelänge, seine angeborenen immunologischen Fähigkeiten zu wecken. Der Patient erhielt die Anweisung, sich dreimal täglich zu entspannen, während er sich im Geiste seine Krankheit und ihre Behandlung vorstellte. Die Vergegenwärtigung war für den Prozeß das Wichtigste, und es gehörte zu ihr, daß sich der Patient die Zerstörung kanzerösen Gewebes durch das Immunsystem des Körpers und seine Ausscheidung durch den Kreislauf vorstellte. Nach einer Behandlung von drei Monaten erholte sich der Patient vollständig, und anderthalb Jahre später waren keine Anzeichen eines Kehlkopfkrebses mehr an ihm festzustellen. Außerdem überwand der Patient, der auch an Arthritis und Impotenz gelitten hatte, beides durch eine Modifikation derselben grundlegenden Vergegenwärtigungstechnik. Natürlich können viele Therapiemethoden solche spektakulären Ergebnisse vorweisen, aber das ist hier nicht das Entscheidende. Der Erfolg an diesem Patienten wies eine neue Richtung und zeigte eine neue Methode, sich auf die psychosozialen Faktoren neoplastischer Krankheiten zu konzentrieren und sie zu korrigieren.
Kurz nach diesem ersten Fall wurde Simonton eingezogen, und sein Kommandant auf dem Luftwaffenstützpunkt Travis in Kalifornien zeigte sich seinen neuen Methoden gegenüber sehr aufgeschlossen. In Travis wurden zahlreiche Fälle einschließlich verschiedener Arten von Krebs nach der neuen Methode behandelt, und bedeutende Ergebnisse wurden erzielt. Ein Fall war ein Navigator der Air Force, der ein Plattenepithelkarzinom am Gaumen und dazu einen größeren Tumor hinten im Hals hatte. Bei diesen Arten von Krebs schätzt man die Chancen einer Besserung durch die Bestrahlungstherapie allein auf etwa 5 bis 10 Prozent. Wieder wurde durch eine Kombination von Bestrahlung, Meditation und Vergegenwärtigung sowohl der Krankheit als auch des Heilungsprozesses – und dazu der sehr begeisterten Mitarbeit des Patienten – das Wachstum der Karzinome nach vier Wochen zum Stillstand gebracht. Nach zehn Wochen sahen Mundhöhle und Rachen im wesentlichen normal aus. Drei Monate,

nachdem er wegen seiner Krankheit vom Dienst freigestellt worden war, nahm der Navigator seine normale Tätigkeit wieder auf.

Ein anderer Fall betraf einen Mann mit einer großen und schmerzhaften Warze auf einem Finger. Sie hatte sich im Laufe eines Jahres trotz verschiedener ärztlicher Behandlungen immer mehr verschlimmert, und der Mann war aus Vietnam zurückgekehrt, um sich den Finger wegen der unerträglichen Schmerzen amputieren zu lassen. Er hatte auch eine kleinere Warze am Daumen, die Simonton ursprünglich nicht behandeln wollte. Auch dieser Patient war empfänglich für Simontons Techniken. Nach einer Behandlung von einem Monat waren keine Anzeichen von Warzengewebe auf dem Finger oder auf dem Daumen mehr zu entdecken, aber der Daumen hatte ein wenig langsamere Fortschritte gemacht als der Finger mit der ersten Warze.

Ein weiterer Fall war eine Frau von dreißig Jahren, die an Gebärmutterkrebs litt. Sie hatte zum Zeitpunkt der Diagnose eine schwere Infektion, und das ist gewöhnlich ein schlechtes Zeichen, denn für Patienten, deren Verletzungen sich infizieren, muß im allgemeinen eine schlechte Prognose gestellt werden. Bei dieser Patientin wurde keine weitere Behandlung beabsichtigt, und Simonton fungierte nur als Berater. Als er später die Patientin zusammen mit dem Gynäkologen, der die ursprüngliche Diagnose gestellt hatte, untersuchte, bemerkte der Gynäkologe, daß die Geschwulst ein wenig kleiner zu sein schien als zwei Wochen zuvor. Nach weiteren vier Wochen stellten beide Ärzte erstaunt fest, daß die Geschwulst mindestens 50 Prozent ihres Umfanges verloren hatte. Als Simonton die Frau fragte, ob sie irgendeine Ahnung habe, wie das gekommen sei, erklärte sie, sie habe gehört, Traubensaft sei gut gegen Krebs, und täglich vier Gläser getrunken. Später besprach Simonton mit ihr die Möglichkeit einer Behandlung, zu der Entspannung und Vergegenwärtigung gehörten, und sie war überrascht, daß er ihr eine Meditationstechnik beschrieb. Sie sagte, sie habe ein Jahr zuvor Edgar Cayces Buch gelesen und seither regelmäßig meditiert, und das habe ihr Leben verändert. Simonton fragte sie daraufhin, ob sie auch über ihr Karzinom meditiert habe, und die Frau gab es zu. Eine weitere Überraschung war, daß ihm die Patientin aus Angst, sich lächerlich zu machen, nichts von der Meditation erzählt und statt dessen die Geschichte mit dem Traubensaft erfunden hatte, um das Thema zu meiden. Hier war also eine Patientin, die ihre Krankheit erfolgreich durch Meditation und Vergegenwärtigung behandelt hatte – ohne die Unterstützung durch eine herkömmliche Therapie. Fallgeschichten wie diese beweisen noch keineswegs die Wirksamkeit meditativer Methoden. Sie weisen jedoch in Richtungen, die weiter erforscht werden müssen.

Zur Zeit besteht ein dringendes Bedürfnis nach Studien unter kontrollierten Bedingungen, um die Möglichkeiten der meditativen und Vergegenwärtigungstechniken als Hilfsmittel bei der herkömmlichen Krebstherapie zu bestimmen. Solche Studien werden auch durchgeführt. Fallgeschichten wie die oben beschriebenen waren notwendig, damit die Beobachtungen ernsthaft in Betracht gezogen wurden. Zugegeben, diese Ergebnisse kamen unerwartet, aber gerade das ist ein Grund, sich intensiv mit ihnen zu beschäftigen. Wenn Patienten in einer positiven Richtung von erwarteten Normen abweichen, ist es für die Angehörigen der Heilberufe ein unausweichliches Gebot, die Faktoren zu untersuchen, die zu diesem Ergebnis beigetragen haben könnten. Zahllose Versicherungsstatistiken befassen sich mit der Erkrankungshäufigkeit und Mortalität des Durchschnittspatienten, aber es gibt praktisch keine Information über die Patienten, die diese Normen hinter sich lassen und gesund werden.

Was uns hier interessiert, ist, daß von den ersten 152 Patienten, die Simonton in Travis behandelte, 20 ausgezeichnet reagierten. Diese 152 Patienten wurden in Einstellungsgruppen unterteilt, die von einer sehr schlechten, durch zwei Minuszeichen ($--$) angezeigten, bis zu einer sehr positiven ($++$) reichten. Jeder Patient wurde von jedem Angehörigen des Ärztestabs beurteilt, der seine Einstellung festhielt, indem er ein doppeltes oder ein einfaches Pluszeichen, ein Plus- und ein Minuszeichen für eine gemischte Einstellung, ein einfaches oder ein doppeltes Minuszeichen notierte. Dann bewerteten die Ärzte die klinische Reaktion der Patienten von ausgezeichnet bis schlecht. In allen Fällen bestand eine direkte Korrelation zwischen Einstellungen und guten Reaktionen auf die Behandlung. Von den 20 Patienten, die auf die Behandlung ausgezeichnet angesprochen hatten, hatten 11 positive und 9 doppelt positive Beurteilungen. Was noch bedeutsamer ist: 14 von diesen Patienten hatten eine Chance von weniger als 50 Prozent für eine Heilung in fünf Jahren, und nur 6 hatten eine Chance von mehr als 50 Prozent. Nach diesen Befunden bestand eine Beziehung zu den Einstellungen der Patienten, aber der Grund der Schwere der Krankheit war nicht ausschlaggebend (Simonton und Simonton, 1975). Offensichtlich können hier Fragen der Kausalität nicht entschieden werden, und man könnte die Ansicht vertreten, die positiven Einstellungen seien dem Umstand zu danken, daß diese Patienten eben eine wirksamere Behandlung erhielten und sich einfach wohler fühlten. Solche Erörterungen könnten endlos weitergehen, aber sie sind hier nicht relevant. Diese Beispiele wurden nicht angeführt, um eine Kausalität zu demonstrieren oder um eine Heilung zu beweisen, sondern als einfache empirische Beweise dafür, daß bei Krebs eine Interaktion zwischen psychologischen und physiologischen Faktoren gegeben ist. Ob Fragen der Kausalität durch intensivere Forschungen geklärt werden können oder nicht: ein so hoher Grad von Gewißheit ist gar nicht erforderlich, um die Anwendung von psychotherapeutischen oder meditativen Techniken bei der Krebsbehandlung zu rechtfertigen. Solche Maßnahmen stellen keine unwiderruflichen Eingriffe dar, und sie haben keine Nebenwirkungen. Sie sind nur ein wichtiger Teil einer holistischen Auffassung von der Krebstherapie.

Seit diesen ersten Studien haben die Simontons ihre Behandlungsmethoden verfeinert und erweitert. Es muß aber noch einmal betont werden, daß es äußerst wichtig ist, stets zu bedenken, daß die Anwendung von meditativen und Vergegenwärtigungstechniken die traditionelle Behandlung ergänzt und nicht als Alternative angeboten wird. Außerdem sind die streßreduzierenden Methoden nur *ein* Aspekt eines langen Untersuchungsverfahrens und intensiver psychotherapeutischer Sitzungen, wobei die Vergegenwärtigung in erster Linie die Rolle von Heimübungen spielt, die den Patienten am Heilungsprozeß mitbeteiligen sollen.

Das vollständige therapeutische Verfahren der Simontons entwickelt sich zur Zeit in vier Stadien. Zuerst nimmt der Patient, der in die Klinik kommt, an einer Orientierungssitzung teil, und er wird aufgefordert, so viele Familienangehörige oder Freunde mitzubringen, wie er will. Alle Krebspatienten und ihre Begleiter treffen sich zu einer Gruppensitzung, an der jeweils 12 bis 15 Personen teilnehmen. Die Patienten werden mit Begriffen wie Streßerleichterung, Meditation, Vergegenwärtigung und mit den psychosomatischen Aspekten des Krebses einschließlich der Einstellungen und der Immunreaktion vertraut gemacht. Im zweiten Stadium werden die Patienten in einer elementaren Vergegenwärtigungsübung unterwiesen, die weiter unten noch ausführlicher beschrieben wird. Man sagt ihnen, daß sie ein Band mit einer Aufnahme des Vergegenwärtigungsprozesses dreimal täglich abhören und Arnold Hutschneckers Buch *The Will to Live* lesen sollen. Nach diesen Anweisungen kehren etwa 50 Prozent der Patienten nicht zur weiteren Behandlung zurück. Für die Patienten, die wiederkommen, beginnt das dritte Stadium. Fünf Tage lang treffen sich die Patienten und ihre Angehörigen täglich zu Gruppensitzungen. Die Themen dieser Sitzungen reichen von Problemen und Prognosen hinsichtlich der Vergegenwärtigung bis zur Untersuchung der psychosozialen und familiären Umstände des Patienten. Während dieser Woche wird ein gut Teil strenger Psychotherapie getrieben, um dem Patienten zu helfen, die Lebensmuster zu entdecken und zu korrigieren, die mit zu seiner Krankheit beitrugen. Die vierte Phase der Behandlung besteht schließlich darin, daß die Patienten die Klinik verlassen und nach Hause zurückkehren, um ihre Meditation und ihre Vergegenwärtigungsübungen fortzusetzen. Außerdem werden sie aufgefordert, weiterhin Einsichten zu suchen, die die karzinogenen Aspekte ihrer Persönlichkeit und ihres Lebensstils betreffen, und sich entsprechend zu verhalten. Jeder Patient verpflichtet sich zu einer Behandlung für die Dauer eines Jahres und sucht die Klinik alle drei Monate für drei Tage intensiver Gruppensitzungen auf.

Die Vergegenwärtigungstechnik selbst ist so einfach, daß es zunächst unmöglich zu sein scheint, daß so frappierende Wirkungen durch ein so trügerisch simples Verfahren zustande kommen sollten. Man lehrt die Patienten zunächst eine vereinfachte Form der autogenen Entspannung mit dem Hauptgewicht auf der Atmung. Dann erhält jeder die Anweisung, die Wörter »entspanne dich« still für sich zu wiederholen und die Spannung in den verschiedenen Muskelkomplexen, die üblicherweise auf Streß reagieren, zu lösen, indem er seine Aufmerksamkeit nacheinander auf jeden einzelnen konzentriert. Wenn ein Zustand der physiologischen Entspannung eingetreten ist, vergegenwärtigt der Patient eine angenehme Naturszene, etwa einen Bach in einer Wiese, oder was ihm gerade einfällt. Der Patient wird aufgefordert, sich Zeit zu lassen und die Szene zu genießen, so daß er die beruhigende Wirkung der Phantasie selbst und der Fähigkeit, sie im Geist festzuhalten, zu spüren bekommt. Nach diesem Stadium erhält der Patient die Anweisung, seine Krankheit zu vergegenwärtigen, so wie sie ihm erscheint, und das kann bedeuten, daß er sein Karzinom als Blumenkohl oder als Frikadelle sieht, von der Fasern in andere Bereiche ausgehen. Als nächstes vergegenwärtigt der Patient seine spezielle Behandlung. Wenn er Bestrahlungen bekommt, stellt er sich kleine Energiekugeln vor, die alle Zellen im Bereich der Geschwulst treffen. Normale Zellen haben die Fähigkeit, den kleinen Schaden, der angerichtet wurde, zu reparieren, aber die Krebszellen können sich nicht so leicht erholen und gehen zugrunde. Dann vergegenwärtigt der Patient eine große Armee von weißen Blutkörperchen, die ihre Funktion erfüllen und die abgestorbenen Krebszellen durch Blut, Leber und Nieren aus dem Körper hinaustransportieren. Das Wichtigste ist, daß das Karzinom dann als schrumpfend oder auf eine andere Art positiv auf die Behandlung reagierend vergegenwärtigt wird. Wenn der Patient eine chemotherapeutische Behandlung erhält, wird die Chemikalie gesehen, wie sie sich durch das Blut verteilt und von den Krebszellen aufgenommen wird, die sie für Nahrung halten und in Wirklichkeit vergiftet werden. Normale Zellen können den kleinen Schaden, den sie durch die giftige Substanz erleiden, verkraften, und die Patienten stellen sich diese Zellen als gedeihend vor. Das Karzinom wird wieder als schrumpfend vergegenwärtigt, und die weißen Blutkörperchen befreien den Körper von dem toten kanzerösen Material. Die Patienten werden auch ermutigt, auf ähnliche Weise Schmerz zu vergegenwärtigen. Indem sie sich direkt mit ihrem Schmerz auseinandersetzen, werden sie weiter mit dem Mechanismus der Krankheit vertraut und konzentrieren ihre Energie auf ihre Besserung. Durch diese Methode kommen die Patienten in enge Berührung mit ihrer ganzen Psychophysiologie und mit dem Krankheitsprozeß selbst, und dadurch sind sie imstande, einen gewissen Einfluß auf ihn auszuüben.

Die Anwendung streßerleichternder Techniken als Hilfsmittel bei der Krebstherapie ist in der heutigen Medizin eines der hervorragendsten Beispiele dafür, wie man den Willen des Patienten beim Heilungsprozeß mobilisieren kann. Carl und Stephanie Simonton gehören zu den wenigen, die die Kraft der Konzentration, die aus der Meditation kommt, genutzt und speziell auf Krebs angewandt haben. Auf diese Weise bieten sie dem Patienten spezifische Werkzeuge an, mit denen er arbeiten kann, wenn er mit dem Krankheitsprozeß Kontakt aufnimmt. Angesichts der umstrittenen Natur dieser Behandlungsweise, der Tatsache, daß der Krebs noch so wenig verstanden wird, und dem unvermeidlichen Vorhandensein von Variablen, die den Krankheitsverlauf beeinflussen, ist es kein Wunder, daß diese Methoden vorerst noch als provisorische Anleitungen betrachtet werden müssen.

Carl Simonton gibt zu, daß er oft mit dem in Anbetracht der großen Zahl von Variablen schwierigen Problem des wissenschaftlichen Beweises seiner Theorien konfrontiert wird. Als Antwort darauf zitiert er den Fall eines Psychiaters, der große Erfolge mit einer unorthodoxen Behandlung der Schizophrenie hatte. Er wurde ständig von Kollegen bedrängt, die auf einem empirischen Beweis bestanden. Schließlich interessierte er sich für die Frage, was eigentlich einen wissenschaftlichen Beweis darstellte, und er veranstaltete ein Symposium über dieses Thema und lud mehrere führende Wissenschaftler dazu ein. Als Antwort auf eine seiner Einladungen erhielt er einen kurzen Brief, dessen Verfasser erklärte: »Die Frage ist viel zu schwer für mich.« Er bezweifle, fuhr er fort, daß er bei der Lösung eines so schwierigen Problems eine große Hilfe sein könnte. Simonton meint dazu: »Diese Antwort war mehr als die Bescheidenheit eines großen Mannes; sie war mehr als der Ausdruck wissenschaftlicher Aufrichtigkeit. Sie lag der ganzen Lebensphilosophie eines großen Mannes zugrunde. Der Brief trug die Unterschrift ›Albert Einstein‹« (Simonton und Simonton, 1975). Es ist zu hoffen, daß in einer Zeit, die der Forschung den Weg von der Quantenphysik bis zur Wissenschaft vom Bewußtsein eröffnet hat, Forscher und Praktiker die psychosomatischen Dimensionen des Krebses nicht außer acht lassen werden. Im ganzen zweiten Kapitel dieses Buches finden sich stichhaltige Beweise dafür, daß subtile Vorstellungen und Emotionen einen starken Einfluß auf das ganze neurophysiologische und das Immunsystem auszuüben vermögen. Heute können die Wissenschaftler diese Vorgänge nur mit Neugier und Staunen betrachten. Morgen werden andere vielleicht diese Rätsel lösen und die Prozesse verstehen, auf denen sie beruhen.

Gewiß wäre es eine gewaltige Aufgabe, Experimente unter kontrollierten Bedingungen zu entwerfen, um die exakte Rolle des Geistes bei Krankheit und Erhaltung der Gesundheit zu bestimmen. Wo es um die subtilen und unsichtbaren Prozesse des menschlichen Geistes geht, sind zwar viele Enttäuschungen zu erwarten, denn seine Funktionen entziehen sich so sehr der quantitativen und qualitativen Messung. Dennoch ist er eindeutig ein primärer, vielleicht der entscheidende Faktor, der darüber bestimmt, ob ein Mensch gesund oder krank ist, lebt oder stirbt.

Die größte Bedeutung des Autogenen Trainings und der Vergegenwärtigung liegt jedoch nicht darin, daß sie Krankheiten heilen können, sondern darin, daß sie ein wirksames Werkzeug für eine holistische Methode der vorbeugenden Medizin darstellen. Durch regelmäßige selbstregulierende Übungen ist es möglich, die Gesundheit zu erhalten, indem man leichte Dysfunktionen erkennt und korrigiert, bevor sie schwerere Formen annehmen. Kinder in mehreren europäischen Ländern einschließlich Hollands und Deutschlands werden in solchen Methoden schon in der Volksschule unterrichtet, um schon im frühen Alter die Fähigkeit zu entwickeln, Streß zu erleichtern. Solche einfachen Methoden könnten in Schulen, Krankenhäusern und Erholungszentren eingeführt werden, um es den Menschen zu ermöglichen, Zustände der harmonischen Vereinigung von Geist und Körper zu üben.

8
Biofeedback

Klinisches Biofeedback und Meditationsübungen haben insofern etwas Gemeinsames, als sie beide die Erreichung eines Zustandes entspannter innerer Bewußtheit als Vorausbedingung für Einsicht und Wachstum anstreben. In beiden Systemen wird der Mensch aufgefordert, in einer ruhigen Umgebung in einem Zustand passiver Aufmerksamkeit dazusitzen. Während dieser Zeit versucht er, eine Harmonie zwischen Geist und Körper zu erkennen und zu entwickeln. Diese Praxis ist selten im Westen, wo ein Mensch gewöhnlich nicht sitzt, lauscht oder über sich selbst nachdenkt, sondern ständig in der äußeren Welt handelt.

Das zunehmende Interesse am Biofeedback hat gewissermaßen Furore in der Welt der Wissenschaft gemacht. Elementare Aufklärung ist nötig, um einige der vorherrschenden falschen Vorstellungen bei Laien und Fachleuten zu zerstreuen. Leider werden Laboruntersuchungen und klinische Forschungen über Biofeedback und verwandte Gebiete wie Meditation und Techniken der tiefen Entspannung oft durch grob vereinfachende Darstellungen und manchmal wilde Spekulationen sowohl seitens der Wissenschaftler als auch seitens der über sie berichtenden Journalisten in Mißkredit gebracht. Es ist gewiß verständlich, daß eine Forschung, die unsere grundlegende Vorstellung von der biologischen Veranlagung des Menschen und seinen psychologischen Fähigkeiten in Frage stellt, zu neuen und allzu begeisterten Ideen anregen kann. Aber leider neigte dieses unbegründete Theoretisieren dazu, einen großen Teil der Wissenschaftler abzuschrecken, und so gibt es nun zwei Extreme. Die einen behaupten, Biofeedback könne uns helfen, praktisch jeden Aspekt unserer Biologie ganz nach Belieben zu beherrschen. Die anderen, die von Tag zu Tag weniger werden, tun Biofeedback als nutzlose Spielerei ab. Offensichtlich ist natürlich keines dieser beiden Extreme richtig.

Vor Beginn des letzten Jahrzehnts wurde die Vorstellung einer willkürlichen Regulierung des autonomen Nervensystems von Forschern und Praktikern noch als unmöglich abgelehnt. Heute geben die meisten Wissenschaftler zu, daß die autonome Kontrolle eine Realität ist, aber ein gewisser Widerstand ist nichtsdestoweniger noch vorhanden. Die derzeitige Forschung auf dem Gebiet des Biofeedbacks ist von einer Qualität, die ihre Techniken in zunehmendem Maße legitimiert, unsere Kenntnisse von den Möglichkeiten der Selbstregulierung des Menschen erweitert und uns hilft, ihre Anwendungen und Begrenzungen in der klinischen Praxis zu erkennen. Dieses Kapitel verfolgt nicht die Absicht, die umfangreiche Literatur auf dem Gebiet des Biofeedback zu untersuchen. Sowohl die aus der Forschung als auch die aus der klinischen Praxis stammende Literatur bezüglich der Grundfragen des Biofeedback wird jedes Jahr in einer bei der Aldine Publishing Company erscheinenden Anthologie gesammelt. Diese Bände tragen den Titel *Biofeedback and Self-Control* und werden von einem wechselnden Stab von Herausgebern betreut. Sie sind die wichtigste Informationsquelle für alle, die sich für die fundamentalen Fragen des Biofeedback interessieren.

Klinisches Biofeedback

In begrifflicher Hinsicht beruht das Biofeedback auf drei Grundprinzipien: 1. Jede neurophysiologische oder andere biologische Funktion, die man messen und – durch elektronische Instrumente verstärkt – einem Menschen durch einen der fünf Sinne rückmelden (»feed back«) kann, kann auch von diesem Menschen reguliert werden. 2. »Jede Veränderung des physiologischen Zustands wird von einer entsprechenden, bewußten oder unbewußten, Änderung im geistig-emotionalen Zustand begleitet, und umgekehrt wird jede bewußte oder unbewußte Änderung im geistig-emotionalen Zustand von einer entsprechenden Veränderung des physiologischen Zustands begleitet« (Green, Green und Walters, 1970). 3. Ein meditativer Zustand der tiefen Entspannung führt zur Schaffung einer willkürlichen Kontrolle, indem er es dem Individuum gestattet, sich unterschwelliger Bilder, Phantasien und Empfindungen bewußt zu werden.
Forschungen und die klinische Anwendung des Biofeedback und der Meditation haben nun gezeigt, daß viele autonome Funktionen, das heißt Funktionen des unwillkürlichen Nervensystems, unter bewußte Kontrolle gebracht werden können, wenn der betreffende Mensch Informationen über den jeweiligen Prozeß erhält. Zu diesen Funktionen gehören die Hirnstromtätigkeit, die Herzschlagfolge, der Muskeltonus, die Körpertemperatur und andere Dinge, mit denen man vorerst noch experimentiert, wie, zum Beispiel, die Magensäure oder die Zahl der Leukozyten. Das klinische Biofeedback bietet zahllose Möglichkeiten, da die Messung dieser Körperfunktionen nur durch die biomedizinische Technologie begrenzt ist und die Regulierung einer bestimmten

Funktion von dem Erfindungsgeist und der Kreativität des Patienten und des Therapeuten abhängt.

Ein einfaches Beispiel des Lernprozesses durch Biofeedback kann uns ein Modell liefern, das auf praktisch alle Fälle von autonomer Regulierung anwendbar ist. Während der ersten Arbeiten mit dem Elektrokardiogramm (EKG), das ein Feedback, das heißt eine Rückmeldung der Herztätigkeit, darstellt, sind die Patienten immer überrascht, wenn sie sehen, wie schwankend ihr Herzschlag ist. Zuerst scheint das Schema rein zufällig zu sein, da sich der Herzschlag zunächst aus nicht leicht feststellbaren Gründen beschleunigt und kurz darauf wieder verlangsamt. Nach einer verhältnismäßig kurzen Zeit bemerkt der Patient, daß geringfügige Veränderungen seiner Körperlage – ja das bloße Beugen eines Zeigefingers oder eine Änderung der Atmung – eine starke Wirkung auf das Herz haben. Eine langsame oder regelmäßige Atmung oder das Sitzen in aufrechter Haltung tragen dazu bei, den Herzschlag zu verlangsamen, während ihn eine schlaffe Haltung oder flache Atmung rasch beschleunigen. Diese Erkenntnis ist der erste Schritt zur Herstellung einer Verbindung zwischen Geist und Körper, da deren Interaktion das Herz beeinflußt. Nach dem Anfangsstadium, in dem diese ziemlich offenkundigen Zusammenhänge dargestellt wurden, beginnt der Patient zu erkennen, daß eine subtilere Regulierung möglich ist. Wenn er an einen angenehmen oder erholsamen Urlaub denkt, stellt er fest, daß sein Herz langsamer zu schlagen beginnt. Umgekehrt schlägt das Herz rascher, wenn er an eine verwirrende, streßauslösende Situation denkt, etwa an seine Einkommensteuer oder an einen Streit mit einem guten Freund. Die Ergründung der Interaktion zwischen psychologischen Ereignissen und physiologischen Veränderungen ist für den Patienten zunächst faszinierend und kann ihn lange beschäftigen. Nachdem dieses zweite Stadium vollständig untersucht wurde, schreitet der Patient zu einem feineren Verständnis der Wechselwirkung zwischen Geist und Körper fort. Er beginnt nun etwa zu erkennen, daß Gefühle der Schwere und Wärme in der Herzgegend den Herzschlag verlangsamen, während ihn Gefühle der Leichtigkeit und Konstriktion in derselben Gegend beschleunigen. Das ist ein sehr wichtiger Schritt im Lernprozeß, weil der Patient imstande ist, sich während des ganzen Tages dieser Empfindungen zu erinnern und sie bewußt zu wiederholen. Sobald einmal diese Verbindung zwischen inneren Empfindungen und ihren Wirkungen auf das kardiovaskuläre System hergestellt ist, besitzt der Patient ein Mittel, diese wichtige autonome Funktion zu regulieren. Dieser Fortschritt von einem unbewußten physiologischen Vorgang zur bewußten Erkenntnis einer psychosomatischen Interaktion, auf die eine verminderte Abhängigkeit von den klinischen Instrumenten folgt, ist ein fundamentaler Prozeß des klinischen Biofeedback.

Klinisches Biofeedback kann in andere therapeutische Techniken eingegliedert oder als Haupttechnik gebraucht werden, durch die andere Therapien und erzieherische Methoden zur Anwendung kommen. Es ist eine von vielen Methoden in der Revolution der Psychotherapie und Medizin, die die Verantwortlichkeit für Krankheit, Gesundheit und vor allem persönliches Wachstum auf den einzelnen übertragen. In diesem sich entwickelnden Modell handelt der Therapeut als Führer oder Lehrer, um die Bedingungen für das Wachstum und die Selbstheilung des Patienten zu maximieren. Klinisches Biofeedback kann in Verbindung mit vielen Methoden wie der traditionellen Psychotherapie, der Psychosynthese, Hypnose, Verhaltensmodifikation, Meditation und rationalen Therapie verwendet werden (Peper, 1973; Pelletier, 1974). Wie alle anderen Instrumente der Schulung, Psychotherapie und Selbsterforschung kann auch das Biofeedback ohne eine entsprechend motivierte Person und ohne Berücksichtigung der Vielfalt physischer und psychischer Faktoren einer Krankheit nutzlos und sogar potentiell schädlich sein. Die Betonung liegt beim Biofeedback auf einer holistischen Betrachtungsweise des Individuums, die die physischen, psychischen, geistigen und die Umwelt betreffenden Bedürfnisse des Patienten beachtet.

Obwohl Biofeedback und erfolgreiche Meditationsübungen viele gleiche Ziele erreichen, ist der wesentliche Unterschied der, daß Biofeedback biologische Signale verstärkt. Ein Vorteil der Biofeedback-Methoden gegenüber anderen, die kein Biofeedback verwenden, liegt darin, daß die physiologische Information dem einzelnen genau sagt, wie er funktioniert. Wenn ein Mensch die Rückmeldung interpretiert, weiß er genau, wie gespannt beispielsweise einige seiner Muskeln sind, und er kann durch Versuch und Irrtum die Mittel finden, diese Muskeln zu entspannen. Wenn er Erfolg hat, sagt es ihm die Rückmeldung augenblicklich. Es ist zwar richtig, daß ein Meister der Meditation oder Guru dem Neuling auf eine ähnliche Weise eine Rückmeldung geben, seinen Fortschritt messen und ihm positivere Richtungen zeigen kann. Die Information, die man beim Biofeedback erhält, ist jedoch neutral, da die Technik nicht an ein Dogma gebunden ist. Man kann selbstverständlich meditieren, ohne dem zugehörigen Glaubenssystem anzuhängen, aber das ist eher die Ausnahme als die Regel. In jedem Austausch zwischen Lehrer und Schüler oder

Therapeut und Patient ist in irgendeiner Form eine Rückmeldung enthalten, und beim klinischen Biofeedback kommt zusätzlich die Information hinzu, die von den Meßinstrumenten geliefert wird. Die Therapeuten können ihre eigene Sensibilität für die subtilen Funktionsniveaus der Patienten steigern und dadurch besser imstande sein, andere Therapien vorzuschlagen, die für einen bestimmten Patienten vorteilhaft sind. Bisher wurde Biofeedback in Verbindung mit den obenerwähnten Therapien und dazu der Gestalt-Therapie, der Reichschen Strukturierung, der Bioenergetik, der Alexander-Technik und dem Autogenen Training verwendet. Bei all diesen Therapien braucht sowohl der Therapeut als auch der Patient genaue, laufende Informationen, um den Fortschritt des Patienten beurteilen zu können. Das Biofeedback ist ein höchst wirksames Mittel, objektive Informationen zu diesem Zweck zu erhalten.

Ob ein Mensch die Übungen der autonomen Kontrolle im klinischen Rahmen ausführen kann, ist nicht so wichtig, denn die entscheidende Frage lautet, ob er über eine solche Kontrolle im täglichen Leben verfügt und ob diese Kontrolle ihm nützt. Forscher haben nachgewiesen, daß es Menschen gibt, die gewisse biologische Funktionen kontrollieren können, ohne sich dessen bewußt zu sein, wie diese Kontrolle vorgenommen wurde. Man konzentrierte sich in der Grundlagenforschung zum Teil auf neurophysiologische Übungen wie die Erwärmung der einen Hand bei gleichzeitiger Abkühlung der anderen oder die Produktion spezifischer Hirnstrombilder aus verschiedenen Teilen des Gehirns. Diese Untersuchungsergebnisse werfen wichtige klinische Fragen auf. Wie oft manifestiert sich ein solches Muster ohne Wissen des Betroffenen als erster Schritt auf den degenerativen Zyklus der psychosomatischen Krankheiten zu? Solche ausgeprägten Fälle einer biologischen Regulierung zeigen wieder einmal den tiefen Einfluß psychologischer Faktoren auf das physiologische System.

Biofeedback und Erhaltung der Gesundheit

Zur Zeit richtet sich ein großer Teil der klinischen Arbeit mit Biofeedback auf die Erleichterung von Krankheiten. Die Behandlung spezifischer Symptome mit spezifischen Arten des Feedback stellt aber nur eine begrenzte Auswertung aller Möglichkeiten des Biofeedback dar. In einem größeren Zusammenhang könnte der eigentliche Wert des Biofeedback in seiner Fähigkeit liegen, die Menschen mit einer Entspannungsreaktion vertraut zu machen, die ihnen helfen würde, den täglichen Streß zu erleichtern, bevor sich eine schwere psychosomatische Krankheit entwickelt. Das Biofeedback hat gewisse eindeutige Vorteile gegenüber den in den vorausgegangenen Kapiteln beschriebenen Techniken der Meditation und tiefen Entspannung. Streßreduzierung aufgrund von Meditationsübungen beruht auf einer allgemeinen Reaktion des Körpers. Das ist gewiß von Nutzen, aber es gibt keinen schlüssigen Beweis dafür, daß eine allgemeine Entspannungsreaktion irgendeine Wirkung auf das besondere Organsystem hat, in dem ein bestimmtes Individuum seinen Streß ausdrückt. Während der Meditation zeigen alle neurophysiologischen Funktionen die Tendenz, sich einem Zustand tiefer Entspannung zu nähern. Das eigentlich betroffene Organ, beziehungsweise die Funktion muß aber nicht auf diese allgemeine Entspannung reagieren, das heißt, der hohe Blutdruck eines Hypertonikers muß nicht notwendigerweise sinken. Daher ist es einer der Hauptvorteile des Biofeedback, daß die spezifische physiologische Funktion, die korrigiert werden muß, überwacht wird und daß die betreffenden Informationen an den Patienten rückgemeldet werden können, um ihm zu helfen, seinen Fortschritt bei der Behebung dieser Dysfunktion selbst zu beurteilen. Die augenblickliche Rückmeldung ist einer der großen Vorzüge für eine streßerleichternde Therapie.

Man hat die Befürchtung ausgesprochen, die Patienten würden, was die gewünschte spezifische Korrektur oder den allgemeinen Entspannungszustand anbetrifft, völlig von den Biofeedback-Geräten abhängig werden. Die Geräte sind kaum transportierbar, und das Problem, die in der Klinik erlernten Fähigkeiten in das tägliche Leben des Patienten zu übertragen, ist gründlich geprüft worden. Tatsächlich gibt es eine Anzahl von Fällen, in denen Patienten tragbare, auf eine einzige Funktion eingestellte Meßgeräte zu Hause verwenden, aber das ist eine unnötig komplizierte Lösung für eine Schwierigkeit, die viel einfacher durch die kombinierte Anwendung von Biofeedback und Meditationstechniken beseitigt werden kann. Wie immer entscheidet die Möglichkeit, das in der Klinik Gelernte ins praktische Leben zu übertragen, über das Endergebnis für den Patienten. Immer mehr Biofeedback-Therapeuten lehren ihre Patienten Meditationstechniken, um durch die Geräte gelernte spezifische Fähigkeiten zu verstärken. Man weiß nun, daß die Meditation und andere Entspannungstechniken allgemeinen Streß erleichtern und damit seine Auswirkungen in psychosomatischen Krankheiten abwehren, und es hat sich als sehr wirksam erwiesen, diese Techniken mit der Biofeedback-Technologie zu kombinieren, um den Patienten dazu zu bringen, sich nicht nur auf instrumentale Rückmeldungen zu verlassen, sondern auch auf den nicht-elektronischen, leicht tragbaren und generalisierten Mechanismus seines eigenen biologischen Systems.

Aus früheren Kapiteln wissen wir, daß jeder Mensch anders auf Streß reagiert (Lacey, 1967) und daß der gleiche Grad allgemeinen körperlichen Stresses bei jedem Individuum ein anderes Organsystem angreift. Daher müßte eine umfassende Methode der klinischen Intervention mit Hilfe von Biofeedback-Techniken mindestens zwei Komponenten einschließen: Erstens muß der Patient in einer allgemeinen Meditationstechnik unterwiesen werden, die in besonderen Situationen zur Entspannung angewandt werden kann. Zweitens muß das spezifische System, in dem sich bei diesem Patienten Streß manifestiert, durch Biofeedback behandelt werden, damit der Patient dieses System so klar wie möglich selbst regulieren kann. Eine der wichtigsten Einschränkungen, die man beim klinischen Biofeedback erkennen muß, ist, daß die einfache Selbstregulierung einer besonderen Funktion, also etwa des Herzschlags oder der Hirnstromtätigkeit, nicht notwendigerweise ausreicht, um eine genügend große neurophysiologische Veränderung des betreffenden Menschen auf einer allgemeinen Basis zu bewirken. Um sich eine umfassende Behandlungsmethode begrifflich zu veranschaulichen, kann man sich einen Kegel vorstellen. Auf der Basis des Kegels befinden sich alle neurophysiologischen Funktionen des Individuums einschließlich der Herzschlagfolge, des Blutdrucks, der Hirnstromtätigkeit, des Muskeltonus, der Hautleitfähigkeit und der Atmung. Alle diese Werte können auf der Basis des Kegels in einem ziemlich weiten Bereich variieren. An der Spitze des Kegels herrscht dagegen ein vollkommen integrierter und harmonischer Zustand, in dem der Mensch unter streßfreien Bedingungen lebt. Jede Regulierung einer neurophysiologischen Funktion durch Biofeedback erhöht die Wahrscheinlichkeit, diesen höchsten Grad streßfreier Entspannung zu erreichen. Die Regulierung der Hirnstromtätigkeit in Richtung einer niedrigeren Frequenz führt zu einem Zustand tiefer Entspannung. Lernt das Individuum, den Muskeltonus ebenfalls im Sinne einer Entspannung zu regulieren, so erreicht es einen Zustand noch höherer Integration. In dem Maße, in dem verschiedene andere Funktionen so reguliert werden, daß ein gleichmäßiger und integrierter Entspannungszustand erreicht wird, nimmt die Wahrscheinlichkeit eines harmonischen Zustandes von Geist und Körper zu. Durch eine Kombination von Übungen zur Regulierung spezifischer dysfunktioneller Systeme mit allgemeinen Entspannungsmethoden wie dem Autogenen Training, der Meditation und der progressiven Entspannung schaffen die Ärzte nun ein Behandlungsmodell, das mit Recht holistisch genannt werden kann.

Das Biofeedback läßt sich mit einem Spiegel vergleichen, der die Psychophysiologie eines Menschen wiedergibt. Um die Information aus dem Spiegel zu verwerten, muß der Mensch »1. erkennen, daß das gespiegelte Bild sein eigenes ist, 2. erkennen, daß er dieses Bild zu ändern wünscht, 3. glauben, daß er imstande ist, dieses Bild zu ändern, und 4. die Änderung, das Wachstum und die Beherrschung erleben, so daß er weiß, daß er sich ändert« (Peper, 1974). Wie der einzelne sich ändert, hängt davon ab, wie er die im Spiegel wiedergegebene Information verwendet. Im klinischen Biofeedback wie bei den Meditationsübungen ist es das Hauptziel, das Selbstverständnis so weit zu erhöhen, daß der Mensch eine alternative Handlungsweise und Existenz in seiner Umwelt zu sehen beginnt, um positive Veränderungen in seinen physiologischen und psychologischen Funktionen beizubehalten.

Die Regulierung von Tätigkeiten des autonomen Nervensystems erfordert einen subtilen, kaum verstandenen psychologischen Willensvorgang, über den wir noch viel mehr erfahren müssen. Im wesentlichen scheint es sich bei der psychophysiologischen Selbstregulierung um einen zweistufigen Prozeß zu handeln. Zuerst erlernt der Patient tiefe Entspannung durch jede beliebige Biofeedback-Methode, die es ihm am besten ermöglicht, diesen Zustand zu erreichen. Hat er ihn erreicht, so wird er sich des Vorhandenseins seiner inneren Bildvorstellungen, Phantasien und Empfindungen und der Art, in der sie physiologische Funktionen beeinflussen, bewußt. Die passive, auf einfache biologische und psychologische Prozesse wie Atmung, Herzschlag, Muskelkontraktionen und Denkvorgänge gerichtete Aufmerksamkeit ist die Grundlage aller meditativen Systeme. Die autonome Kontrolle beim Biofeedback beruht auf demselben Prinzip, da das Lernen davon abhängt, daß man die passive Aufmerksamkeit auf eine einfache Funktion richtet und eine harmonische Interaktion zwischen Körper und Geist herstellt. Die Notwendigkeit, einen solchen Synchronismus zu erreichen, wird in den meditativen Systemen klar erkannt, oft aber bei den rein technologischen, konditionierenden Biofeedback-Methoden übersehen. Wenn die subtile Interaktion zwischen Geist und Körper im Laufe des Biofeedback-Trainings ignoriert wird, gibt es wahrscheinlich auch keine erfolgreiche autonome Kontrolle. Physiologische Meß- und Kontrollgeräte allein können dem Patienten nicht helfen, sein Wollen oder das Phantasiematerial, das die durch Mittel der tiefen Entspannung oder des Biofeedback erreichten Zustände begleitet, bewußt zu verstehen und zu integrieren, und hier können die traditionellen Therapien dem Biofeedback als unschätzbares Hilfsmittel dienen. Die Art, wie das Wollen induziert wird, ist praktisch mit Worten nicht zu erklären. Es ist, als wollte man erklären, wie man aufsteht. Wir tun es einfach und sind schlecht ausgerüstet, darüber zu sprechen. In dem Augenblick, in dem wir versuchen, das Aufstehen zu analysieren, sind wir auch schon bei der Ausführung der Handlung gehemmt. So verhält es sich mit der Erlernung der automatischen Kontrolle, da sie von inneren Vorgängen abhängt, zu denen Aufmerksamkeit und Einstellungen gehören.

Eine elementare ärztliche Geschicklichkeit ist für den Therapeuten beim Biofeedback unschätzbar, da er diese Geschicklichkeit lehren, sinnvolle Heimübungen für den Patienten entwerfen und ihm helfen muß, das, was er gelernt hat, in seinen Lebensstil aufzunehmen. Dazu ist eine persönliche und berufliche Beratung und eine Beratung der Familie erforderlich. Das Biofeedback selbst ist nur *ein* Aspekt der Therapie, und die Therapeuten wenden oft sehr viel Energie auf, um dem Patienten zu helfen, seinen Lebensstil neu zu gestalten, so daß die krankmachenden Verhaltensweisen nicht wiederholt werden. Diese Orientierung ist denen anderer selbstregulierender Therapien sehr ähnlich. Yoga, Gestalt-Therapie und Autogenes Training versuchen ebenso, dem Menschen ein neues Gefühl seiner selbst und seines Körpers zu geben, indem sie ihn nicht nur die körperlichen Geschicklichkeiten lehren, die er zur Selbstregulierung benötigt, sondern auch die Verantwortlichkeit für seinen Lernprozeß und den Enderfolg. Das Wissen, selbst Einfluß ausüben zu können, ist ein Teil der undefinierten Heilkraft, die ein Arzt oft durch seinen geschickten Umgang mit Kranken vermittelt, indem er dem Patienten die innere Gewißheit gibt, daß er wieder gesund werden kann. Dieselbe Mobilisierung des Willens des Kranken kann auch ein wesentlicher Aspekt des Placebo-Effekts sein. Beim Biofeedback kann ein Mensch das Erfolgserlebnis haben, indem er sich selbst reguliert, und eine der Aufgaben des Therapeuten ist, Rückmeldesignale zu entwerfen, die für den Patienten sinnvoll sind, so daß er nicht ein unnötiges Versagen erlebt. Anstatt krisenorientiert zu sein und die Verantwortung äußeren Umständen zuzuschreiben, strebt das Biofeedback nach Selbstbeherrschung und individueller Verantwortung. Auf lange Sicht kann das bedeuten, daß man seine Vorstellung von Gesundheit auf eine ganz allgemeine Weise ändert und richtige Ernährung, gesellschaftliche Umstände, frische Luft, körperliche Bewegung und die richtige geistige, seelische und körperliche Einstellung mit einbezieht. Biofeedback-Training verringert oft das Gefühl der Hilflosigkeit auf seiten des Patienten, sobald er sieht, daß er genug autonome Beherrschung aufbringt, um ein bestimmtes Symptom zu korrigieren. Dieses neuentdeckte Gefühl der Tüchtigkeit ermutigt ihn, auch andere Aspekte seines Lebens zu beurteilen und zu berichtigen.

Die Biofeedback-Therapie unterscheidet sich grundsätzlich von der klassischen Konditionierung durch die betonte Anwendung von subjektiven Bildvorstellungen und subtilen inneren Zuständen, um die willkürliche Kontrolle herzustellen. Dieser Lernprozeß ist bei jedem Menschen etwas Einzigartiges. Der Psychophysiologe Elmer E. Green schrieb: »In Wirklichkeit gibt es nicht so etwas wie eine Schulung in der Kontrolle der Hirnströme, es gibt nur eine Schulung in der Auswahl und Hervorhebung bestimmter subjektiver Zustände... was (auf eine noch unbekannte Weise) entdeckt und manipuliert wird, sind subjektive Empfindungen, das Zentrum der Aufmerksamkeit und Denkvorgänge« (Green, Green und Walters, 1970). Der Nachweis der unzweifelhaften Interaktion zwischen psychologischen Vorgängen und physiologischen Veränderungen vermittelt dem Patienten ein anschauliches Bild, das es ihm ermöglicht, sich selbst als integriertes Ganzes zu erleben. Obwohl diese Schemata anfangs pathologisch sein können, kann dieselbe Interaktion auch zur denkbar besten Gesundheit führen. In den sich neu entwickelnden therapeutischen Systemen ist eine immer größere Mitbeteiligung des Patienten an der Behandlung zu erkennen. Die Patienten können Erfolg und Mißerfolg anhand der Biofeedback-Instrumente selbst beurteilen, und letzten Endes sind sie es, die die Bedingungen schaffen werden, unter denen der Erfolg von Dauer sein wird. Das Biofeedback ermöglicht es ihnen, die Verbindung zwischen ihren persönlichen, psychologischen und physiologischen Prozessen zu verstehen und zu nutzen. Da die Herstellung dieser Verbindung der Schlüssel zur Ausübung eines positiven Einflusses auf Interaktionen zwischen Geist und Körper und zum Eingriff in die zur psychosomatischen Krankheit hinabführende Spirale ist, haben Biofeedback-Systeme in der vorbeugenden Medizin und für die Lösung einiger großer theoretischer und klinischer Probleme der Gesundheitsvorsorge viel zu bieten. Symptome haben eine lawinenartige Wirkung; wenn Sie erkennen, daß Sie Kopfschmerzen haben, werden Sie noch gespannter, weil Sie wissen, daß diese Kopfschmerzen Ihnen nicht erlauben werden, so gut wie sonst zu funktionieren. Dieser allgemeine degenerative Zyklus wird zur Grundlage aller psychosomatischen Störungen, bei denen das Symptom an sich zur Verschlimmerung der Störung führt. Eine der größten Wirkungen des klinischen Biofeedback besteht darin, daß es einen Menschen lehrt, die winzigsten anfänglichen Symptome zu erkennen und zu erleichtern, bevor sie zu schwereren führen, die er dann durch drastischere Maßnahmen bekämpfen muß. Mit anderen Worten, solange das Problem noch klein ist, kann man das allmähliche Fortschreiten zu schwereren Symptomen verhüten. Wenn ein Mensch ein zu hohes Spannungsniveau erkennt, kann er den Geist-Körper-Komplex mobilisieren, um die unerwünschte Änderung zu verhindern. Dadurch, daß er für diese frühen Spannungsniveaus immer empfindlicher wird, kann er beginnen, vorbeugende Medizin zu betreiben, da er übermäßigen Streß zu unterbrechen imstande ist, bevor er zu schwereren Symptomen führt.

Die Heimübungen sind ein wesentlicher Bestandteil einer erfolgreichen Biofeedback-Therapie, und sie bieten die Gewähr dafür, daß der Patient die in der Klinik erlernten Fähigkeiten in seine täglichen Beschäftigungen übertragen kann. Oft ist es möglich, erstaunliche autonome Regulierungen im klinischen Rahmen zu erreichen, doch das kann irreführend sein. Es ist wichtig, auf eine konkrete Verhaltensänderung zu warten, als Anzeichen dafür, daß der Patient seine Fähigkeit zur Selbstregulierung in seinen Lebensstil aufgenommen hat. Beispiele dafür wären etwa ein Alkoholiker, der seine Rechnungen begleichen kann, weil er nun weniger für Alkohol ausgibt, oder ein Rehabilitierter, der seine Finger nicht mehr mit Gewalt vom Lenkrad biegen muß, sondern seine Hände willkürlich öffnen kann. Solche Zeichen müssen bei der Verbindung von klinischen mit Heimübungen sorgfältig beachtet werden. Die Heimübungen bestehen meistens aus Techniken der tiefen Entspannung, zum Beispiel der Beobachtung von Art und Rhythmus der Atmung, aus verschiedenen Formen der klassischen Meditation, progressiver Entspannung, Autogenem Training und vielen anderen Übungen, die dem Patienten helfen sollen, den während der klinischen Sitzungen erreichten Zustand nachzuerleben.

In vielen Fällen wird die Bereitwilligkeit, Heimübungen zu machen erhöht, wenn man dem Patienten ein tragbares Feedback-Gerät mitgibt, das er zu Hause anwenden kann, und ihn auffordert, ein Tagebuch über seine Übungen zu führen. Dieses Verfah-

ren kann auf die Dauer befriedigender und wirtschaftlicher sein, da der Patient schneller lernt und die für die Therapie nötige Zeit beträchtlich verkürzt wird. Billige, tragbare Thermometer-Einheiten wurden mit Erfolg von Migränekranken verwendet; tragbare Muskel-Feedback-Einheiten (Elektromyographen) sind sehr brauchbar für Heimübungen bei neuromuskulären Störungen, und Feedback-Geräte für die Überwachung der hautgalvanischen Reaktion werden häufig Patienten empfohlen, die Erregungsniveaus erkennen und den Hautwiderstand kontrollieren müssen (Sargent, Green und Walters, 1973; Johnson und Garton, 1973). Die autonome Kontrolle erlernt man nicht leicht, und wenn das Biofeedback bei der Behandlung von Problemen wie neuromuskulären Tics, Dickdarmkrämpfen, Tranquilizer-Abhängigkeit, Spannungskopfschmerzen und einer ganzen Anzahl anderer Krankheiten ebenso wie bei der Streßerleichterung wirken soll, ist sehr viel bewußte Arbeit innerhalb und außerhalb der Klinik erforderlich. Gewöhnlich muß der Therapeut mit einem Patienten einmal in der Woche arbeiten, und er braucht 12 bis 15 Sitzungen. Dazu muß die tägliche Arbeit des Patienten zu Hause kommen. Ein interessantes Detail am Rande in bezug auf die für eine erfolgreiche autonome Kontrolle erforderliche Zeit ist die Beobachtung, daß Kinder zwischen 9 und 14 Jahren rascher lernen als ihre Eltern. Das kommt vielleicht daher, daß sie bereitwilliger mit Methoden der Selbstregulierung experimentieren und weniger auf altgewohnte Verhaltensweisen programmiert sind. Kinder »wissen« auch nicht, daß autonome Kontrolle nicht möglich ist, und lernen daher unbefangener als Erwachsene. Außerdem haben Kinder und junge Erwachsene noch nicht einen zu hohen Spiegel neurophysiologischer Erregung zu einem gewohnten Lebensstil gemacht, und es ist leichter, die Entspannungsreaktion auszulösen und wiederherzustellen, die ein integraler Aspekt ihrer Funktionen seit der Geburt ist.
Das Potential des klinischen Biofeedback als erzieherisches Mittel in der vorbeugenden Medizin ist sehr groß, und die positivsten Ergebnisse werden gewöhnlich mit Menschen erzielt, die ärztliche Hilfe beim Auftreten kleinerer Symptome und vor der Entstehung chronischer Krankheiten suchen. Sie können lernen, nicht nur ihre Symptome zu erleichtern, sondern auch chronische, gewohnheitsmäßige Streßreaktionen zu überwinden, um ernstere Störungen zu verhüten. Die Verwendung von Biofeedback mit dem Endzweck, die Menschen zu lehren, sich zu entspannen, ist eine äußerst erfolgreiche Hilfe bei der Bewältigung der symptomatischen Erscheinungsformen des Stresses und der unmittelbaren Probleme

der Anpassung an die Streßursachen in ihrem Leben. Muskel-Feedback-Entspannung, zum Beispiel, wurde dazu verwendet, Menschen Tranquilizer und Schlafmittel abzugewöhnen. Durch eine Kombination von EMG und Atemübungen zur Streßerleichterung lernten sie, entspannter zu sein und den Belastungen im Büro und zu Hause besser Widerstand zu leisten, so daß sie die Tranquilizer nicht mehr brauchten, von denen sie abhängig geworden waren (Love, 1972; Love, Montgomery und Moeller, 1974). Das Biofeedback-Training zum Zweck der tiefen Entspannung kann gar nicht hoch genug eingeschätzt werden, gleich ob man Elektromyographen, die Messung der hautgalvanischen Reaktion oder die Temperatur als Mittel der Anzeige verwendet, wann jemand einen entstreßten, meditativen Zustand erreicht hat. Bis zu einem gewissen Grade bedeutet tiefe Entspannung eine Freisetzung des Geistes und eine Lockerung der Fesseln des Ichs. Wenn das erreicht wird, gibt es Belohnungen, die die rein körperlichen Empfindungen transzendieren. In der tiefen Entspannung horcht ein Mensch schärfer auf Reize aller Art ohne vorgefaßte Meinungen, und er kann dem unaufhörlichen Geplauder des Hirns ein Ende machen, um einen Zustand zu erreichen, der ihm den Zugang zu seinem Unbewußten eröffnet. Aus diesem Zustand der inneren Bewußtheit heraus kann ein im Grunde gesunder Mensch lernen, zu großen Streß zu erkennen und seine Folgen zu verhindern. Zustände der Untererregung, die durch Thetawellen im EEG oder sehr niedrige EMG-Werte angezeigt werden, bieten eine Gelegenheit zur Selbstprogrammierung und zum Lernen im Dämmerschlaf (Budzynski und Pfeffer, 1974). Diesen meditativen Zustand kann ein Mensch dazu benutzen, sein »Unbewußtes« zu befragen, um Informationen über ein dringendes Problem oder Anliegen zu erhalten, bevor es zu übergroßer Angst oder körperlichen Symptomen führt. In einer Erweiterung dieses selbstanalytischen Aspekts meditativer Zustände wenden die Pioniere des Biofeedback, Elmer E. und Alyce Green (Green, 1974), ein Theta-Feedback-Training an, um bildliches Vorstellungsvermögen, Kreativität und integrierende Erlebnisse zu fördern. Manche Menschen haben gelernt, einen Zustand von schlaf- oder traumähnlichen Bildvorstellungen beizubehalten, indem sie während längerer Zeitperioden ihre Theta-Aktivität regulierten. Die Theta-Aktivität scheint eine Schwelle zwischen dem Bewußten und dem Unbewußten darzustellen, und sie gestattet es dem Menschen, subtile Niveaus psychologischen und physiologischen Bewußtseins zu erleben. Aus diesem Erlebnis gewinnt er ein tiefes Gefühl des Vertrauens in seine eigenen inneren Erfahrungen und

Fähigkeiten, das ihm die Entfaltung seiner einzigartigen Kreativität gestattet. Wie bei allen Arten von Feedback-Training hängt der Nutzen, den jemand aus dem neuerreichten Zustand gewinnt, sowohl von der Führung durch den Therapeuten als auch von seiner eigenen Bereitwilligkeit ab, diese subtilen Erfahrungsebenen zu erkunden. Ein solcher Gebrauch des Biofeedback führt von der Besserung von Krankheiten weg zur Erhaltung der Gesundheit und zum persönlichen Wachstum.

Anwendungen des klinischen Biofeedback

Bevor wir einige spezifische Anwendungen des klinischen Biofeedback aufzählen, muß der Zusammenhang erklärt werden, in dem man von ihm Gebrauch macht. Im Gegensatz zum medizinischen Modell der Diagnose einer spezifischen Krankheit, auf die dann eine spezifische Behandlung folgt, erfordert das Biofeedback eine flexiblere, das ganze Körpersystem berücksichtigende Methode. Es gibt viele Fälle, in denen ein spezifisches Feedback-Verfahren wie, zum Beispiel, das Temperaturtraining, gegen eine spezifische Krankheit wie die vaskuläre Migräne eingesetzt wird. Häufiger geht man aber so vor, daß zunächst ein generalisierter Zustand meditativer Entspannung erlernt wird, der dann auf ein bestimmtes System gelenkt werden kann, beispielsweise im Falle eines zu hohen Muskeltonus oder einer peripheren Gefäßverengung. Sehr oft ist es möglich, ganz verschiedene Instrumente wie etwa das Galvanometer zur Messung der hautgalvanischen Reaktion und den Elektroenzephalographen zu verwenden, um die gleichen Reaktionen auszulösen, beispielsweise ein Nachlassen von Migräneanfällen. Dieses Phänomen ist darauf zurückzuführen, daß sich allgemeiner Streß in mehreren physiologischen Systemen gleichzeitig manifestieren kann. Da diese Verbindung der Systeme untereinander gerade die Natur der psychosomatischen Krankheiten ausmacht, können diese erleichtert werden, indem man es dem Patienten ermöglicht, eine bestimmte Funktion selbst zu regulieren, die dann ihrerseits das gesamte neurophysiologische System beeinflußt. Diese Selbstregulierungsfähigkeit des psychosomatischen Systems wird nicht durch die Instrumente hervorgerufen, sondern man erlaubt ihr lediglich als eine im Grunde normale Reaktion, die gestört oder unterdrückt war, wieder in Erscheinung zu treten. Spezifische Biofeedback-Instrumente für spezifische Störungen sind eine notwendige, aber ungenügende Bedingung für Verfahren des klinischen Biofeedback. Flexibilität muß gefordert werden, um jede beliebige Methode für einen bestimmten Patienten zu adaptieren, so daß er die Entspannungsreaktion wiederherstellen kann.

Trotz der Fülle der aus der Forschung hervorgegangenen Arbeiten haben sich verhältnismäßig wenige Autoren den weiteren Bedeutungen des Biofeedback für die psychosomatische Medizin, den philosophischen Fragen, die den Biofeedback-Techniken zugrunde liegen, und dem Einfluß dieser Neuerungen auf die Gesundheitsfürsorge zugewandt. Dieser Abschnitt konzentriert sich daher auf die relativ wenigen Studien, die wichtige Trends im klinischen Biofeedback anzeigen und aus denen wir seine Bedeutung im weiteren Sinne ableiten können.
Die Unterweisung in der Entspannung durch die Kontrolle spezifischer psychophysiologischer Systeme ist die Basis des Erfolgs des klinischen Biofeedback in vielen Anwendungsbereichen. In bezug auf streßbedingte Krankheiten haben George B. Whatmore und Daniel R. Kohli (1968) den Ausdruck »Dysponesis« (zusammengesetzt aus *dys* – fehlerhaft oder falsch und griech. *ponos* = Mühe, Anstrengung) geprägt. »Falsche Anstrengungen« können tatsächlich eine ganze Reihe von Funktionsstörungen im Organismus auslösen. Biofeedback-Instrumente sind dazu bestimmt, dysponetische Funktionsweisen in spezifischen Systemen zu entdekken und dem Patienten zu helfen, die fehlerhafte Funktion zu korrigieren, bevor sie sich zu einem chronischen Symptom oder einer schweren Krankheit entwickelt. Mit elektromyographischem Feedback behandelten Kohli und Whatmore Patienten mit Verdauungsstörungen, Depressionen, Ekzemen und Hautentzündungen auf nervaler Grundlage. Budzynski und Stoyva wandten das Muskel-Feedback erfolgreich zur systematischen Desensibilisierung bei der Behandlung von dysponetischen phobischen Reaktionen an. Bei dieser Arbeit wird der Patient aufgefordert, sich eine angsterregende Szene vorzustellen. Während das Spannungsniveau steigt, werden auch die EMG-Signale stärker und zeigen Streß an. Sobald der Streß zu groß wird, entspannt sich der Patient allmählich und gibt seine Angst oder Spannung auf, bis die niedrigen EMG-Werte wieder erreicht werden. Dann denkt er von neuem an die Szene und wiederholt den Prozeß der Befreiung von den unerwünschten Wirkungen der starken Erregung. So lernt er, sich selbst zu »desensibilisieren« und durch Feedback von einer nicht wünschenswerten Streßreaktion frei zu machen. Auf solche Weise kann Biofeedback ein nützliches Hilfsmittel bei Verhaltens-

therapien sein. Die Beseitigung dysponetischer Bewegungen wie, zum Beispiel, der unbewußten Verspannung der Schultern unter Streß trägt zu einer allgemeinen Besserung der Leistung bei. Die verbesserte Leistung nach Entspannung könnte darauf zurückgehen, daß Spannung sinnlos Energie verbraucht und daß dysponetische Bewegungen »Rauschen« (Störungen im Informationsübertragungs-System) erzeugen, so daß unsere Aufmerksamkeit und Konzentration zerstreut und die optimale Funktion gestört wird.

Die Entstressung durch Biofeedback-Therapien erwies sich auch als erfolgreich bei Hypertonie. Moeller und Love (1972) verwendeten EMG-Feedback von den Stirnmuskeln zusammen mit autogenen Heimübungen, um neun Patienten zu lehren, Zustände der tiefen Entspannung zu erreichen und beizubehalten. Diese Patienten wurden 17 Wochen lang einmal pro Woche eine halbe Stunde mit Biofeedback behandelt. Sie erreichten eine durchschnittliche Senkung des systolischen und des diastolischen Blutdrucks um 15 Prozent nach der Behandlung und den Übungen. Neuere Untersuchungen zeigen, daß bei solchen klinischen Versuchen die Trainings-Sitzungen in zu großen Abständen vorgenommen, daß die Heimübungen nicht in den Lebensstil der Patienten integriert wurden und daß die Patienten keine Gelegenheit hatten, persönliche Probleme im Zusammenhang mit einer Psychotherapie zu bereinigen. Solche Versäumnisse verraten einen grundsätzlichen begrifflichen Irrtum bei der Übertragung des Biofeedback vom experimentellen in den klinischen Rahmen.

Elektromyographisches Feedback wurde auch dazu verwendet, eine spezifische Entspannungsreaktion bei der Behandlung von Migräne, Spannungskopfschmerzen, Mastdarmentzündung mit Geschwürbildung und Dickdarmkrämpfen herbeizuführen. Alle diese Krankheiten sind Ergebnisse einer klassischen Kampf-oder-Flucht-Reaktion, die durch die Verlängerung über ihre Nützlichkeit hinaus unzweckmäßig wurde oder von Anfang an ausgelöst wurde, ohne einem Zweck zu dienen. Wie immer kam es zu einem Versagen in den am meisten verwundbaren spezifischen Organsystemen. Muskel-Feedback ist ebensosehr wirksam bei der Rehabilitation von Patienten mit neuromuskulären Problemen, vor allem solchen mit leichter Lähmung bei Spastik, das heißt einer Tonuserhöhung der Muskulatur. In Fällen von Spastik verwendet man die EMG-Rückmeldung, um den Patienten seine Muskelspasmen »hören« zu lassen, damit er lernt, sie zu verringern, indem er den Rückmeldeton abschwächt.

Die Fallgeschichte eines meiner Patienten veranschaulicht sehr gut die Anwendung des EMG-Feedback. Dieser Patient war ein 19jähriger Mann, der an einer Lähmung infolge des Bruchs eines Halswirbels litt. Die linke Körperhälfte war in der Muskeltätigkeit schwer behindert, und ihre Temperatur war um ungefähr 8,3 °C niedriger als die der rechten. Der Mann wurde zuerst mit Temperatur-Feedback behandelt und lernte, die Temperatur um 7,2 °C zu erhöhen und sie beizubehalten, so daß der Unterschied nur noch 1,1 °C betrug. Nach dem Temperaturtraining war eine bedeutende Besserung der Muskelkoordination im linken Arm zu beobachten. Mit Hilfe von EMG-Rückmeldungen aus den Streck- und Beugemuskeln war er danach imstande, eine beträchtlich verbesserte Bewegung im Arm zu erreichen. Um mit der neuromuskulären Rehabilitation zu beginnen, wurden Grundwerte vom funktionstüchtigeren rechten Arm gemessen, und der Patient wurde aufgefordert, diese Werte auch mit dem funktionsschwächeren linken Arm zu erreichen. (Die Aufforderung, analoge Rückmeldungen zwischen funktionellen und dysfunktionellen Teilen des Körpers herzustellen, ist ein sehr wirksames Mittel bei der muskulären Rehabilitation.) Zusätzlich führte der Patient zahllose Übungen zu Hause aus, beispielsweise indem er häufig die Hand zur Faust ballte und wieder öffnete. Im Laufe der Therapie begann er, den linken Arm, den er vorher als ein totes und nutzloses Anhängsel betrachtet hatte, als wieder funktionsfähig zu sehen. Mit der Zeit stellte er eine psychologische Beziehung zu seinem Arm her. Sein Fortschritt wurde gefördert durch die Anweisung, den linken Arm soviel wie möglich zu gebrauchen und sich nicht ganz auf den rechten zu verlassen. Außerdem wurde er aufgefordert, den Arm zu vergegenwärtigen und geistige Verbindungen zu ihm herzustellen, um zu sehen, wie er genas und wieder funktionstüchtig wurde. Bei Rehabilitationsarbeiten wie dieser haben kleine Besserungen eine motivierende Wirkung. Schon eine geringfügige Änderung kann mit dem Elektromyographen als Zeichen deutlichen Fortschritts registriert werden, was dann zu weiteren Anstrengungen anspornt.

Fälle neuromuskulärer Rehabilitation sind keine einfachen Angelegenheiten, bei denen die Elektromyographie rein mechanistisch angewandt wird. Auch bei einer eindeutig organischen Dysfunktion sind wichtige Elemente einer psychischen Störung mit im Spiel, die behoben werden muß. Eine andere Fallgeschichte mit EMG-Feedback zeigt den Wert einer holistischen Betrachtungsweise und der Psychotherapie in Verbindung mit physikalischen Therapien. In diesem Fall war die Patientin eine Frau von 60

Jahren, die mit einem Torticollis spasmodicus, einer Form des »Schiefhalses«, in die Klinik kam. Ihr Hals war chronisch über die rechte Schulter gedreht, und sie konnte ihn nicht bewegen. Sie war operiert worden, hatte Cortison-Injektionen und heiße Packungen erhalten und war mit Streckungen, Chiropraktik und sogar Biofeedback behandelt worden, aber alles hatte nur sehr wenig genützt. In der Klinik wurde sie gelehrt, sich passiv der Aufgabe zuzuwenden, den kontrahierten linken kontralateralen, »Kopfwender« genannten Muskel (Musculus sternocleidomastoideus) zu entspannen und ihrem Kopf zu »erlauben« sich zu drehen. Sie wurde außerdem aufgefordert, mit einem eher passiven als aktiven Willen zu arbeiten. Nach fünf Sitzungen war die Patientin dazu recht gut imstande, und es gelang ihr, den Kopf bis zu einem gewissen Grad zu drehen. Sehr bald nach ihrem Anfangserfolg und aus unerklärlichen Gründen war sie nicht mehr fähig, den Kopf weiter als 45° von der Schulter weg zu drehen. In diesem Augenblick war im EMG ein Spitzenausschlag festzustellen, und die Rückmeldung wurde so eingestellt, daß die Frau einen Rückmeldeton hörte, wenn die Spitze auftrat. Sie wurde aufgefordert, alle Bilder, Gedanken und Empfindungen zu schildern, die ihr kamen, wenn der Ton erklang. Während dieser Behandlung, die eine Stunde dauerte, hatte sie den Eindruck, von Augen beobachtet zu werden, und sie empfand ein tiefes Gefühl der Schuld und Scham. Dann erzählte sie, daß sie sich fünf Jahre vorher auf eine Affäre mit einem viel jüngeren verheirateten Mann eingelassen hatte. Das belastete sie aufgrund ihrer moralischen Erziehung und ihres Anschauungssystems schwer. Als sie über die Affäre sprach, sagte sie: »Wenn es meine Nachbarn je herausbekämen, könnte ich ihnen nicht mehr ins Gesicht sehen.« In dem Augenblick, in dem sie das sagte, wurde die Muskelaktivität in ihrem Hals freier, und sie konnte den Kopf weiter nach vorn drehen als je zuvor. Dieser Augenblick der Einsicht heilte sie nicht sofort von ihrem Torticollis, aber er ermöglichte es ihr, von nun an stetige Fortschritte zu machen. Ein halbes Jahr später konnte sie ihren Kopf normal von links nach rechts drehen. Ihre Behandlung ist ein weiterer Beweis dafür, daß die Kombination von Biofeedback und Psychotherapie eine sehr wirksame Methode ist.

Die neuromuskuläre Rehabilitation ist ein besonders wichtiger Anwendungsbereich für das Biofeedback, das vielen Menschen hilft, nach einer Periode der Dysponesis die Herrschaft über ihren Körper wiederzugewinnen. Johnson und Garton (1973) hatten ermutigende Erfolge mit zehn Patienten, die an Hemiplegie (Lähmung einer Körperseite) litten und von denen neun schon mindestens ein Jahr lang gelähmt waren. Marinacci (1968), einer der experimentierfreudigsten Forscher auf dem Gebiet des Muskeltrainings mit Hilfe des EMG, behandelte erfolgreich teilweise Lähmungen nach Schlaganfällen. Er verwendete EMG-Feedback auch mit einigem Erfolg bei der Bellschen Lähmung (der sogenannten »Gesichtslähmung«), der Kausalgie (heftig brennenden Schmerzen nach Verletzungen peripherer Nerven), Nervenverletzungen, Muskelausfällen nach Kinderlähmung und anderen Muskelleiden. Booker und seine Kollegen (1969) rehabilitierten die Gesichtsmuskeln bei einem Patienten mit Durchtrennung des Gesichtsnervs nach einer Anastomose von Nervus accessorius spinalis und Nervus facialis. Eine Beschränkung des EMG-Feedback bei der neuromuskulären Rehabilitation liegt darin, daß mit der Therapie kurz nach der Verletzung begonnen werden muß, das heißt, bevor sich schlechte Gewohnheiten gebildet haben oder eine Muskelatrophie eingesetzt hat. Tragbare Geräte für die Verwendung zu Hause sind bei der neuromuskulären Rehabilitation besonders wünschenswert, und der Therapeut wird zu einem Führer, mit dem der Patient in dem Maße, in dem die Funktionen wiedergewonnen werden, neue Therapieverfahren entwickelt.

Störungen des kardiovaskulären Systems wurden ebenfalls erfolgreich mit Biofeedback behandelt, da Blutdruck und Herzschlag leicht durch Biofeedback-Geräte überwacht werden können. Biofeedback wurde sogar bei Personen mit normalem Blutdruck, die gelernt hatten, den systolischen Druck nach Belieben zu regulieren, verwendet, um zu demonstrieren, daß die willkürliche Regulierung der kardiovaskulären Aktivität eindeutig möglich ist (Brener und Kleinman, 1970; Schwartz, 1972). Biofeedback-Techniken, deren Hauptziel die Erreichung tief entspannter Zustände ist, lösen eine generalisierte Entspannungsreaktion aus, die bei der Behandlung von kardiovaskulären Krankheiten und vor allem Hypertonie von Nutzen sein kann. Im Einzelfall ist es gewöhnlich ratsam, schon zu Beginn der Behandlung festzustellen, für welches Verfahren oder für welche Kombination von Verfahren der Patient am empfänglichsten ist. Es ist von größter Wichtigkeit zu bestimmen, welche Art von Rückmeldung einen Zustand tiefer Entspannung am wirksamsten herbeiführt und damit den Blutdruck beeinflußt.

In einer frühen Studie verwendeten Benson, Shapiro, Tursky und Schwartz (1971) Biofeedback, um signifikante Senkungen des systolischen Drucks bei Hypertonikern zu erreichen. Es wurde jedoch kein Versuch unternommen, die im Laboratorium entworfenen Übungen in das tägliche Leben der Patienten zu übertragen

oder die Beibehaltung des niedrigen Blutdrucks außerhalb des Laboratoriums zu überprüfen. Es genügt nicht, Menschen darin zu schulen, eine einzige veränderliche Funktion zu manipulieren, oder sie einfach eine bestimmte Feedback-Methode im Laboratorium lernen zu lassen. In diesem Verfahren liegt eine Selbstbegrenzung, da es weder eine strukturierte Reaktion noch die Frage in Betracht zieht, wie das erlernte Verhalten in den Lebensstil des Patienten aufgenommen werden soll. In den ersten Entwicklungsstadien der Biofeedback-Technologie wurden diese Übertragungswirkungen einfach nicht für wichtig gehalten. Erst in den letzten Jahren erkannte man, daß die Übertragung in das tägliche Leben des Patienten viel mit dem Enderfolg der Therapie zu tun hat. Es wurde allmählich klar, daß diejenigen, die regelmäßig ihre Heimübungen machten, am meisten vom klinischen Training profitierten. Diejenigen, die nicht übten oder nicht gewillt waren, eine neue Einstellung zu sich selbst zu suchen, gewannen nicht so viel und verloren in vielen Fällen sogar nach einiger Zeit die Fähigkeit der Selbstregulierung. Durch eine Kombination von physiologischer Regulierung und Psychotherapie ist es möglich, sich dem Patienten auf eine holistische Weise zu nähern und ihm bei der Behandlung bestimmter Symptome die Gelegenheit zu persönlicher Einsicht und persönlichem Wachstum zu bieten.
Ein Wissenschaftler, der ausgedehnte Studien mit Biofeedback und kardiovaskulären Funktionen betrieb, ist Gary E. Schwartz von der Harvard University. Die Bedeutung seiner Arbeit liegt zum großen Teil darin, daß er Patienten lehrte, mehrere Funktionen gleichzeitig zu regulieren. Schwartz konzentrierte seine Untersuchungen auf etwas, was er »Schemata physiologischer Reaktionen bei der Schaffung subjektiven Erlebens« nannte (Shapiro, Tursky und Schwartz, 1970). Diese Forschung ist eine der überzeugendsten und bemerkenswertesten Demonstrationen der spezifischen Art der menschlichen Selbstregulierung. Mit seinen Kollegen David Shapiro und Bernard Tursky begann Schwartz eine Reihe von Experimenten in bezug auf systolischen Blutdruck und Herzfrequenz (Schläge pro Minute). Die Versuchspersonen erhielten akustische Rückmeldungen, die die Regulierung eines von vier möglichen Zuständen anzeigten: Blutdruck und Herzfrequenz hoch, Blutdruck hoch und Herzfrequenz niedrig, Blutdruck niedrig und Herzfrequenz hoch und Blutdruck und Herzfrequenz niedrig. Sehr bald zeigte es sich, daß einzelne Versuchspersonen in einer einzigen Sitzung ihren Blutdruck regulieren konnten und daß diese Änderung nicht von der Herzfrequenz abhing. Es sah so aus, als seien systolischer Blutdruck und

Herzfrequenz auf eine rein zufällige Weise miteinander verbunden. Die Erhöhung oder Senkung der einen Funktion rief keine entsprechende Veränderung der anderen Funktion hervor. Eine Frage, die sich nun ergab, war, ob man beide Prozesse gleichzeitig kontrollieren könnte. Um sie zu lösen, erhielten die Versuchspersonen nur eine Rückmeldung, wenn sich ein erwünschtes Schema ergab. Wenn die Versuchspersonen aufgefordert wurden, ein übereinstimmendes Schema zu produzieren, also entweder Blutdruck *und* Herzfrequenz hoch oder Blutdruck *und* Herzfrequenz niedrig, zeigten sie, daß sie beide Funktionen gleichzeitig in derselben Richtung regulieren konnten. Das stand im direkten Widerspruch zu der vorausgegangenen Feststellung, daß die spezifische Kontrolle entweder des Blutdrucks oder der Herzfrequenz nicht notwendigerweise eine gleichzeitige Änderung der anderen Funktion bewirkte. Noch wichtiger war, daß die Rückmeldung dieser übereinstimmenden Schemata zu einem rascheren Lernen und etwas größeren Veränderungen der Funktionen führte als die Rückmeldung jeder einzelnen Funktion für sich.
Die vielleicht bedeutendste Feststellung war jedoch, daß die Versuchspersonen, als sie gelehrt wurden, Herzfrequenz und Blutdruck gleichzeitig zu senken, spontan und übereinstimmend erklärten, sie fühlten sich entspannt und ruhig. Solche subjektiven Berichte würde man im Zusammenhang mit einer eher generalisierten physiologischen Entspannung erwarten. Mit anderen Worten, wenn sich die beiden Variablen gleichzeitig änderten, war die Änderung für den Patienten groß genug, daß er einen psychologischen Unterschied zu empfinden begann. So wurde eine Verbindung von Geist und Körper als kritischer Schritt bei der Übertragung des in der Klinik Gelernten ins tägliche Leben hergestellt. Eine weitere Folgerung, die sich aus der anfänglichen Feststellung ableiten läßt, daß Blutdruck und Herzfrequenz nicht gemeinsam variierten, ist die, daß ein Mensch imstande sein kann, die Funktionen seines neurophysiologischen Systems voneinander zu trennen und damit ein gestörtes Schema zu schaffen. Solche Trennungen können ohne sein Wissen zustande kommen, und es wäre möglich, daß sie häufiger sind, als die Ärzte heute wissen, und daß fehlende Übereinstimmungen zwischen psychologischen und physiologischen Prozessen das eigentliche Wesen der psychosomatischen Krankheiten ausmachen. Untersuchungen in bezug auf neurophysiologische Streßprofile bestätigen diese Vermutung. Wenn solche Trennungen zu Dysfunktionen führen, sollte eine harmonische Integration von geistigen und körperlichen Funktionen ein wichtiges Ziel der Erhaltung der Gesundheit sein.

Ein anderes Gebiet, auf dem das Biofeedback verwendet werden kann, um einen psychologischen und einen physiologischen Prozeß zu integrieren, ist die Arbeit mit dem Galvanometer, das heißt die Messung der hautgalvanischen Reaktion. Marjorie Toomin identifizierte drei Typen von Reagierenden oder drei Arten der Reaktion auf emotionales oder streßhaftes Material:

1. Über-Reagierende – Menschen, die sehr lange übermäßig stark reagieren.
2. Unter-Reagierende – Menschen, die auf gewöhnliche emotionale oder erregende Reize nicht mit einer Änderung des Hautwiderstands reagieren.
3. Durchschnittlich Reagierende – Menschen, bei denen sich die Meßwerte in einem Muster auf und ab bewegen, das deutliche Änderungen der Aufmerksamkeit, Erregung und emotionalen Beteiligung anzeigt (Toomin und Toomin, 1973).

Dieses Feedback wird auf zwei Arten verwendet: 1. als Kontrolle zum Zweck der Beurteilung der Bedeutung von Gesprochenem (das heißt: Zeigt der Patient Wirkungen oder körperliche Reaktionen zusammen mit den verbalen Reaktionen?) und 2. als Feedback-Gerät, das der Patient nach Hause mitnehmen kann. Über-Reagierende werden gelehrt, ihre Erregungsniveaus zu senken und ihren Hautwiderstand zu erhöhen, während man Unter-Reagierende auffordert, ihren Hautwiderstand zu schwächen. Ein Beispiel für eine Unter-Reaktion ist der Fall eines manischen jungen Mannes, der sehr schnell redete und beinahe jeden Satz mit einem Auflachen beendete. Sein Hautwiderstand blieb dabei jedoch unverändert hoch und zeigte damit einen niedrigen Erregungszustand an. Als er gebeten wurde, einen Augenblick still zu sein und auf seine Empfindungen zu achten, berichtete er, er fühle sich entspannt, wenn auch ein wenig erregt. Daraufhin wurde er aufgefordert, irgend etwas zu tun, um den Rückmeldeton der hautgalvanischen Reaktion zu ändern. Er versuchte zu lachen, tief zu atmen und an seine Frau zu denken, aber der Ton blieb konstant. Dann wurde er gebeten, langsamer über die Probleme zu sprechen, die ihn veranlaßt hatten, den Therapeuten aufzusuchen, wobei darauf geachtet wurde, wann der Ton nicht auf emotionales Material reagierte. Anfangs änderte sich die hautgalvanische Reaktion nicht, als er lachte, aber dann hörte er auf zu lachen und beschäftigte sich mit seinen Gefühlen. Dabei wurde ihm klar, daß er nur seine Traurigkeit und seinen Ärger durch das Lachen tarnte. In diesem Augenblick begann die hautgalvanische Reaktion dem emotionalen Gehalt seiner Gedanken zu entsprechen, und er lernte, seine Gefühle zu erkennen, so, wie sie sich bemerkbar machten, obwohl sie anfangs nicht stark waren. In anderen Fällen signalisierte die Zunahme des Hautwiderstands starke Verdrängung und Verschlossenheit. Wie Toomin betont, ist die Rückmeldung für den Patienten und für den Therapeuten von Vorteil, da der Patient immer deutlicher die Verbindung zwischen psychologischen und physiologischen Vorgängen erkennt und sie zu integrieren lernt. Der Patient arbeitet auch bereitwilliger bei der Erkundung von verdrängtem und angsterregendem Material mit dem Therapeuten zusammen. Die Hautwiderstand-Rückmeldung scheint ein nützliches Mittel zu sein, das den Patienten hilft zu erkennen, daß sie verschiedene Zustände der psychophysiologischen Erregung erleben, und empfindlich zu werden für die Wechselwirkung zwischen ihren Emotionen und den physischen Reaktionen.

Während viele klinische Anwendungen des Biofeedback sehr gut entwickelt sind, wie etwa das thermale Feedback für die Behandlung von vaskulärer Migräne, gibt es andere Bereiche an den Grenzen des Biofeedback, in denen noch Neues erprobt wird. Zu solchen neuen Behandlungsmethoden gehört die lokalisierte Regulierung höchst spezifischer biologischer Funktionen mit immer genaueren Sensoren. Bei der lokalisierten Kontrolle kommt es vor allem darauf an, die richtigen Sensoren für die zu regulierenden spezifischen Funktionen zu finden. Ein Beispiel dafür ist die Verwendung eines kleinen Druckmeßringes, der um den Penis gelegt wird. Er wurde entworfen, um eine Rückmeldung der Peniserektion zu ermöglichen, so daß Therapeut und Patient bei der Behandlung von Impotenz subtile Veränderungen feststellen können (Eversaul, 1975). Winzige Veränderungen in der Füllung der Schwellkörper des Penis können gemessen werden, und der Patient beginnt zu erkennen, wann er sexuell erregt ist. Dadurch, daß er die Wechselwirkung zwischen der biologischen Funktion der Erektion und bestimmten psychischen Erregungszuständen begreift, kann er auf einen integrierten Zustand von Geist und Körper während der sexuellen Erregung hinarbeiten und so die Impotenz überwinden.

Ein anderes neues Biofeedback-System wurde von Paul Gorman und Joe Kamiya (1972) entwickelt, die Patienten lehrten, ihre Magensäure zu regulieren. Daraus könnte eine Behandlung von Magengeschwüren entwickelt werden. In anderen Laboratorien wurde ein Feedback des Luftwiderstands angewandt, um Patienten zu lehren, Veränderungen des Bronchiendurchmessers zu erkennen, und dieses Verfahren ließe sich auf Asthma und andere Erkrankungen der Atemwege anwenden (Vachon, 1973). Eine noch mehr im experimentellen Stadium befindliche Methode ist das elektrookulographische (EOG) Feedback, bei dem die Muskelspannung um die Augen rückgemeldet wird und das der Korrektur von Sehstörungen von Kurz- und Weitsichtigkeit bis zum Glaukom dient.

Eine noch faszinierendere Anwendung entdeckten David French und seine Kollegen am Claremont College in Kalifornien. Sie trainierten fünf Studenten mit Erfolg in der willkürlichen Erwärmung der Hände und darauf des Hodensacks durch Wärme-Feedback (French et al., 1972). Diese Experimente gingen auf Untersuchungsbefunde zurück, nach denen die Erwärmung des Hodensacks von außen bei bestimmten Tieren und auch beim Menschen zu einer Abnahme der Zahl der Spermien führt. (Die Einlage von Baumwollwatte in den Lendentüchern der Inder und die heißen Bäder in den Geisha-Häusern verraten die Kenntnis dieser Wirkung.) Die Wissenschaftler ließen alle Studenten an fünf aufeinanderfolgenden Tagen an Trainingssitzungen teilnehmen, bei denen sie lernten, die Temperatur des Hodensacks zu erhöhen. Danach lag noch eine ganze Woche lang bei allen fünf Studenten die Zahl der Spermien unter dem Fruchtbarkeitsniveau. Hier ergeben sich offensichtlich Möglichkeiten für eine nicht-pharmazeutische Geburtenkontrolle von seiten des Mannes.

Eine weitere experimentelle Anwendung des klinischen Biofeedback ist die akustische Rückmeldung aus den Eingeweiden. Gastrointestinales Feedback wird angewandt zur Regulierung von chronischem Durchfall oder chronischer Verstopfung, wenn Abführmittel nicht mehr wirken (Stroebel, 1975). Charles Stroebel vom Institute of Living verwendete ein Stethoskop mit Verstärker und stellte fest, daß Patienten lernen können, zwischen einer zu kräftigen und einer zu schwachen Peristaltik im Darmtrakt zu unterscheiden, indem sie aufmerksam auf diese Schwankungen horchen. Durch die Feststellung der Veränderung des hörbaren Signals kann ein Patient lernen, chronische Verstopfung zu überwinden, oder er kann durch die Verlangsamung der Peristaltik Durchfall verhindern. Sobald jemand auf die Aktivität in seinem Darmtrakt aufmerksam wird, kann er lernen, sie zu erhöhen oder zu verringern, um diesem Teil seines Körpers zu gestatten, freier zu funktionieren, und er kann den Streß erkennen, der zu einer Dysfunktion dieser Systeme führte. Jedes dieser Beispiele für experimentelles Biofeedback hat eine unübersehbare Bedeutung für die klinische Praxis und betrifft die Selbstregulierung durch den Patienten. Allen Anwendungsformen gemein ist die Erkenntnis des Stresses und seiner Auswirkungen auf ein höchst spezifisches physiologisches System.

Die Regulierung der Häufigkeit epileptischer Anfälle ist ein weiteres neues Forschungsgebiet. Eingeleitet wurde diese Forschung von M. Berry Sterman vom Veterans Hospital in Sepulveda, Kalifornien. Sterman begann mit Untersuchungen an Katzen und stellte einen unsteten Rhythmus von 12 bis 16 Hz im sensomotorischen Kortex fest, wenn sich die Katzen unbeweglich verhielten. Da diese Frequenz für Unbeweglichkeit charakteristisch ist und die Epilepsie als eine Überbeweglichkeit betrachtet werden kann, könnte die vorsätzliche Induktion dieser Aktivität von 12 bis 16 Hz ein Mittel sein, epileptische Anfälle auszuschalten. Nach dieser Beobachtung schulte Sterman vier an psychomotorischer Epilepsie Leidende darin, diese Hirnstromtätigkeit hervorzubringen, die er den sensomotorischen Rhythmus oder SMR nannte. Ein Biofeedback-Training von sechs bis acht Monaten führte zu einer signifikanten Abnahme der Anfallhäufigkeit (Sterman, 1974 und 1975). Die Schmerzausschaltung ist ebenfalls ein wichtiges medizinisches Problem, bei dessen Lösung Biofeedback eingesetzt wurde. Alpha-Feedback wurde dazu verwendet, bei der Linderung von hartnäckigen postoperativen und Phantomschmerzen zu helfen (Pelletier und Peper, 1977). Eine starke Alpha-Aktivität scheint den Kranken zu helfen, sich gewissermaßen vom Schmerz zu distanzieren und ihn nicht so heftig zu empfinden. Sie fühlen den Schmerz zwar noch, beschreiben ihn aber als dumpf und nicht als stechend oder pochend. Erfolgreiche Experimente dieser Art zeigen die weitreichende Anwendbarkeit des Biofeedback als therapeutisches Instrument.

Zukünftige Anwendungen des Biofeedback könnten von Vagina-Feedback-Systemen zur Kontrolle der Fruchtbarkeit und von Pilzinfektionen bis zur thermographischen Photographie zur Entdeckung von Brustkrebs reichen, die der Betroffenen helfen kann, die Temperatur und die Blutversorgung im Bereich des Karzinoms zu regulieren. Mit thermographischen Geräten können Oberflächentumore als hypothermische (unter der Körpertemperatur liegende) oder blaue Zonen im Gegensatz zu den rötlichen Zonen, die gesundes Gewebe anzeigen, erkannt werden. Da diese Information eindeutig ist und fortlaufend überprüft werden kann, ist sie potentiell ein ausgezeichnetes Biofeedback-Mittel. Wenn eine Patientin die hypothermische Aktivität im Bereich des Karzinoms erhöhen kann, ist es vielleicht möglich, dem Karzinom die Nährstoffe zu entziehen, indem man die Blutzufuhr unterbindet. Andererseits könnte vielleicht gerade eine erhöhte Blutzufuhr in diesem Gebiet die lokale Immunkompetenz erhöhen und das Karzinom auf diese Weise bekämpfen. In jedem Fall bestände die Möglichkeit einer Heilung von Brustkrebs ohne Operation. Viele der hier erwähnten biologischen Sensoren befinden sich zur Zeit noch im experimentellen Stadium und stehen für die klinische Anwendung noch nicht zur Verfügung. Man muß jedoch bedenken, daß der Elektroenzephalograph 1934 entwickelt wurde und erst 1974 eine nennenswerte klinische Anwendung als Biofeedback-Instrument fand. Nun wird es keine vierzig Jahre mehr dauern, denn die raschen Fortschritte der biomedizinischen Technologie werden neue Biofeedback-Instrumente innerhalb weniger Jahre allgemein zugänglich machen. Jede neue Anwendungsform sollte sorgfältig entwickelt und überprüft werden, bevor sie in den klinischen Rahmen aufgenommen wird. Ebensowichtig ist es, daran zu denken, daß alle diese Instrumente letzten Endes die Mitarbeit des Patienten erfordern, und keine noch so hoch entwickelte biomedizinische Technik darf es sich leisten, die Bedürfnisse des einzelnen Patienten außer acht zu lassen.

Holistische Betrachtungen des klinischen Biofeedback

Eines sollte nunmehr offenkundig sein: Je mehr neurophysiologische Funktionen in Richtung eines Zustandes der Integration von Geist und Körper reguliert werden, desto positiver ist das Funktionsniveau eines Menschen. Dieses holistische Ziel erhält immer mehr Unterstützung durch die Literatur, die aus der klinischen Praxis und der Forschung hervorgeht. Untersuchungsergebnisse zeigen, daß psychophysiologische Funktionen nicht notwendigerweise miteinander verbunden sind und daß es einem Menschen möglich ist, sein neurophysiologisches System zu fragmentieren, so daß eine gestörte Wirkungsweise entsteht. Daß der einzelne nicht notwendigerweise weiß, daß das geschieht, unterstützt die Hypothese, daß diese neurophysiologischen Dysfunktionen außerhalb des Bewußtseins auftreten. Im Gegensatz zu einer fragmentierten neurophysiologischen Reaktionsweise steht die Entspannungsreaktion, die bei der Anwendung von klinischem Biofeedback und von Techniken der Meditation vorsätzlich herbeigeführt werden kann. Ein Wissenschaftler an der Harvard University, Herbert Benson, und seine Kollegen beschrieben das Schema der allgemeinen Entspannung als die Spiegelung einer zentral integrierten »Entspannungsreaktion« (Benson, Beary und Carol, 1974). Nach Benson ist diese Entspannungsreaktion ein angeborenes neurophysiologisches Schema, das induziert werden kann, wenn ein Mensch ein einfaches Schema der Aufmerksamkeit und Wahrnehmung reguliert. Den Untersuchungen der genannten Wissenschaftler zufolge kann dieses Schema induziert werden, indem man einen Menschen auffordert, passiv auf seine Atmung zu achten und nach jedem Atemzug das Wort »one« auszusprechen. Diese Modifikation einer Übung der Zen-Meditation führt nachweislich zu einer merklichen Verlangsamung des Stoffwechsels.

Ein anderes Beispiel: Bei Einschlafschwierigkeiten kann ein Mensch körperlich erschöpft und dennoch außerstande sein einzuschlafen, weil in seinem Geist ablenkende Bilder und Gedanken durcheinanderjagen. Es ist interessant festzustellen, daß man dieses Problem nach einem alten Brauch dadurch löst, daß man sich Schafe vorstellt und sie zählt. Das ist eine sehr brauchbare Methode der tiefen Entspannung und Selbstregulierung, deren Wirksamkeit vielleicht daher rührt, daß die verbale Aktivität der linken Großhirnhemisphäre blockiert, während die visuelle Fähigkeit der rechten Hemisphäre aktiviert wird. Das eine, einzige Zentrum der Aufmerksamkeit ist ein wesentlicher Aspekt aller Meditationssysteme.

Holmes und Rahe (1967) zeigten, daß viele Krankheiten durch lang anhaltende oder vorübergehende Stresse und Veränderungen in den beiden vorausgegangenen Jahren ausgelöst werden. Es wird daher hier angenommen, daß ein Mensch durch chronischen Streß verursachte Krankheiten vielleicht verhüten kann, wenn er lernt, sich automatisch von chronischem Druck und von Traumata zu entlasten. Ein anderes Beispiel: Feedback-Training in tiefer Entspannung könnte vor Operationen angewandt werden, da man oft beobachten kann, daß erregte Patienten mehr Anästhesie brauchen als entspannte. Von solchen Neuerungen und Anwendungsmöglichkeiten angeregt, haben viele Biofeedback-Forscher die Hypothese aufgestellt, daß – da sich bei der passiven Meditation Hirnstrombilder mit niedrigen Frequenzen ergeben und da Versuchspersonen lernen können, solche Hirnstrombilder mit Hilfe von Biofeedback zu regulieren –, eine Biofeedback-Regulierung der Hirnstromfrequenzen zu tiefer Entspannung führen wird. Man könnte dies als den Trugschluß des »elektronischen Schnell-Yoga« bezeichnen. Der Hauptirrtum in dieser Logik, die sich auf Untersuchungen über strukturierte Reaktionen bei Biofeedback und Meditation stützt, liegt darin, daß jedes einzelne System von

Biofeedback-Training eher eine *spezifische* Reaktion auslöst als eine allgemeine. Wie schon erwähnt, erhielt man übereinstimmende Berichte über eine subjektive Entspannung, wenn nicht geschulte Versuchspersonen gleichzeitig den Blutdruck und die Herzfrequenz senkten. Eine Senkung einer dieser Funktionen allein brachte nicht das gleiche subjektive Phänomen hervor. Als andere Versuchspersonen okzipitale Alpha-Aktivität und Herzfrequenz regulierten, berichteten sie, daß eine niedrige Herzfrequenz zusammen mit Alphawellen sehr entspannend sei. Wo dieses gemeinsame Schema nicht vorhanden war, entstand auch nicht der Zustand subjektiver Entspannung. Aus den Untersuchungen geht offenbar hervor, daß tiefe neurophysiologische Entspannung nicht einfach geringe Muskelaktivität, niedrige Herzfrequenz, okzipitale Alphawellen oder langsame Atmung ist, sondern eher eine integrierte Kombination all dieser Funktionen. Laborexperimente haben gezeigt, daß die Regulierung von kombinierten Reaktionsmustern neurophysiologische und psychologische Wirkungen haben kann, die anders sind als die bei der Selbstregulierung einzelner Funktionen beobachteten. Während der Perioden der Trennung oder Fragmentierung der Funktionssysteme entwickelt ein Individuum mit größerer Wahrscheinlichkeit eine psychosomatische Krankheit, während eine integrierte Psychophysiologie der Erhaltung der Gesundheit förderlich ist.

Durch die Anwendung eines umfassenden diagnostischen Systems beim Biofeedback sollte es möglich sein, verschiedene Formen von psychosomatischen Fragmentierungen infolge von Streß zu klassifizieren. Der Streß umfaßt verschiedene psychologische, kognitive und somatische Komponenten. Angesichts dieser komplexen Natur des Stresses müssen dysfunktionelle Niveaus durch eine generalisierte Entspannung und dazu eine spezifische Regulierung des besonderen Systems behandelt werden, in dem sich der Streß am deutlichsten ausdrückt. Da es möglich sein kann, je nach der kognitiven, psychosozialen und somatischen Komponente verschiedene Arten von Streß zu identifizieren, kann die klinische Behandlung eine objektive Basis erhalten (Pelletier, 1974). Sobald ein fragmentiertes, dysfunktionelles Schema identifiziert wurde, kann das wirksamste Entspannungsverfahren von dem spezifischen Typ von Streß abhängen, den die betreffende Person im Augenblick durchmacht. Es ist ohne weiteres möglich, daß jemand ein hohes Niveau psychologischer Angst, aber ein vergleichsweise niedriges Niveau von physiologischem oder körperlichem Streß hat. Solche Spaltungen von Geist und Körper stehen in einem polaren Gegensatz zu dem von Elmer E. Green beschriebenen und bereits erwähnten integrierten Funktionsniveau. Durch die Verwendung immer höher entwickelter Instrumente im klinischen Rahmen können diese Spaltungen entdeckt werden, und es können Verfahren der Selbstregulierung entwickelt werden, um die Integration herzustellen. Man stelle sich einen Patienten vor, der sich körperlich sehr gespannt und ängstlich fühlt, aber keine besondere psychische Ursache für seine Angst erlebt. Die richtigen Entspannungs-Strategien für diesen Patienten könnten Gartenarbeit, Dauerläufe oder andere Formen der körperlichen Betätigung sein, die dazu beitragen, die körperliche Spannung abzuleiten und ein Gefühl der Entspannung herbeizuführen.

Im Idealfall wird die Biofeedback-Therapie die intuitiven Methoden maximieren, nach denen die Patienten Streßerleichterung betreiben. Wenn ich mit Patienten zu arbeiten beginne, beobachte ich sie oft, wie sie versuchen, einen bestimmten psychophysiologischen Prozeß selbst zu regulieren. Manche Patienten fangen damit an, daß sie anders atmen, einige ändern ihre Körperhaltung oder beugen bestimmte Muskeln; andere gehen spontan zur Vergegenwärtigung über oder achten auf eine rhythmische biologische Funktion wie den Herzschlag oder die Atmung. Jedes dieser Verfahren deutet eine intuitive Ausrichtung der Patienten an. Die Instrumente könnten dann so eingesetzt werden, daß sie ihnen Informationen darüber liefern, wie sie diese natürliche Prädisposition am besten entwickeln können. Für Patienten, die versuchen psychisch ruhig zu werden, ist der EEG nützlich, während der Elektromyograph vielleicht für alle jene geeigneter ist, die Streßerleichterung durch Haltungsänderungen und Muskelbewegungen suchen. Jeder Patient arbeitet auf seine eigene Weise auf dieses Ziel hin, und die spezifische Methode ist sein persönliches Mittel, einen integrierten Zustand zu erreichen. So einfach wie möglich ausgedrückt, liegt der holistischen Betrachtungsweise des klinischen Biofeedback der Gedanke zugrunde, daß sich der ganze Mensch von der Summe seiner Teile qualitativ unterscheiden kann und dennoch von der Organisation dieser Teile abhängt, um seinen eigenen Zustand der psychosomatischen Integration zu erreichen.

Als es noch keine psychophysiologischen Meßinstrumente gab, mußten sich die Ärzte ganz auf ihre Intuition und die subjektiven Berichte der Patienten verlassen, um die Wechselwirkung zwischen Geist und Körper einzuschätzen. Nun wird es möglich, diese Verhältnisse objektiver zu beurteilen und genauere Schlüsse hinsichtlich der Beziehung zwischen subjektiven Vorstellungen, Phantasien und Vergegenwärtigungen und ihren neurophysiologi-

schen Begleiterscheinungen zu ziehen. Das Bewußtwerden von subtilen Bildern und Empfindungen ist keine nötige Voraussetzung für die autonome Kontrolle, aber eine solche Erkenntnis beschleunigt den Prozeß.
Eine neue Methode der Synthese von Biofeedback und Verfahren der tiefen Entspannung wurde von Thomas Budzynski und Johann Stoyva (Budzynski, Stoyva und Adler, 1970) vom University of Colorado Medical Center erprobt. Sie kombiniert drei Systeme: 1. Jacobsons progressive Entspannung. 2. Autogenes Training. 3. Biofeedback unter besonderer Verwendung des EMG. Diese Kombination wurde bisher hauptsächlich bei der Behandlung von Krankheiten und Störungen wie Bronchialasthma, Einschlafschwierigkeiten, Migränekopfschmerz, Angina pectoris und Magengeschwüren angewandt. In der Praxis gehen Budzynski und Stoyva die ersten sechs Stufen des Autogenen Trainings als Vorspiel zur Therapie durch. Nach dem Stadium der tiefen Entspannung wenden sie Verfahren der Verhaltensmodifikation und systematischen Desensibilisierung als ihre häufigste therapeutische Technik an. Die tiefe Entspannung ist ein wesentliches Element der systematischen Desensibilisierung, bei der zuerst eine Rangordnung von Szenen von zunehmend angsterregender Qualität hergestellt wird, die sich auf einen ausführlichen Bericht des Patienten über seine phobischen Erlebnisse stützt (Wolpe 1958). Das entscheidend Neue an dem System von Budzynski und Stoyva ist, daß der Patient seine Angstniveaus durch EMG-Rückmeldungen selbst überwacht, und wesentlich ist vor allem das Verständnis und die Integration des Phantasiematerials und nicht so sehr seine Handhabung als Mittel, unerwünschte Verhaltensmuster zu löschen. Bei einer solchen Betrachtungsweise wird die innere Welt des Patienten mit Respekt als bedeutungsvoll gesehen – als eine tiefe Quelle von Informationen in bezug auf den therapeutischen Prozeß. Subjektive Berichte werden als Hinweise auf die Einsicht und die Kreativität betrachtet, und nicht als eine weitere Gelegenheit für den Arzt, seine Tüchtigkeit im Kategorisieren zu beweisen.
Subjektive Berichte über Vergegenwärtigungserlebnisse und Phantasien während des Biofeedback haben eine auffällige Ähnlichkeit mit denen von Meditierenden, die gelernt haben, ihre inneren Zustände mit ruhiger Distanziertheit und einer Art von aktiver Passivität zu betrachten. Biofeedback und Vergegenwärtigungstechniken bieten die Möglichkeit, einen Meditationszustand zu induzieren und dazu noch Inhalte zu deuten, die während solcher Zustände entstehen. Durch die Sprache der Bilder, Phan-

tasien und Empfindungen können die bewußt/unbewußten, willkürlich/autonomen Prozesse eines Menschen harmonisch integriert werden, um widersprüchliche oder mißdeutete Reize zu verringern, die Streß auslösen. Die Biofeedback-Instrumente bieten die Möglichkeit, tiefe Entspannung zu induzieren und diese Zustände mit einer bisher nie erreichten Genauigkeit zu sondieren. Sobald ein Mensch in den meditativen Zustand eingetreten ist, kann er seine Phantasien und Gedanken mit einem gewissen Maß von Objektivität und Distanziertheit betrachten und beurteilen. Ein solcher Zustand ist eindeutig eine Vorbedingung für das Selbstverständnis und eine Grundlage für konstruktive Verhaltensänderungen. Wenn jemand eine solche Disziplin regelmäßig betreibt, kann er lernen, seine fundamentalen psychologischen und physiologischen Reaktionen auf persönliche, soziale und umweltbedingte Reize zu erkennen und sich entsprechend zu verhalten. Selbstverständlich werden diese Ideale von niemandem ohne große Anstrengungen erreicht, aber das vermindert nicht ihren Wert als erstrebenswerte Ziele.

In diesem Kapitel wurden vor allem die philosophischen und pragmatischen Fragen hinsichtlich der klinischen Anwendung des Biofeedback behandelt. Ein Punkt, der besondere Beachtung verdient, ist, daß diese klinischen Anwendungen sehr oft von tiefgehenden Änderungen in den Wahrnehmungen des einzelnen in bezug auf sich selbst und andere begleitet werden. Obwohl Biofeedback als Mittel zur Erlernung der »Kontrolle« gedacht ist, zeigt seine Komplexität, daß diese grob vereinfachte Formulierung nicht ausreicht. In der Praxis lernt der Mensch, das Auftreten innerer Phänomene zu »erlauben«, und er hört auf, in der Art der aktiven Manipulation zu handeln. Während des Feedback-Lernens oder der Wiederholung des durch Feedback erlernten Zustandes zu Hause sitzt er still und tut nichts anderes als das. Im Laufe einer Meditationsübung eigenen Stils beschäftigt er sich einfach mit sich selbst, wobei er Gedanken und Emotionen weder absichtlich herbeiholt noch unterdrückt. Nachdem er einen bestimmten Zustand physiologischer Entspannung erreicht hat, ist er in die spontane Meditation eingetreten. Durch das Biofeedback-Lernen und die Heimübungen wie die selbstheilenden Vergegenwärtigungen und die Beobachtung des Atems ohne den Versuch einer Beeinflussung erlebt er den Begriff des passiven Wollens, und er tut den Schritt vom bloßen Glauben an diesen Begriff zur Erkenntnis seiner Realität. Mit diesen Erfahrungen wird er sich des reichen Potentials der Ruhe bewußt und sucht dann oft zusätzliche Führung für seine innere Entwicklung.

Die Selbstheilung durch Biofeedback bringt unvermeidlich einen Prozeß psychologischer Entwicklung mit sich, und sie kann tiefe Erlebnisse veränderter Bewußtseinszustände auslösen, deren Wirkung auf die Erleichterung vieler Störungen nicht unterschätzt werden sollte. Sie bewirken nicht nur eine merkliche Veränderung der Persönlichkeit, sondern finden auch praktische Anwendungen in der holistischen Therapie. Allzuoft werden solche veränderten Zustände als lediglich interessante Phänomene mit wenigen objektiven Bestätigungen oder bedeutenden Folgerungen ignoriert oder abgetan. Empfindungen wie Schweben, Sichdrehen oder Sinken und die Vergrößerung der Glieder können auch als bedrohlich wahrgenommen werden, aber die Patienten können solche Empfindungen unterbrechen, indem sie die Muskeln spannen oder ihre Alphawellen nach dem Ausatmen blockieren. Möglicherweise lösen solche als bedrohlich wahrgenommenen Empfindungen ein Wiedererleben traumatischer Ereignisse in der Vergangenheit aus, bei denen das Bewußtsein im Körper gewaltsam verändert wurde, beispielsweise durch einen Sturz mit dem Fahrrad oder Prügel in der Kindheit, oder wenn jemand beinahe ertrunken war oder eine Inhalationsnarkose bekommen hatte (Luthe, 1969). Die Angst vor solchen Empfindungen kann so groß sein, daß sie ein Mensch in dem Augenblick, in dem sie ihm bewußt werden, vermeidet, indem er seine Spannung erhöht. Durch die freundliche Haltung und Zusprache des Therapeuten kann es sich der Patient jedoch erlauben, diese Empfindungen durchzumachen und buchstäblich zu erleben, daß es nichts zu fürchten gibt als die Furcht selbst. Oft erkennt der Patient, daß der freigesetzte Schmerz und die seltsamen körperlichen Empfindungen nicht automatisch dazu führen, daß man vergangene traumatische Ereignisse wiedererlebt. Während der folgenden tiefen Entspannung kann er ein einigendes Gefühl erleben, bei dem er mit dem Raum, dem Stuhl, der Lampe oder dem Therapeuten verschmilzt. Dieser Prozeß der Freisetzung scheint dem tiefen Erlebnis des Einswerdens in der Meditation ähnlich zu sein, das entsteht, wenn sich das Bewußtsein über seine üblichen Grenzen und Funktionsweisen hinaus ausdehnt. Durch klinisches Biofeedback in Verbindung mit Meditation oder Psychotherapie können solche Erlebnisse von unschätzbarer Bedeutung für die Korrektur, die Erhaltung und die Förderung der psychischen und physischen Gesundheit sein.

Die wesentlichen zukünftigen Richtungen des klinischen Biofeedback werden nicht zur wahllosen Verwendung biomedizinischer

Instrumente führen, sondern zu immer sensibleren holistischen Anpassungen für jedes Individuum. So werden die Grenzen nicht nur durch die gegenwärtige Technologie erweitert werden, sondern auch durch die Kreativität der Therapeuten bei der Gestaltung einer klinischen Praxis, in der die Würde, die Selbstregulierung und das Wachstum des Patienten gefördert und entwickelt werden.

Fünfter Teil
Schlußwort

9
Auf dem Wege zu einer holistischen Medizin

Holistische Methoden dienen nicht nur der Verhütung von Streßkrankheiten, sondern sie eröffnen auch eine ganze Reihe neuer Möglichkeiten für den einzelnen. Wenn die Menschen aufhören, unter Bedingungen extremen Stresses zu leben, die sie an den Rand der physischen und psychischen Krankheit treiben, können sie ihr Leben neu gestalten, und die Zeit und Energie, die sie sonst opfern müßten, um die Krankheit zu bekämpfen, darauf verwenden, sich ein möglichst erfülltes Leben zu schaffen. Diese fundamentale Neuorientierung des Lebensstils und der persönlichen Anschauungen ist das größere Ganze, von dem Streßerleichterung und die Verhütung von Krankheiten nur Teilaspekte sind.
Eine tiefe Veränderung vollzieht sich heute in bezug auf das menschliche Bewußtsein. Zerrüttung und Umwälzungen finden auf planetarer Ebene statt als Vorläufer einer Verwandlung unserer fundamentalsten Anschauungen. Wenn das *Tibetische Totenbuch* als Paperback in den meisten Buchhandlungen zu haben ist und Carlos Castanedas *Tales of Power* von unzähligen Menschen gelesen wird, bricht ein neues Zeitalter an. Fragen werden gestellt, die das eigentliche Wesen der Wirklichkeit, von der Quantenphysik bis zur neuen Wissenschaft vom Bewußtsein betreffen. Die Menschen suchen ein tiefes Verständnis ihrer selbst und ihres Universums und sind nicht mehr zufrieden mit der materiellen Sättigung und dem Erfolg im herkömmlichen Sinne. Anzeichen dieser Verwandlung sind deutlich zu sehen in dem Wiedererwachen humanistischer Interessen inmitten des Überhandnehmens der industriellen und biomedizinischen Technologie. Die Fortschritte in den materiellen Wissenschaften und in der

Technologie haben das versprochene Allheilmittel nicht bringen können. Vor uns liegt nun die Aufgabe, die hohe technologische Entwicklung mit humanistischen Werten und einer verbesserten Lebensqualität zu vereinen.

Im Mittelpunkt dieses Prozesses steht eine wirksame holistische Handhabung der Gesundheitsfürsorge, und eine holistische Betrachtungsweise der Gesundheit reicht von den Anliegen jedes einzelnen, der ein sinnvolles Leben sucht, über die Probleme der Ärzte und Planer in den Regierungsämtern bis zu den philosophischen Fragen, die unserer Auffassung von der Wirklichkeit zugrunde liegen. Auf jeder Ebene der Analyse gibt es mehr ungelöste Fragen als Antworten, aber auch deutliche Hinweise auf neue Richtungen. Der einzelne erkennt in zunehmendem Maße, daß die Gesundheitsvorsorge eine Angelegenheit der individuellen Verantwortung ist. Ein Teil dieser Verantwortung besteht darin, daß der einzelne lernt, sowohl die Möglichkeiten als auch die Beschränkungen der Medizin zu erkennen (Illich, 1976). Die Medizin umfaßt der gesetzlichen Definition nach die Diagnose und Behandlung von Krankheiten. Das ist aber nur ein Aspekt der Gesundheit. Der einzelne muß auch die Verantwortung übernehmen, sich selbst in bezug auf Ernährung und körperliche Bewegung ebenso wie auf sein emotionales und geistiges Wohlbefinden zu erziehen. Viele Menschen suchen Hilfe erst in kritischen Augenblicken, wenn vorbeugende Maßnahmen nicht mehr ausreichen. Es gibt keine Möglichkeit, einen Menschen dazu zu überreden oder zu zwingen, die nötigen Informationen zu suchen oder seinen Lebensstil zu ändern. Nach dem alten chinesischen Philosophen Lao-tse »beginnt eine Reise von tausend Meilen mit einem Schritt«, und dieser erste Schritt, die anfängliche Verpflichtung, ist eine notwendige Voraussetzung für individuelles Wachstum und individuelle Veränderung.

Jedes der im vierten Teil beschriebenen Meditationssysteme ist ein Mittel, mit der persönlichen Suche zu beginnen. In ihrer scheinbaren Einfachheit liegt eine allgemeine Suche nach tieferen Bedeutungen im täglichen Leben. Ein Mensch, der jeden Augenblick so deutlich und voll wie möglich erlebt, weiß, welcher Schritt der nächste auf seinem Lebensweg sein oder in welche Richtung dieser führen wird. Imstande zu sein, die Ungewißheit zu ertragen, die sich daraus ergibt, daß man nicht ein ganzes Leben programmiert oder einem vorgefaßten Schema folgt, und offen zu sein für Erneuerung und Einsicht – das ist die wesentliche Aufgabe.

Im Lichte dieser tiefen Verwandlung des menschlichen Bewußtseins sollte klar sein, daß die Meditation mehr ist als nur eine

Technik der Streßerleichterung. Sie ist im Grunde ein Mittel, sich auf das eigene Ich ebenso wie auf die psychosoziale und biologische Umwelt besser abzustimmen. Die Meditation läßt uns die Tatsache bewußt werden, daß das Leben nicht ein unaufhörliches Roulett ist, bei dem der Gewinn des einen des anderen Verlust ist. In einem erleuchteten Dasein werden die Leiden der Zivilisation vielleicht keine Heimsuchung mehr sein. Die Freiheit von der Furcht vor Tuberkulose, Kinderlähmung, Typhus und ähnlichen Krankheiten hat einen tiefen sozialen Einfluß ausgeübt. Die Erleichterung oder Verhütung der derzeitigen Zivilisationskrankheiten, die ihre Wurzel in unserer ganzen psychosozialen Grundstruktur haben, wird vielleicht einen noch höheren Grad von Erneuerung mit sich bringen. Die Leiden unserer Zivilisation sind Symptome eines ganzen kulturellen Lebensstils, der in zunehmendem Maße krankhaft geworden ist. Das neue Gefühl der Verantwortlichkeit erweitert sich zu der Erkenntnis, daß man selbst wählen kann, ob man sich der brutalisierenden Wirkung der Abendnachrichten aussetzen will oder der monotonen Routine eines Berufs, der längst nur noch in finanzieller Hinsicht lohnend ist, oder der unzumutbar restriktiven Kritik eines Partners oder einer Gruppe von Gleichgestellten. Im Jahre 1890 raffte sich William James aus einer langen Depression durch die Erkenntnis auf, daß er die unendlich kleine, aber allmächtige Freiheit besaß, zwischen einem Gedanken und einem anderen zu wählen. Wenn diese individuelle Freiheit als unabhängig von allen äußeren Umständen erlebt wird, verblaßt das Gespenst der Beengtheit, der Kritik, der neurotischen Angst, ja des Todes selbst sehr rasch.

Neuerungen auf dem Gebiete der medizinischen Wissenschaft stehen nicht im Gegensatz zu solchen humanistischen Werten. Holistische oder humanistische Methoden der Medizin führten zu Neuerungen wie sensibleren Arten der Geburtshilfe, der Berücksichtigung von Umweltfaktoren bei der Heilung und in jüngster Zeit zu Versuchen, den Willen des Patienten in den Heilungsprozeß mit einzubeziehen. Die Neuerungen bei der Entbindung sind ein ausgezeichnetes Beispiel. Der französische Geburtshelfer Frederick Leboyer machte sich Gedanken über die extreme Mechanisierung der Entbindung mit ihren harten Geräuschen, ihren grellen Lichtern, dem angsterregenden Baumeln mit dem Kopf nach unten, dem kräftigen Schlag und der sofortigen Durchtrennung der Nabelschnur. Die Effizienz wird durch solche Verfahren sicherlich erhöht, aber man nimmt keine Rücksicht auf die Empfindsamkeit des Neugeborenen. In *Birth Without Violence* (Geburt ohne Gewalt), 1975, schlägt Leboyer einfache, aber revolutionierende Alternativen zu den traditionellen Entbindungsmethoden vor. Das Kind kommt in einem ruhigen Raum bei gedämpftem Licht zur Welt. Es wird augenblicklich auf den warmen Leib der Mutter gelegt, bevor die Nabelschnur durchschnitten wird. Eine sanfte Massage und das Eintauchen des Kindes in lauwarmes Wasser dienen dazu, den Schock des Übergangs von der Periode im Mutterleib zu den ersten eigenen Atemzügen des Kindes zu mildern. Eine hochentwickelte Technologie wird so nicht aufgegeben, sondern in die richtige Perspektive gebracht, und die zentrale Rolle des neuen in die Welt eingeführten Individuums wird wiederhergestellt. Das beredsamste Zeugnis zugunsten dieses humanistischen »Übergangsritus« ist das glückliche Lächeln der Kinder, die auf diese Weise zur Welt kommen. An die Stelle der Erinnerungen an die qualverzerrten Gesichter von Kindern, die nur wenige Augenblicke alt sind, ist die Vision eines potentiell ekstatischen Erlebnisses für Mutter und Kind getreten. Das ist ein Beispiel für unsere unbegrenzten Möglichkeiten, die Lebensqualität zu verbessern.

Man könnte viele solche Konzepte als unwissenschaftlich, prophetisch oder undurchführbar ablehnen, wenn nicht die Tatsache gegeben wäre, daß sie empirisch überprüfbar sind. Es ist ein fundamentaler Aspekt der auf die Behandlung von Patienten angewandten wissenschaftlichen Methode, daß der Mensch in einem Anfangsstadium beurteilt wird; dann wird an diesem Patienten eine Behandlung vorgenommen, und dieselben anfänglichen Variablen werden noch einmal überprüft, um festzustellen, ob die Behandlung eine Wirkung auf das gewünschte System gehabt hat. Diese Methode kann in ihrer fundamentalsten Form ebenso auf neue Verfahren der Krankenbehandlung angewandt werden wie auf die Erforschung höherer Bewußtseinszustände. Viele dieser Fragen werden klar und deutlich in einem Artikel von Walter O. Spitzer, Alvan R. Feinstein und David L. Sackett behandelt, der unter dem Titel »What is a health care trial?« (hier dem Sinne nach: Was ist eine Krankheits-Behandlung?) im *Journal of the American Medical Association* erschien. Diese Ärzte unterscheiden zwischen zwei Verfahren. Die »Krankheitsbehandlung« ist eines, bei dem die hauptsächlichen ärztlichen Interventionen streng medizinische Aspekte der Behandlung wie Operationen, Diagnose und andere traditionelle medizinische Faktoren betreffen. Als Alternative schlagen sie den Ausdruck »Patienten-Behandlung« vor, bei der die ganze Lebensgeschichte des Patienten zum Mittelpunkt des Behandlungssystems wird. Bei dieser Methode werden die üblichen Variablen in Betracht gezogen, aber auch Elemente wie Psychologie, Soziologie und persönlichere Daten des Patienten berücksichtigt. Die Autoren veranschaulichen den Unterschied anhand von zwei Reihen gut durchdachter und ausgeführter Studien bezüglich der Wirkung der Tonsillektomie (der Ausschälung der Gaumenmandeln) und der Adenotomie (operativen Entfernung von Polypen) bei Kindern. Bei beiden Studien war die Grundbehandlung die gleiche: die operative Entfernung der Mandeln bzw. der Polypen. Bei dem traditionellen therapeutischen Verfahren waren die hauptsächlichen Variablen, die in der einen Studie bewertet wurden, die Änderung des Gewichts, die Häufigkeit von Halsentzündungen, Mandelentzündungen, Erkältungen und mehrere andere Faktoren. (Mawson, Adlington und Evans, 1967). Im Gegensatz dazu stand das Verfahren der Patienten-Behandlung, bei dem die Bewertung alle diese Variablen berücksichtigte, dazu aber auch psychologische und soziologische Daten wie die Inanspruchnahme ärztlicher Hilfe und die Tage der Bettlägerigkeit und des Fernbleibens von der Schule. Im wesentlichen kommt es bei dieser Behandlungsweise darauf an, wie gut es dem Patienten geht, und nicht, wie elegant die Operation ausgeführt wurde. Die Qualität des Lebens des Patienten nach dem operativen Eingriff wird wieder in den Vordergrund gestellt. Beispiele für andere Daten, die in ein Verfahren der Patienten-Behandlung aufgenommen werden könnten, betreffen Variablen wie die Fähigkeit, nach einem Herzanfall die Arbeit wiederaufzunehmen, die Kosten des Krankenhausaufenthalts und die Unfähigkeit, den Beruf auszuüben. Die Wissenschaftler beenden ihren Artikel über Behandlungsverfahren mit der Feststellung:

»Die Auslassung sozialer und persönlicher Daten hat die Auswertung vieler therapeutischer Verfahren in der klinischen Praxis erschwert. So wird, zum Beispiel, bei Untersuchungen von pharmazeutischen Präparaten gegen Erkrankungen der Herzkranzgefäße die therapeutische Leistung oft als Änderung der Häufigkeit von Angina-pectoris-Anfällen oder der zusätzlichen Verwendung von Nitroglyzerin angegeben. Ein praktizierender Arzt hätte aber vielleicht gerne Informationen – und findet sie gewöhnlich nicht – über die Fähigkeit zur Berufsausübung, die physischen Funktionen und das allgemeine Wohlbefinden des behandelten Patienten. Im Falle der Chemotherapie bei fortgeschrittenem Krebs wird gewöhnlich die verbleibende Lebensspanne und die Größe des Tumors betont. Die physischen und emotionalen Zustände des Patienten werden selten beschrieben, und was kaum, wenn überhaupt jemals, beurteilt wird, ist die Art, in der die Familie des Patienten im Hinblick auf Energie, Kosten und Gemütsverfassung betroffen ist. Kostspielige oder gewagte neue Formen der Chirurgie oder Radiotherapie werden oft bei Behandlungsverfahren getestet, die gesund in ihrer wissenschaftlichen Logik, aber manchmal entpersönlicht sind durch die Beschränkung ihrer wissenschaftlichen Daten.«

Aus den Arbeiten von Spitzer und anderen auf dem Gebiet der Verhütung und Behandlung von Krankheiten geht hervor, daß der Einschätzung der Gefahren therapeutischer Methoden, der Kosten und des Nutzens der Therapie mehr Aufmerksamkeit zugewandt werden muß, bevor irgendeine Methode entweder der Verhütung oder der Behandlung von Krankheiten beurteilt werden kann. Spitzer und seine Kollegen schreiben: »Viele Hypothesen über zelluläre, intrazelluläre und molekulare Phänomene können in der abgeschlossenen Welt des Laboratoriums wissenschaftlich getestet werden und brauchen keine Beziehung zur menschlichen Wirklichkeit zu haben. Hypothesen über die Behandlung von Menschen dagegen können nicht vollständig wissenschaftlich untersucht werden, wenn der Vergleich der therapeutischen Wirksamkeit nicht die Gesamtwirkung auf die Behandlung von Menschen einschließt.« Die moderne medizinische Technologie hat große Fortschritte in wissenschaftlicher Hinsicht und in bezug auf neue Therapien gebracht, aber sie hat auch ebenso große Probleme geschaffen, wenn die Medizin in zunehmendem Maße entmenschlicht wird. Wenn aber der Rahmen der wissenschaftlichen Beweisführung erweitert wird, so daß er psychologische und soziologische Betrachtungen mit einschließt, könnte es möglich sein, das therapeutische Gleichgewicht wiederherzustellen, das den Bedürfnissen sowohl der Wissenschaft als auch der Gesellschaft dient. Methoden der vorbeugenden Behandlung brauchen nicht unwissenschaftlich oder unüberprüfbar zu sein, nur weil sie sich auch mit der menschlichen Natur befassen.

Neben den psychosomatischen Streßfaktoren und den meditativen Techniken der Streßerleichterung, die in diesem Buch erörtert wurden, gibt es noch viele andere Variablen, die in einem Programm der vorbeugenden Medizin zu beachten wären. Dazu gehören körperliche Bewegung, Ernährung, genug Schlaf und als Wichtigstes von allem eine Lebensphilosophie, in der der einzelne jeden Tag aktiv und produktiv bleibt und sich in seinen schöpferischen Fähigkeiten nicht beengt fühlt. Die Notwendigkeit größerer körperlicher Bewegung ist überall um uns her offenkundig. Nach neueren Untersuchungen des Psychologen Richard Driscoll steht fest, daß physische Aktivität die Fähigkeit eines Menschen, Streß zu reduzieren, erhöht (Driscoll, 1975). Bei seinen Experimenten wandte Driscoll eine Streßbehandlung von 40 Minuten und eine Kombination von körperlicher Anstrengung und positiven geistigen Vorstellungen an, um die Wirkung auf die Erleichterung von Angst zu bestimmen. In dieser sorgfältig kontrollierten Studie testete er Studenten mit großen Angstzuständen unter sechs verschiedenen Bedingungen. Unter anderem wurde an einer Gruppe die übliche Desensibilisierung vorgenommen, eine zweite Gruppe erhielt eine Behandlung in Form von körperlicher Anstrengung und geistigen Vorstellungen, und eine Kontrollgruppe wurde nicht behandelt. Nachdem man allen eine Reihe von streßauslösenden Szenen vorgeführt hatte, war die Gruppe, der es am wirksamsten gelang, ihre Angst zu reduzieren, diejenige, die eine körperliche Anstrengung durch Laufen auf der Stelle und dazu die positive geistige Vorstellung, ganz ruhig und gefaßt zu sein, durchgemacht hatte. Nach Driscolls Befunden erleichterte die Kombination von positiven Vorstellungen und körperlicher Anstrengung Angst am besten, wobei zwei Gruppen mit positiven Vorstellungen die Angst wirksamer reduzierten als die entsprechende Gruppe ohne positive Vorstellungen. Nach Driscoll war der kritische Faktor in seiner Studie nicht die Erhöhung oder Verringerung des Stresses während der angsterregenden Szene, sondern die Sicherstellung, daß unmittelbar darauf positive Vorstellungen folgten. Dieses Experiment ist eine verhaltensmäßige Bestätigung des neurophysiologischen Untersuchungsergebnisses, daß Streßerleichterung nicht die Reduzierung der Reaktivität eines Individuums bedeutet, sondern einfach die Tatsache, daß man ihm die Möglichkeit gibt, sich von einem streßhaften Ereignis zu erholen.

Eine umfassende Diskussion von körperlicher Bewegung und Ernährung würde Bände füllen. Grundlegende Ratschläge bezüglich der Ernährung können einfach so zusammengefaßt werden, daß man möglichst viel Nahrung, die reich an wichtigen Vitaminen und Mineralstoffen ist, zu sich nehmen und die Menge der überflüssigen, stark kohlenhydrathaltigen Nahrung verringern soll. Ein Programm körperlicher Übung als Ergänzung zu dieser Umstellung der Ernährung braucht nicht besonders streng zu sein, ja es ist sogar besser, wenn man zwei oder drei Stunden pro Woche mit einer Tätigkeit verbringt, die einem Freude macht. Solche einfachen Empfehlungen werden oft ignoriert. Untersuchungen haben gezeigt, daß viele Menschen mit weniger als 2000 Kalorien pro Tag auskommen. Eine Ernährung, die reich an Fetten, Kohlenhydraten, Süßspeisen, kleinen Imbissen, Getränken, Keksen und einer ganzen Reihe von modernen Fertiggerichten ist, liefert sicherlich mehr als 2000 Kalorien täglich, aber nicht die wichtigen Elemente. Bei den meisten heutigen Eßgewohnheiten ist es nötig, mehr als 2000 Kalorien zu sich zu nehmen, um den Bedarf des Körpers an Vitaminen, Mineralstoffen und Protein zu decken. Da in der derzeitigen Ernährung Nahrungsmittel mit einem geringen Gehalt an diesen lebenswichtigen Stoffen vorherrschen, nimmt die Gefahr einer Mangelernährung und von psychosomatischen Krankheiten zu. Es gibt heute in der Gesellschaft allerdings schon ein erhöhtes Bewußtsein in bezug auf körperliche Bewegung, Ernährung und ihre Wechselwirkung. Jogging ist bereits etwas Alltägliches geworden, und immer häufiger findet man Märkte mit biologischer Nahrung. Das alles genügt für sich selbst noch nicht, aber es zeigt vielversprechende neue Bemühungen auf dem Gebiet der vorbeugenden Gesundheitsvorsorge, bei der jeder für sich die entsprechenden Mittel für die Erhaltung der Gesundheit wählen muß.

Mit diesen Fragen befaßt sich ein 1975 erschienener Bericht des Department of Health, Education and Welfare mit dem Titel *Forward Plan of Health*. Er bewertet die Faktoren der individuellen Verhaltensmodifikation und der Änderung individueller Lebensstile als eine Möglichkeit, Krankheiten zu verhüten und die Volksgesundheit zu bessern. Betont wird in diesem ausführlichen Bericht vor allem die besondere Herausstellung des Begriffs des »Gesundheitsverhaltens«, der bei den Fachleuten immer größere Beachtung findet. Die Autoren betonen, daß viele wichtige Gesundheitsprobleme eher sozialer, ökonomischer und psychologischer als rein organischer Natur sind. Der Report diskutiert Fragen wie Rauchen, Trinken, Überernährung und Fahrlässigkeit am Steuer ebenso wie andere Gesundheitsprobleme. Der Psychologe Steven Weiss, der Leiter der Schulungsabteilung am National Heart and Lung Institute, wirft eine weitere wichtige Frage auf. Im wesentlichen befaßt er sich damit, welche Strategien angewandt werden können, um das allgemeine Gesundheitsbewußtsein zu heben, ohne ein Volk von Hypochondern heranzuzüchten, und bis zu welchem Grade nichtmedizinische Mittel der Erhaltung der Gesundheit in den Vordergrund gestellt werden sollen. In dem ganzen projektiven Plan für die Zukunft der Gesundheitsfürsorge werden immer wieder die psychosomatischen Faktoren der Gesundheit und die Wiederherstellung der individuellen Initiative bei der Erhaltung der Gesundheit hervorgehoben. Ein weiteres interessantes Problem schnitt Weiss an mit der Frage: »Bis zu welchem Grade schaffen die Fachleute der Gesundheitsfürsorge eine Atmosphäre der Abhängigkeit, die die persönliche Verantwortung negiert?« (*Behavior Today*, 6. Oktober 1975). Die Erörterung solcher Fragen ist eine notwendige Voraussetzung für den Aufbau eines Systems der vorbeugenden Medizin, und solche Untersuchungen bringen fundamentale philosophische Anliegen ebenso zur Sprache wie praktische Fragen in bezug auf die Verteilung von Geldmitteln für zukünftige Systeme der Gesundheitsfürsorge.

Ein anderer neuerer Bericht, der sich mit solchen Problemen befaßt, erschien am 26. September 1975 unter dem Titel »Preventive Medicine: Legislation Calls für Health Education« (»Vorbeugende Medizin: Gesetzgebung verlangt Gesundheitserziehung«) in *Science*. Der Artikel wird mit der Feststellung eingeleitet: »Es scheint, daß die therapeutische Medizin, so wichtig sie ist, einen Punkt erreicht haben könnte, an dem sie immer weniger einbringt. Die 12 bis 15 Prozent, um die wir jedes Jahr unsere 100-Milliarden-Ausgaben für die Gesundheitsfürsorge erhöhen – auch die Anteile, die nicht durch die Inflation verursacht wurden –, rentieren sich offensichtlich kaum noch.« Zu diesem Schluß gelangte die Projektgruppe für Gesundheitserziehung der National Conference on Preventive Medicine im Juni 1975. Düstere Voraussagen wie diese würden nur die gegenwärtigen schwierigen Umstände noch trostloser erscheinen lassen, wenn nicht einige vielversprechende Alternativen in Sicht wären. Die vorbeugende Gesundheitsfürsorge ist nicht nur eine Notwendigkeit, sondern eine erreichbare Wirklichkeit. Die Wirksamkeit vorbeugender Programme wurde durch Studien demonstriert, die Lester Breslow, der Vorstand der School of Public Health an der University of California, Los Angeles, und einer der führenden Vertreter der vorbeugenden Medizin, durchführte (Culliton, 1975). Fünfeinhalb Jahre lang untersuchten und beobachteten Breslow und seine Kollegen 11 000 Erwachsene, und sie kamen zu dem Schluß, daß gewisse einfache Gesundheitsgewohnheiten mit einem längeren Leben assoziiert werden können. Zu diesen Gesundheitsgewohnheiten gehören drei Mahlzeiten täglich, von denen das Frühstück die wichtigste ist; mäßige körperliche Betätigung; sieben oder acht Stunden Schlaf pro Nacht; die Meidung von Nikotin; mäßiges Körpergewicht und mäßiger Alkoholgenuß. Nach Breslows Studie kann ein Mann von 35 Jahren, der drei oder weniger von diesen Gesundheitsgewohnheiten einhält, erwarten, 67 Jahre alt zu werden, während ein Mann, der sich alle sechs zu eigen gemacht hat, eine Lebenserwartung von 78 Jahren hat. Mit solch trügerisch

einfachen Praktiken elf zusätzliche Lebensjahre einzuhandeln, scheint den Versuch wert zu sein. Überraschenderweise sind viele der Änderungen des Lebensstils, die der Erhaltung der Gesundheit dienen, oft ebenso einfach. Die Hinzunahme von Streßerleichterung und Meditationsübungen könnte die Aussichten auf die Erhaltung der Gesundheit noch weiter verbessern.
Programme der vorbeugenden Medizin erfordern Planung und anfangs auch Unterstützung durch die Regierung, aber alles weist darauf hin, daß solche Programme tatsächlich sehr viel Leiden und auf lange Sicht auch Geld ersparen können. Ein Beispiel für ein solches Programm kann im Los Angeles County Medical Center beobachtet werden. Es befaßt sich mit der Erziehung von Diabetikern. Dieses Programm betont, daß der einzelne die Verantwortung für seine Gesundheit übernehmen muß, und verbreitet diesen Gedanken durch Druckschriften und durch Lebensstilberatung, die von Ärzten und Schwestern vorgenommen werden. Der einzelne lernt, sich selbst zu behandeln, indem er die diätbedingten und psychosomatischen Streßfaktoren, die seinen Zustand verschlimmern, erkennt und weiß, wie er sie erleichtern kann. Die Auswertung des Programms ergab, daß bei den geschulten Patienten die Zahl der diabetischen Komata im Laufe von zwei Jahren von 300 auf 100 sank, die Notrufe nach dem Arzt nahmen um die Hälfte ab, und 2 300 Krankenhausaufenthalte wurden vermieden. Die durch dieses Programm der Schulung und Streßreduzierung eingesparten Kosten werden auf 1,7 Millionen Dollar geschätzt. Verglichen mit den Gesamtausgaben der Vereinigten Staaten für die Gesundheitsfürsorge, ist dieser Betrag kaum von Bedeutung, aber er weist darauf hin, daß Gesundheitsvorsorge und Krankheitsverhütung durch Schulung des einzelnen eine Wirklichkeit sind und tatsächlich die Kosten und die Patientenlast der bestehenden Gesundheitsfürsorge-Systeme verringern können.
Um die gegenwärtige mißliche Lage der Gesundheitsfürsorge so einfach wie möglich darzustellen: Die Menschen bringen sich selbst um, weil sie selbstzerstörerische Lebensstile und Gewohnheiten nicht aufgeben. Diese Gewohnheiten haben vorzeitige Invalidität und/oder den Tod zur Folge. Die neuerdings im Zusammenhang mit Krebs, Herzleiden und anderen tödlichen Krankheiten entdeckten psychosomatischen Faktoren bieten unzweifelhaft die Möglichkeit, unsere gegenwärtigen Modelle einer holistischen, vorbeugenden Gesundheitsfürsorge zu erweitern. Eine Organisation, die das Ziel einer vorbeugenden Gesundheitsfürsorge verfolgt, ist die Society of Prospective Medicine am Methodist Hospital von Indiana in Indianapolis. Diese Gesell-

schaft hat ein Vier-Stufen-Programm der Patientenbehandlung mit periodischen Revisionen und Verbesserungen ihrer Verfahren eingeführt. Zuerst bekommt der Patient eine Beurteilung seiner Überlebens-Chance von zehn Jahren. Sie stützt sich auf die Auswertung einer »Schätzung der Gesundheitsrisiken«, die die gegenwärtigen Gefahren für die Gesundheit des Patienten zusammenfaßt und die zukünftigen Gefahren abzuschätzen versucht. Die Beurteilung berücksichtigt Aspekte des Lebensstils wie Körpergewicht, Zigarettenrauchen, körperliche Bewegung und eine Reihe psychologischer Faktoren. Systeme der Schätzung der Gesundheitsrisiken gehören zu den wichtigsten Instrumenten, die derzeit für die vorbeugende Medizin entwickelt werden. Nach dieser Schätzung der Gesundheitsrisiken leiten die Ärzte unter Mitarbeit des Patienten eine Reihe von vorbeugenden Maßnahmen ein, um diese Risiken zu verringern. Als Drittes folgt ein »Gesunderhaltungsprogramm«, bei dem andere Menschen mit einbezogen werden, die dem Patienten helfen sollen, seine Gesundheit zu erhalten. Das können Familienangehörige sein oder andere Gesundheitsorganisationen oder ein Team von Ärzten. Vor allem wichtig für diese Erhaltung der Gesundheit sind das Gefühl des Patienten, daß er für seine Gesundheit verantwortlich ist, und die Zusammenarbeit zwischen dem Patienten und den Ärzten. Zuletzt kommt es noch auf die richtige Zeiteinteilung an, denn es können nicht alle Risikofaktoren gleichzeitig geändert werden. Während die Ärzte der Gesellschaft einen Patienten durch ein Risikoschulungsprogramm führen, gibt es gewiß mehr als nur einen Problemkreis und gewiß mehr als nur ein Mittel einzugreifen. Ein Patient, der an diesem Programm teilnimmt, macht einen Schritt nach dem andern, und es wird nicht von ihm verlangt, daß er sich irgendwelchen Maßnahmen unterzieht, die nicht vernünftig und praktisch sind. Die Betonung liegt auf dem richtigen Tempo und einer genauen Zeiteinteilung als Mittel, die Prädispositionen des Patienten für gewisse Störungen oder schwere psychosomatische Krankheiten zu bekämpfen. Aus allen vier Stufen wird ein umfassendes Profil des Patienten gewonnen, das es ermöglicht, dysfunktionelle Systeme zu entdecken, bevor sie zu schweren Krankheiten führen, und zugleich die geeignetsten Behandlungsmethoden zu finden. Viele dieser Behandlungen sind einfache Erleichterungen von übergroßem Streß, die Reduzierung von Übergewicht oder die Bekämpfung von ähnlichen Vorläufern ernsthafter Krankheiten.

Die obenerwähnte Schätzung des Gesundheitsrisikos (Robbins, 1970) wurde von der Forschungsabteilung des United States

Public Health Services Hospital in Baltimore, Maryland, im Auftrag des Department of Health, Education and Welfare entwickelt. Einer der am aktivsten an der Entwicklung und weiteren Anwendung dieser Technik beteiligten Ärzte ist John W. Travis (1975). Die Schätzung des Gesundheitsrisikos ist in einer einfachen, acht Seiten starken Broschüre enthalten. Sie beurteilt den einzelnen Patienten anhand von Fragen, die von einer Krankengeschichte – letzte Röntgenaufnahme des Brustraums, letztes EKG und Ergebnisse neuerer ärztlicher Untersuchungen – bis zu einem kurzen Lebenslauf reichen. Zusätzlich zu diesen Variablen wird beispielsweise auch gefragt, wie viele Meilen täglich der Patient fährt und ob er den Sicherheitsgurt anlegt. Die Schätzung bewertet auch, wie viele Medikamente der Patient zur Zeit nimmt, seine Trinkgewohnheiten und ein kurzes psychologisches Profil, das Variablen wie Schlafstörungen, Neigung zu Depressionen, Änderungen des Appetits und Selbstmordgedanken festhält. Alles in allem versucht die Schätzung, medizinische, psychologische, soziologische und verhaltensmäßige Charakteristika zu erfassen, die einen Menschen für eine vorzeitige psychosomatische Krankheit oder einen frühen Tod prädisponieren können.

Nach Beendigung dieser Schätzung der Gesundheitsrisiken wird die Broschüre in einen Computer eingegeben, der die neuesten Daten der Geller-Tabelle zum Vergleich heranzieht. Der Patient wird auf diese Weise mit seiner eigenen Altersgruppe verglichen, so daß sich die potentiellen Gefahren für ihn genau bestimmen lassen. Im wesentlichen ist das Programm darauf eingerichtet festzustellen, ob jemand, was die Risiken anbetrifft, dem Durchschnitt der Gleichaltrigen entspricht oder über dem Durchschnitt liegt. Nach dieser Beurteilung wird dem Patienten ein Gesundheitsrisiko-Alter zugeteilt, das seinem tatsächlichen Lebensalter entsprechen oder es übersteigen kann. So kann, zum Beispiel, jemand, der 45 Jahre alt ist, ein Gesundheitsrisiko-Alter von bereits 50 Jahren haben, insofern nämlich, als er im Augenblick einen so negativen Lebensstil hat, daß er dem Risiko einer um fünf Jahre verkürzten Lebenserwartung ausgesetzt ist. Soweit erfährt der Patient lediglich, daß er sehr gefährlich lebt. Zum Glück geht die Schätzung der Gesundheitsrisiken einen wesentlichen Schritt weiter. Der Computer-Ausdruck enthält nämlich eine Reihe von Empfehlungen für die Verringerung dieser Gesundheitsrisiken und die Verbesserung der Lebenserwartung. So können beispielsweise von den fünf dieser über sein wirkliches Lebensalter hinausgehenden Risikojahren vier durch eine Änderung des Lebensstils zurückgewonnen werden. Daher unterteilt der Computer die wieder einbringbaren Jahre und gibt dem Patienten das spezielle Gebiet an, auf dem er seinen Lebensstil ändern muß, um sein Gesundheitsrisiko zu verringern. Zu diesen risikoreduzierenden Verfahren gehören Empfehlungen wie: Treiben Sie Gymnastik, hören Sie auf zu rauchen, nehmen Sie zehn Pfund ab, lassen Sie sich einmal jährlich untersuchen – oder einfach: Legen Sie im Auto immer den Sicherheitsgurt an. Jeder dieser Faktoren erhält einen numerischen Wert, der anzeigt, wieviel die betreffende Person zurückgewinnen kann. Oft ist es möglich, bis zu 90 Prozent zurückzugewinnen, das heißt, das Risiko um diesen Prozentsatz zu verringern. Dieses Bewertungssystem befindet sich noch im Anfangsstadium, und die Forschung geht weiter.

Dem beschriebenen Schätzungssystem liegt die Annahme zugrunde, daß die Ätiologie einer Krankheit ein langer Entwicklungsprozeß ist, der geändert werden kann, so daß er nicht zur Krankheit, sondern zu besserer Gesundheit führt. Die Entwicklungsstadien, auf die sich die Schätzung gründet, weisen eine auffällige Parallele zu dem in früheren Kapiteln behandelten neurophysiologischen Streßprofil auf. Nach der Literatur über die Schätzung der Gesundheitsrisiken von John W. Travis und Susan E. Reichard verläuft die Geschichte einer Krankheit in sieben Stadien. Das erste Stadium ist die »risikolose« Kategorie. Das sind die frühen Lebensjahre, in denen die Wahrscheinlichkeit einer schweren Erkrankung am geringsten ist. Das zweite Stadium ist eine »Risiko«-kategorie. Nun sind Bedingungen wie Alter und Umweltverschmutzung gegeben, so daß das Individuum immer verwundbarer für eine Krankheit werden kann. Im dritten Stadium ist ein bestimmtes physisches Agens oder eine bestimmte psychosoziale Situation vorhanden, die übermäßigen Streß auslösen muß. In diesem dritten Stadium raucht der Patient vielleicht, oder er tut irgend etwas, was zu Krankheit führt und ihn in eine höhere Risiko-Kategorie versetzt. Die ersten Kapitel dieses Buches beinhalten eine genaue Untersuchung der neurophysiologischen und psychologischen Faktoren, die dieses höchst kritische Stadium ausmachen. Im vierten Stadium sind eindeutige klinische Anzeichen dafür festzustellen, daß eine Krankheit begonnen hat, aber der Betroffene ist sich ihrer noch nicht bewußt. Im fünften Stadium treten deutliche Symptome auf, etwa Schmerzen oder Blut im Urin oder andere unverkennbare Signale für den Betroffenen, die ihn veranlassen, sich an einen Arzt zu wenden und Hilfe zu suchen. Im sechsten Stadium ist bereits eine Behinderung vorhanden, und der Patient hat auch gewöhnlich schon den Arzt aufgesucht, denn er leidet nun an akuten Schmerzen und ist endgültig krank. Wenn dieses Stadium nicht beachtet und der Patient nicht behandelt wird, führt das siebente und letzte Stadium zum Tod. Ärzte befassen sich mit dem Krankheitsprozeß gewöhnlich erst, wenn sich die für das vierte Stadium charakteristischen Anzeichen bemerkbar machen. Offensichtlich gibt es aber zwei frühere Krankheitsstadien, die in einem vorbeugenden System in Betracht gezogen werden können. Eine Schätzung der Gesundheitsrisiken macht es möglich, das zweite und das dritte Stadium vor dem Auftreten der deutlichen Zeichen der Krankheit zu untersuchen, um vorbeugende Techniken anzuwenden. Im vierten Stadium kann die übliche Durchuntersuchung in Verbindung mit einer psychosozialen Bewertung von weiterem Nutzen sein bei der Einführung von pychologischen, soziologischen und situationsbedingten Variablen in die traditionelle medizinische Untersuchung. Im fünften und sechsten Stadium ist offensichtlich die traditionelle ärztliche Behandlung dringend geboten. Das Wichtigste ist, daß es die Entdeckung der Krankheit in den frühen Stadien dem Arzt erlaubt, eine echte vorbeugende Medizin zu betreiben, da durch sie der Patient und der Arzt gewarnt werden, bevor sich eine schwerere Krankheit bemerkbar macht.

In der Broschüre der »Schätzung der Gesundheitsrisiken« heißt es:

»... ein Exemplar der ›Schätzung‹ sollte mit einer ausreichenden Erklärung ihrer Bedeutung dem Patienten gegeben werden. Wenn möglich, sollte der Ehepartner mit anwesend sein, wenn ein Mensch mit hohem Risiko beraten wird, da die Beteiligung des Partners dem Patienten hilft, die nötigen Änderungen vorzunehmen. Eine Befolgung der Empfehlungen ist bei vielen Menschen schwer zu erreichen, aber die Befriedigung, einige Patienten positiv reagieren zu sehen, belohnt den Benutzer des Systems der Schätzung der Gesundheitsrisiken.«

Das ist eine sensible Anerkennung der Tatsache, daß der einzelne im Zusammenhang mit seinem ganzen Lebensstil gesehen werden muß, wenn diese Änderungen vorgenommen werden sollen. Wie schon bei früheren Erörterungen bemerkt wurde, sind diese Änderungen keine geringfügigen oder oberflächlichen Umstellungen, die leicht zu bewerkstelligen sind. Allzuoft wird die für die Entspannung oder Vorbeugung benötigte Freizeit von den Menschen in der Umgebung des Patienten negativ kommentiert. Sie wird als ein Sichgehenlassen, als Narzißmus oder einfach als Faulheit seitens der betreffenden Person aufgefaßt. Viele Menschen in einer auf Kredit fixierten Gesellschaft glauben an das ewige Morgen. Morgen werden sie Lebensstile ändern oder korrigieren, von denen sie wissen, daß sie destruktiv sind, und sie werden ihre Schulden später bezahlen. Unglücklicherweise kommt das Später allzu bald und immer häufiger, und dann müssen sie ihre Lebensstile laufend, von Tag zu Tag, ändern, anstatt auf die trügerische Zukunft zu warten. Eine der deutlichsten Botschaften aller meditativen Systeme vom Zen-Buddhismus bis zu Michael Murphys *Golf in the Kingdom* lautet, daß wir im Jetzt leben und jeden Augenblick um seiner selbst willen schätzen müssen, ohne an die Vergangenheit zurückzudenken oder die Zukunft vorwegzunehmen. Diese Orientierung, so voll und so vollkommen wie möglich in der unmittelbaren Gegenwart zu leben, ist eines der Mittel, ein erhöhtes Bewußtsein seiner selbst zu gewinnen, das so wichtig für die vorbeugende Behandlung ist.

Gewiß, die derzeitigen Forschungsprogramme und die klinischen Programme, die sich auf eine holistische Gesundheitsfürsorge konzentrieren, schlagen mehr eine Richtung vor, als daß sie vollendete Tatsachen wären. Die vielleicht wichtigsten Aspekte dieses neuen Interesses an der Ätiologie und Verhütung von Krankheiten sind die fundamentalen philosophischen Revisionen unserer Grundvorstellung vom Heilen. Im Mittelpunkt dieser Revisionen steht das Konzept, daß alle Stadien der Gesundheit und Krankheit in bezug auf ihre Ätiologie und Dauer und auf den Heilungsprozeß psychosomatisch sind. Sowohl psychologische als auch medizinische Faktoren müssen in jedem System einer holistischen Medizin in Betracht gezogen werden. Zu den Organisationen, die versuchen, diese holistische Orientierung in die Praxis umzusetzen, gehören das Psychosomatic Medicine Center des Gladman Memorial Hospital in Berkeley und das Institute for the Study of Humanistic Medicine in San Francisco (Remen, 1975).

Jedes Heilsystem gründet sich auf bestimmte philosophische Annahmen. Bevor ein bemerkenswerter Fortschritt gemacht werden kann, müssen diese vorgefaßten Meinungen überprüft und bewertet werden. Eine Annahme lautet, daß man gesund ist, wenn man nicht krank ist. Obwohl diese Behauptung nicht notwendigerweise stimmt, ist sie eine der bei Laien und Fachleuten am weitesten verbreiteten Definitionen der Gesundheit. In diesem Sinne müßte eine gute medizinische Behandlung an und für sich zu besserer Gesundheit führen. Oft ist das aber nicht der Fall, und tatsächlich sind unrealistische Erwartungen seitens des Patienten der häufigste gemeinsame Faktor in Prozessen wegen Kunstfehlern oder Fahrlässigkeit (J. A. Green, 1976). Wenn sowohl Patienten als auch Ärzte eindeutig zugäben, daß die Funktion des Arztes einfach nur darin bestehe, Krankheiten zu diagnostizieren und zu heilen, könnte der Ärztestand den Respekt und die Würde wiedergewinnen, die seine Arbeit verdient. Eine zweite Annahme ist die, daß das Mittel »x« gesund machen wird – wobei dann dieser eine, einzige Faktor Ernährung, Streßerleichterung, Meditation, Gottfindung, Sex, Reformkost oder irgendeine andere einzelne Variable sein kann, von der man annimmt, daß sie zu Gesundheit führen wird. Jede auf einem einzigen Faktor beruhende Einstellung zur Gesundheit und Gesunderhaltung ist zu eng und begrenzt, und es ist unwahrscheinlich, daß sie wirksamer sein sollte als die Methoden, die sich auf eine einzige Krankheitsursache konzentrieren. Eine weitere Annahme in den traditionellen Heilmethoden ist, daß Krankheit oder Gesundheit ausschließlich von äußeren Einflüssen abhänge, zum Beispiel von Bakterien, Bestrahlung, beengtem Wohnraum, Armut und allen anderen Faktoren, die man eindeutig mit Streß und streßbedingten Krankheiten in Verbindung gebracht hat. Offensichtlich besteht kein Zweifel daran, daß äußerliche Probleme dieser Art tatsächlich für Krankheit anfällig machen oder den normalen Prozeß der Erhaltung der Gesundheit und das Wachstum eines Menschen behindern können. Einer der wichtigsten zu beachtenden Faktoren in den beschriebenen Systemen der Streßerleichterung ist jedoch, daß der innere Wille eines Individuums als der letzte entscheidende Punkt betont wurde. Es steht einwandfrei fest, daß zwei Menschen, die mit praktisch denselben äußeren Umständen konfrontiert werden, sehr unterschiedlich reagieren. Man kann sich der drückendsten äußeren Umstände bewußt werden und eine Alternative dazu schaffen.

Ein anderer wichtiger Begriff, der in den traditionellen Vorstellungen von Gesundheit und Krankheit zu berücksichtigen ist, ist der der bakteriellen Infektion. Daß die Krankheit durch Keime verursacht wird, die das Körpersystem eines Menschen infizieren, ist eine Theorie, aber keine erwiesene Tatsache. Zweifellos spielen Bakterien beim Krankheitsprozeß eine große Rolle, aber es wäre ein grober Irrtum anzunehmen, daß sie allein die Krankheit verursachen. Aus den Untersuchungen geht hervor, daß bei einem Menschen, der sich in einer streßhaften Situation befindet, eine Reaktion eintritt, die ihn zu handeln veranlaßt. Kann er den Streß nicht ausreichend bewältigen, so versagt der Körper an einer schwachen Stelle, die durch eine Interaktion von Erbanlagen, früheren Erfahrungen und anderen psychophysiologischen Faktoren bestimmt wird. In diesem Modell ist die Krankheit Teil einer adaptiven Reaktion, und sie wird nicht im Sinne von Ursache und Wirkung von Bakterien hervorgerufen. Vielmehr verhält es sich so, daß die bakterielle Infektion an der schwächsten Stelle des Körpers aktiviert wird, wenn der Organismus nicht mehr fähig ist, den Streß zu bewältigen.

Diesen philosophischen Annahmen, die den traditionellen Heilpraktiken zugrunde liegen, stehen andere Orientierungen gegenüber, die die Basis einer holistischen Anschauung bilden. Auf zahlreiche Quellen zurückgreifend, kann man mehrere Kriterien für eine fundamentale praktische Definition der holistischen Medizin formulieren. Erstens werden alle Zustände der Gesundheit und alle Krankheiten als psychosomatisch betrachtet. Von dieser grundsätzlichen Orientierung ausgehend, sind Patienten mehr als nur Nährboden einer bestimmten Krankheit, und zur Heilung gehört weit mehr als nur die Beseitigung der offenen Manifestationen eines Krankheitsprozesses. Ferner kann der Arzt sein Können nicht nur auf eine biomedizinische Technologie beschränken, da eine psychosomatische Orientierung die Behandlung des ganzen Menschen nach einer integrierten Methode erfordert. Durch die Betrachtung der psychosomatischen Vorgänge im Menschen wird es möglich, das Ausmaß zu erkennen, in dem jeder in Gesundheit und Krankheit seinen Willen auszuüben vermag.

Zweitens ist jedes Individuum einzigartig und stellt eine komplexe Interaktion zwischen Geist, Körper und Seele dar. Nach Stuart Miller und seinen Kollegen am Institute for the Study of Humanistic Medicine »kann Krankheit am besten verstanden werden als eine Störung im dynamischen Gleichgewicht dieser Beziehungen« (Remen 1975; Miller et al., 1975). Diese Beobachtung bestätigt die Vorstellung, daß Gesundheit gegeben ist, wenn diese Elemente in harmonischer Übereinstimmung funktionieren, und Krankheiten auftreten, wenn Streß dieses heikle Gleichgewicht stört.

Drittens ist die Tatsache zu nennen, daß Patient und Arzt die Verantwortung für den Heilungsprozeß gemeinsam tragen. In dieser gegenseitigen Beziehung ist der Arzt dafür verantwortlich, die psychologischen und biologischen Bedingungen zu maximieren, um die Erhaltung der Gesundheit des Patienten zu gewährleisten oder den Heilungsprozeß zu fördern. Der Patient übernimmt die Verantwortung, sich aktiv zu beteiligen und im Hinblick auf seine Gesundheit, seinen Lebensstil und seine weitere Entwicklung seinen Willen anzustrengen.

Aus diesem dritten Punkt ergibt sich ein vierter Aspekt der holistischen Medizin: Die Gesundheitsvorsorge gehört nicht ausschließlich in den Zuständigkeitsbereich der orthodoxen Medizin.

Die Diagnose und die Behandlung bestehender Krankheiten sind offensichtlich medizinische Angelegenheiten, aber die Gestaltung eines Lebensstils, der der Erhaltung der Gesundheit und der persönlichen Entfaltung dient, geht weit über das begrenzte Ziel der Heilung von Krankheiten hinaus. Die orthodoxe Medizin ist nur ein Teil dieses Prozesses. Es zeigt sich immer deutlicher, daß Menschen ärztliche Hilfe erhalten können und daß ihre Gesundheit oder ihr Gefühl des Wohlbefindens deshalb doch nicht notwendigerweise gefördert wird. Der Arzt und die Gesundheitsfürsorge-Einrichtungen unternehmen nur den Versuch, die offenen Symptome der Krankheit zu beseitigen. Was oft ignoriert wird, ist, daß die psychosoziale Umwelt des Patienten mehr mit seiner Krankheit zu tun haben kann als das Symptom selbst. Vielleicht läßt sich der Mechanismus des klassischen »Symptom-Ersatzes« eben dadurch erklären, daß *ein* Symptom oder *eine* Krankheit tatsächlich erleichtert werden kann, daß aber der Betroffene, wenn das zugrunde liegende Problem nicht behandelt oder nicht untersucht wird, mit großer Wahrscheinlichkeit ein anderes Symptom des Krankheitsprozesses manifestiert. Was gesunde Lösungen sind und was das Wesen der Gesundheit ausmacht – das sind die dringendsten Fragen, vor denen die Heilberufe heute stehen. Innerhalb eines holistischen Systems der Heilung von Krankheiten gibt es Fachleute mit Fähigkeiten, die auf eine wesentliche, aber oft nicht anerkannte Weise mit der Gesundheit zu tun haben. Dazu gehören Lehrer verschiedener körperlicher Übungen von der gewöhnlichen Gymnastik bis zum Tai Chi, Diätberater, Lehrer der Meditation und alle anderen, die Fähigkeiten lehren, deren Ziel es ist, die Lebensqualität zu verbessern. Die Gesundheitsvorsorge erfordert die Zusammenarbeit und gegenseitige Ergänzung dieser Berufe.
Ein fünftes Charakteristikum der holistischen Medizin ist, daß sie in der Krankheit eine schöpferische Gelegenheit für den Patienten sieht, mehr über sich selbst und seine fundamentalen Werte zu erfahren. Die Krankheit muß im Zusammenhang mit der gesamten Lebensspanne des Patienten betrachtet werden. Gleiche Krankheiten müssen sehr unterschiedlich beurteilt werden im Hinblick auf die psychologische Verfassung, das Alter, den sozioökonomischen Status, die familiären Umstände des einzelnen Patienten und viele andere Faktoren, die den Verlauf der Krankheit und der Genesung bestimmen können. Konfrontationen mit Schmerz, Krankheit und der Möglichkeit des Todes können von großem Nutzen sein. Die Weisen aller Kulturen haben festgestellt, daß der Schmerz ein großer Lehrmeister ist, denn er sagt dem

Menschen, daß er sein Leben ändern und wachsen muß. Eine holistische Behandlungsweise hilft den Patienten, die psychologische Dimension des Schmerzes zu ertragen und sie schöpferisch für ihr Wachstum zu nutzen. Im allgemeinen ist die heutige Medizin darauf ausgerichtet, Schmerz, Krankheit und Tod abzuschaffen und zu verleugnen, aber solche kriegerischen Methoden, mit der Krankheit umzugehen, sind nicht umfassend genug, um den ganzen Heilungsprozeß dazustellen. Patienten können, was oft bewiesen wird, psychische und physische Krankheiten mit einer erhöhten und nicht mit einer beeinträchtigten Leistungsfähigkeit überstehen. Die Heilberufe müssen diese Fälle untersuchen, um anderen zu helfen, ebensolche Ergebnisse zu erzielen. Zur Zeit bedeutet Gesundsein lediglich, daß ein Mensch innerhalb der Jahre, die dem Durchschnitt seiner Altersgruppe entsprechen, krank werden und sterben wird. Als Folge dieser Betonung der Krankheitsanfälligkeit und Sterblichkeit gibt es praktisch keine systematischen Informationen über Langlebigkeit, spontane Remissionen, Individuen mit einer bemerkenswerten psychosomatischen Regulierung oder den Menschen, der als Hundertjähriger gelassen stirbt. Die Parameter der Gesundheit bestimmen, indem man die Krankheit studiert, ist etwa das gleiche, wie wenn man durch das verkehrte Ende eines Fernohrs blickt. Forscher und Praktiker müssen sich mit gesunden, gut funktionierenden Individuen aus vielen Lebensbereichen befassen, um ein echtes Profil der Gesundheit und des Wohlbefindens zu erhalten. Es besteht die dringende Notwendigkeit, über die Gesundheit ebensoviel zu wissen, wie man über die Krankheit schon weiß.

Eine sechste und letzte Überlegung der holistischen Medizin ist, daß der Arzt sich selbst als Mensch kennenlernen muß. Jeder in den Heilberufen Tätige muß sich mit seiner eigenen emotionalen Natur, seinen Persönlichkeitskonflikten, seinen Stärken und Schwächen vertraut machen und allgemein einen Prozeß der Selbsterforschung vollziehen. Die Spezialisierung, die Behandlung bestimmter Krankheiten, wie man sie bei vielen Ärzten findet, und die laufende Erledigung von Routinearbeiten befriedigen den menschlichen Geist gewiß nicht, aber die Spezialisierung scheint eine so totale Hingabe zu fordern, daß viele Ärzte zu hart arbeiten, um ihre Aufgabe zu erfüllen, und in einem immer jüngeren Alter sterben (Miller et al., 1975). Es ist zu hoffen, daß die Ausübung der vorbeugenden Medizin auch den Ärzten selbst helfen wird, ein erfüllteres Leben zu finden.

Doch auch in einem System der vorbeugenden Behandlung müssen die Faktoren des Alterns und des Todes in Betracht gezogen werden. Unsere Gesellschaft sah sich in letzter Zeit gezwungen, eine schmerzliche Neueinschätzung ihrer privaten und öffentlichen Einstellungen zum Altern und zum Tod vorzunehmen. Wer heute älter als 65 ist, lebt länger und wird ärztlich besser versorgt, als es je zuvor der Fall war. Es herrscht jedoch eine Tendenz zur Isolierung, zur verminderten Funktion und zu quälender Langeweile vor. Das Altern ist ein irreversibler Prozeß, aber der einzelne muß deshalb nicht unvermeidlich an den degenerativen Krankheiten leiden, die das hohe Alter zu einer schweren Bürde machen können. Es ist möglich, das ganze Leben voll auszuleben, und wenn das gelingt, braucht man den Tod nicht zu fürchten. Eine alte Anekdote aus der Zen-Literatur paßt sehr gut hierher. Ein Schüler fragte einen Zen-Meister: »Was ist der Tod?« Der Meister antwortete: »Ich weiß es nicht.« Erstaunt sagte der Schüler: »Aber Ihr seid doch ein Zen-Meister!« Darauf antwortete dieser: »Ja, aber ich bin kein toter Zen-Meister.« Es scheint, daß unsere ständige Beschäftigung mit Krankheit und Tod weitgehend auf einem Mißverständnis und auf einem Mangel an Erziehung beruht und mehr eine Furcht vor der Hilflosigkeit als vor dem Tod selbst ist. Für Menschen mit einem erfüllten Leben ist der Tod einfach ein weiteres Stadium in der Evolution des Lebens selbst.

Über die Grenzen von Krankheit und Tod hinaussehen heißt nach den Lehren von (Castanedas) Don Juan »dem Pfad des Herzens folgen«. Jeder Mensch, der diesen Pfad betritt, nimmt aktiv teil an der tiefen Verwandlung des Bewußtseins, die sich nun vollzieht. Holistische Einstellungen zur Heilung von Krankheiten sind ein wesentlicher Aspekt dieser Verwandlung. Der Arzt und Alchimist Paracelsus nahm für seine medizinischen Behandlungen die Macht der Träume, das Licht eines klaren Morgenhimmels und die Vergegenwärtigungen der Patienten zu Hilfe. Paracelsus erkannte die entscheidende Rolle solcher Faktoren und den Einfluß der symbolischen Vergegenwärtigung auf einen Heilungsprozeß, der Körper, Seele und Geist umfaßt. Viele Neuerungen in den Heilberufen und in der Erforschung der Natur des Bewußtseins selbst haben diese alte Weisheit wiederentdeckt. Vor Leboyers humanistischer Methode der Entbindung wurden die Kinder auf eine rauhe Weise zur Welt gebracht, die den Eintritt in eine Umgebung vorauskündigte, die unterworfen und erobert werden mußte. In einem Zeitalter, das dabei ist, die große Einheit des Raumschiffs Erde und die gegenseitige Abhängigkeit aller lebenden Systeme zu entdecken, ist es vielleicht an der Zeit, daß unsere Neugeborenen sanft in eine Welt eingeführt werden, in der sie lernen werden, sich selbst, andere und den ganzen Planeten zu achten und zu lieben.

Literaturverzeichnis

Abeshouse, B. S. und I. Scherlis, »Spontaneous disappearance or retrogression of bladder neoplasm: Review of the literature and report of three cases«, in: *Urol. Cutan. Rev.,* 55 (1951): 1.

Akishige, Y., Hrsg., *Psychological Studies on Zen,* Zen Institute of Komazawa University, Tokio 1970.

Alexander, F., *Psychosomatic Medicine,* W. W. Norton, New York 1950.

Allen, E. P., »Malignant melanoma, spontaneous regression after pregnancy«, in: *Brit. Med. J.,* 2 (1955): 1067.

Allison, J., »Respiration changes during transcendental meditation«, in Lancet, 1 (1970): 833–34.

Alvarez, W. C., »The spontaneous regression of cancer«, in: *Geriatrics,* 22 (September 1967): 89–90.

Amkraut, A. und G. F. Solomon, »From the symbolic stimulus to the pathophysiologic response: Immune mechanisms«, in: *Int. J. of Psychiatry in Medicine,* 5, No. 4 (1975): 541–63.

Anand, B. K. et al., »Studies on Shri Ramananda Yogi during his stay in an air-tight box«, in: *Indian J. Med. Res.,* 49 (1961): 82 bis 89.

–, G. S. Chhina und B. Singh, »Some aspects of electroencephalographic studies in yogis«, in: *Electroencephalography and Clinical Neurophysiology,* 13, (1961): 452–56. Abgedr. in Charles Tart, Hrsg., *Altered States of Consciousness,* John Wiley & Sons, New York 1969, S. 503–506.

Andervont, H. B., »Influence of environment on mammary cancer in mice«, in: *J. Nat. Cancer Inst.,* 4 (1944): 579–81.

Appley, M. H. E. und R. Trumbull, *Psychological Stress,* Appleton-Century-Crofts, New York 1967.

Assagioli, R., *Psychosynthesis*, Viking Press, New York 1965.
Ax, A., »Electric Therapy«, Paper presented to the Biofeedback Research Society, Clayton, Missouri, 25. Oktober 1971.

Bacon, C. L., R. Rennecker und M. Cutler, »A psychosomatic survey of cancer of the breast«, in: *Psychosom. Med.*, 14 (1952): 453–60.
Badgley, C. E. und M. Batts, Jr., »Osteogenic sarcoma: An analysis of eighty cases«, in: *Arch. Surg.*, 43 (1941): 541.
Bagchi, B. K. und M. A. Wenger, »Electrophysiological correlates of some Yogi exercises«, in L. van Bagaert und J. Radermecker, Hrsg., *Electroencephalography, Clinical Neurophysiology and Epilepsy*, Vol. 3 of *The First International Congress of Neurological Sciences*, Pergamon, London 1959.
Bahnson, C. B. und M. B. Bahnson, »The role of ego defenses: Denial and repression in the etiology of malignant neoplasm«, in: *Ann. N.-Y. Acad. Sci.*, 125, 3 (1966): 827.
–, »Ego defenses in cancer patients«, in: *Ann. N. Y. Acad. Sci.*, 164 (1969): 546–59.
Baker, H. W., »Spontaneous regression of malignant melanoma«, in: *Amer. Surgeon*, 30 (1964): 825–31.
Bakker, G. B. und R. M. Levenson. »Determinants of Angina Pectoris«, in *Psychosomatic Medicine*, 29 (1967): 621–33.
Bardawil, W. A. und B. L. Toy, »The natural history of choriocarcinoma: Problems of immunity and spontaneous regression«, in: *Ann. N.Y. Acad. Sci.*, 80 (1959): 197.
Bartley, O. und G. T. Hultquist, »Spontaneous regression of hypernephromas«, in: *Acta Path. Microbiol. Scand.*, 27 (1950): 448.
Bateson, G., *Steps to an Ecology of Mind*, Ballantine Books, New York 1972.
Becker, R. O., »Augmentation of regenerative healing in man: A possible alternative to prosthetic implantation«, in *Clin. Orthop.*, 83 (März–April 1972): 255–62.
–, »The basic biological data transmission influenced by electrical forces«, in: *Ann. N.Y. Acad. Sci.*, 238 (1974): 236–41.
– und J. A. Spadaro, »Electrical stimulation of partial limb regeneration in mammals«, in: *Bull. N.Y. Acad. Med.*, 48 (Mai 1972): 627–41.
Beecher, H. K., »The powerful placebo«, in: *J.A.M.A.*, 159 (1955): 1602–1606.
Benson, H., J. F. Beary und M. P. Carol. »The relaxation response«, in: *Psychiatry*, 37 (1974): 37–46.

Benson, H. und H. D. Epstein, »The placebo effect: A neglected asset in the care of patients«, in: *J.A.M.A.*, 232 (1975): 12.

Benson, H., B. A. Rosner und B. R. Marzetta, »Decreased systolic blood pressure in hypertensive subjects who practice meditation«, in *Journal of Clinical Investigation*, 52 (1973): 80.

Benson, H., D. Shapiro, B. Tursky und G. E. Schwartz, »Decreased systolic blood pressure through operant conditioning techniques in patients with essential hypertension«, in: *Science*, 173 (1971): 740.

Benson, H. und R. K. Wallace, »Decreased drug abuse with transcendental meditation: A study of 1862 subjects«, in C.J.D. Zarafonetis, Hrsg., *Drug Abuse: Proceedings of the International Conference*, Lea and Febiger, Philadelphia 1972.

Beswick, I. P. und G. Qvist, »Spontaneous regression of cancer«, in: *Brit. Med. J.*, 2 (1963): 930.

Bierman, E. O., »Spontaneous regression of malignant disease«, in: *J.A.M.A.*, 170 (1959): 1842.

Blackwell, B., »Minor tranquilizers, misuse or overuse?«, in: *Psychosomatics*, 16 (Jan.–Feb. 1975): 28–31.

Blades, B. und R. G. McCorke, Jr., »A case of spontaneous regression of an untreated bronchiogenic carcinoma«, in: *J. Thorac. Cardiov. Surg.*, 27 (1954): 415.

Bloom, H. J. G., »The natural history of untreated breast cancer«, in: *Ann. N.Y. Acad. Sci.*, 114 (1964): 747.

Bloomfield, H., M. Cain und R. Jaffee, *TM: Discovering Inner Energy and Overcoming Stress*, Delacorte Press, New York, 1975.

Blumberg, E. T., R. M. West und F. W. Ellis, »A possible relationship between psychological factors and human cancer«, in: *Psychosom. Med.*, 16 (1954): 277–90.

Boniuk, M. und L. T. Girard, »Spontaneous regression of bilateral retinoblastoma«, in: *Trans. Amer. Acad. Ophthal. Otolaryng.*, 73 (1969): 194–98.

Booker, H. E., R. T. Rubow und P. J. Coleman, »Simplified feedback in neuromuscular retraining: An automated approach using electromyographic signals«, in *Archives of Physical Medicine and Rehabilitation* (1969): 615–21.

Boudreau, L., »Transcendental meditation and yoga as reciprocal inhibitors«, in: *Journal of Behavior Therapy and Experimental Psychiatry*, 3 (1972): 97–98.

Boyd, W., »The spontaneous regression of cancer«, in: *J. Canad. Assn. Radiol.*, 8 (1957): 45, 63.

–, *The Spontaneous Regression of Cancer*, Charles C. Thomas, Springfield, Ill., 1966.

Brener, J. und R. A. Kleinman, »Learned control of decreases in systolic blood pressure«, in: *Nature*, 226 (1970): 1063.

Brettauer, J., »Spontaneous cures of carcinoma«, in: *Amer. J. Obstet.*, 57 (1908): 405–406.

Brindle, J. M., »Spontaneous regression of cancer«, in: *Brit. Med. J.*, 2 (1963): 1132.

Brosse, T., »A psychophysiological study«, in: *Main Currents in Modern Thought*, 4 (1946): 77–84.

Brown, B., »Awareness of EEG-subjective activity relationships detected within a closed feedback system«, in: *Psychophysiology*, 7 (1970): 451–68.

–, *New Mind, New Body*, Harper and Row, New York 1975.

Brozek, J., A. Keys und H. Blackburn, »Personality differences between potential coronary and non-coronary subjects«, in: *Annals of the New York Academy of Sciences*, 134 (1966): 1057–64.

Brudny, H., B. B. Grynbaum und J. Korein, »New therapeutic modality for treatment of spasmatic torticollis«, in: *Archives of Physical Medicine and Rehabilitation*, 54 (1973): 575.

Brunschwig, A., »Spontaneous regression of cancer«, in: *Surgery*, 53 (1963): 423.

Budzynski, T. H. und K. Peffer, »Twilight state learning: The presentation of learning material during a biofeedback-produced altered state«, in: *Proceedings of the Biofeedback Research Society*, Biofeedback Research Society, Denver 1974.

–, J. M. Stoyva und C. Adler, »Feedback-induced muscle relaxation: Application to tension headache«, in: *Journal of Behavior Therapy and Experimental Psychiatry*, 1 (1970): 205–11.

Butler, B., »The use of hypnosis in the care of the cancer patient«, in: *Cancer*, 7 (1954): 1–14.

Caffrey, B., »Factors involving interpersonal and psychological characteristics: A review of empirical findings«, in: *Milbank Memorial Fund Quarterly*, 45 (1967): 119–39. 2. Teil.

Cannon, W. B., *The Wisdom of the Body*, W. W. Norton, New York 1932.

Caplan, R. D., »Organizational stress and individual strain: A social-psychological study of risk factors in coronary heart disease among administrators, engineers, and scientists«, University of Michigan, Dissertation (Dr. phil.). *Dissertation Abstracts International*, Mai 1972, Vol. 32 (11–B), 6706–6707.

–, »Job demands and worker health: Main effects and occupational differences.« Institute for Social Research, Box 1248, Ann Arbor, Michigan, 48106, 1975.

- und J. R. French, Jr., »Physiological responses to work load: An exploratory study.« Unveröffentlichtes Manuskript, Institute for Social Research, Box 1248, Ann Arbor, Mich., 48106, 1975.
Castaneda, C., *Der Ring der Kraft*, Fischer Taschenbuch Nr. 3370.
Chamberlain, D., »Spontaneous disappearance of carcinoma«, in: *Brit. Med. J.*, 1 (1938): 508–509.
»Changing Health Directions«, *Behavior Today*, 30. 6. 1975.
Charalambidis, P. H. und W. B. Patterson, »A clinical study of 250 patients with malignant melanoma«, in: *Surg. Gynec. Obstet.*, 115 (1962): 333.
Chauchard, P., *The Brain*, übers. v. David Noakes, Grove Press, New York 1962.
Cohen, L., »Immunity and resistance in clinical cancer«, in: *South African Med. J.*, 30 (1956): 161–67.
Corson, S. A., »Psychological stress and target tissue«, in: E. M. Weyer und H. Hutchins, Hrsg., *Psychophysiological Aspects of Cancer*, New York Academy of Sciences, New York 1966. S. 890–915.
Culliton, B. J., »Preventive Medicine: Legislation calls for health education«, in: *Science*, 189 (1975).
Cutler, M., »The nature of the cancer process in relation to a possible psychosomatic influence«, in: J. A. Generelli und F. J. Kirkner, Hrsg., *The Psychological Variables in Human Cancer*, University of California Press, Berkeley 1954.
Czaczkes, J. W. und F. Dreyfuss, »Blood cholesterol and uric acid of healthy medical students under stress of an examination«, in: *Archives of Internal Medicine*, 103 (1959): 708–11.

Dao, T. L., »Regression of pulmonary metastases of a breast cancer«, in: *A.M.A. Arch. Surg.*, 84 (1962): 574.
Datey, K. K., S. M. Keshmukh, D. P. Dalvi und S. L. Vinekar, »Shavassan, a yogic exercise in the management of hypertension«, in: *Angiology*, 20 (1969): 325–33.
Decourcy, J. L., »Spontaneous regression of cancer«, in: *J. of Med.*, 14 (1933): 141.
Detry, J. M. R., *Exercise Testing and Training in Coronary Heart Disease*, Williams and Wilkins, Baltimore 1973.
Dodge, D. L. und W. T. Martin, *Social Stress und Illness*, University of Notre Dame Press, Notre Dame, Ind., 1970.
Dohrenwend, B. S. und B. P. Dohrenwend, Hrsg., *Stressful Life Events: Their Nature and Effects*, Wiley-Interscience, New York 1974.
Domash, L., J. Farrow und D. Ormé-Johnson, *Scientific Research*

on Transcendental Meditation, Maharishi International University, Los Angeles 1976.

Dorland's Illustrated Medical Dictionary, W. B. Saunders Co., Philadelphia 1974.

Driscoll, R., »Exertion therapy«, in: *Behavior Today*, 6, No. 6 (1975).

Dubos, R. J., *Man Adapting*, Yale University Press, New Haven 1965.

–, »Medicine's Living History«, in: *Medical World News* (5. Mai 1975): 77–85.

Duhl, L. J., »The process of re-creation – the health of the ›I‹ and the ›us‹«, unveröffentlichte Abhandlung, University of California, Berkeley, 1975.

Dunbar, F., *Emotions and Bodily Changes*, Columbia University Press, New York 1954.

–, »*Psychosomatic Diagnosis*, Harper and Row, New York 1954.

Dunphy, J. E., »Some observations on the natural behavior of cancer in man«, in: *New Eng. J. Med.*, 242 (1950): 167.

Easson, E. C., »False notion: Cancer = incurable«, in: *UNESCO Courier*, 23 (1970): 23–26.

Eccles, J. C., *Facing Reality: Philosophical Adventures by a Brain Scientist*, Springer-Verlag, New York 1970.

Eliasberg, W. G., »Psychotherapy in cancer patients«, in: *J.A.M.A.*, 147 (1951): 525–26.

Engel, G. L., »Studies in ulcerative colitis: The nature of the psychologic process«, in *Am. J. of. Med.*, 19 (1955): 231.

Evans, E. A., *A Psychological Study of Cancer*, Langmans, New York 1928.

Eversaul, G. A., »Psycho-physiology training and the behavioral treatment of premature ejaculation: Preliminary findings«, in: *Proceedings of the Biofeedback Research Society*, Biofeedback Research Society, Denver 1975.

Everson, T. C., »Spontaneous regression of cancer« in: *Conn. Med.*, 22 (1958): 637–43.

–, »Spontaneous regression of cancer«, in: *Ann. N.Y. Acad. Sci.*, 114 (1964): 721–35.

–, »Spontaneous regression of cancer«, in: *Progr. Clin. Cancer.*, 3 (1967): 79–95.

– und W. H. Cole, »Spontaneous regression of cancer: Preliminary report«, in: *Ann. Surg.*, 144 (1956): 366.

–, »Spontaneous regression of malignant disease«, Guest Editorial in: *J.A.M.A.*, 169 (1959): 1758.

–, *Spontaneous Regression of Cancer*, W. B. Saunders Co., Philadelphia 1966.
Exercise Testing and Exercise Training in Coronary Heart Disease, Academic Press, New York 1973.

Ferguson, P. C. und J. Gowan, »The influence of transcendental meditation on aggression, anxiety, depression, neuroticism, and self-actualization«. Unveröffentlichtes Manuskript, 1973.

Fier, B., »Recession is causing dire illness«, in: *Moneysworth*, 23. 6. 1975.

Finn, F., R. Mulcahy und E. F. O'Doherty, »The psychological assessment of patients with coronary heart disease: A preliminary communication«, in: *Irish Journal of Medical Science*, 6 (1966): 399–404.

Fisher, S. und S. E. Cleveland, »Relationship of body image to site of cancer«, in: *Psychosom. Med.*, 18 (1956): 304–309.

Folkins, C. H., »Temporal factors and the cognitive mediators of stress reactions«, in: *Journal of Personality and Social Psychology*, 14 (1970): 173–84.

Foot, N. C., G. A. Humphreys und W. F. Whitmore, »Renal tumors: Pathology and prognosis in 295 cases«, in: *J. Urol.*, 66 (1951): 190.

Forkner, C. E., »Spontaneous remission and reported cures of leukemia«, in: *Chinese Md. J.*, 52 (1937): 1–8.

Frankenhäuser, M., »Looking at stress«, in: *Behavior Today*, 6, No. 23 (Juni 1975): 499.

French, J. D., »The reticular formation«, in: *Scientific American*, Mai 1957, S. 2–8.

–, C. S. Leeb, S. L. Fahrion, T. Law und E. W. Jecht, »Self-induced scrotal hyperthemia in man: A preliminary report«, der Versammlung der Biofeedback Research Society, Boston, November 1972, vorgelegter Bericht.

Friedman, M. und R. H. Rosenman, »Type A behavior pattern: Its association with coronary heart disease«, in: *Annals of Clinical Reserarch*, 3 (1971): 300–312.

–, *Type A Behavior and Your Heart*, Alfred A. Knopf, New York 1974.

– und V. Carroll, »Changes in the serum cholesterol and blood clotting time in men subjected to cyclic variation of occupational stress«, in: *Circulation*, 18 (1958): 852–61.

Friedman, S. B. und L. A. Glasgow, »Psychologic factors and resistance to infectious disease«, in: *Ped. Cl. N. Amer.*, 13 (1966): 315–35.

- und R. Adler, »Psychosocial factors modifying host resistance to experimental infections«, in: *Ann. N.Y. Acad. Sci.*, 164 (1969): 381–92.
Fullerton, J. M. und R. D. Hill, »Spontaneous regression of cancer«, in: *Brit. Med. J.*, 2 (1963): 1589.
Funkenstein, D. H., S. B. King und M. Drolette, *Mastery of Stress*, Harvard University Press, Cambridge, Mass., 1957.

Galin, D., »Implications for psychiatry of left and right cerebral specialization«, in: *Arch. Gen. Psych.*, 31 (1974): 572–83.
Gallagher, R. E. und R. C. Gallo, »Type C RNA tumor virus isolated from cultured human acute myelogenous leukemia cells«, in: *Science*, 187 (1975): 350–53.
Gannon, L. und R. A. Sternbach, »Alpha enhancement as a treatment for pain: A case study«, in: J. Stoyva et al., Hrsg., *Biofeedback and Self-control*, Aldine-Atherton, Chicago 1971.
Garb, S., »Neglected approaches to cancer«, in: *Saturday Review*, 1. Juni 1968.
Gardner, E., *Fundamentals of Neurology*, W. B. Saunders Co. Philadelphia 1968.
Gattozzi, A. A., »Program reports on biofeedback«, in: *N.I.M.H. Program Reports*, 5 (Dezember 1971): 291–388.
Gaylord, H. R. und G. H. A. Clowes, »On spontaneous cure of cancer«, in: *Surg. Gynec, Obstet.*, 2 (1906): 633–58.
Gellhorn, E. und G. N. Loofbourrow, *Emotions and Emotional Disorders*, Harper and Row, New York 1963.
Glemser, B., *Man Against Cancer*, Funk & Wagnalls, New York 1969.
Godfrey, F., »Spontaneous cure for cancer«, in: *Brit. Med. J.*, 4 (1910): 2027.
Goldfarb, O. J. Driesen und D. Cole, »Psychophysiologic aspects of malignancy«, in: *Amer. J. Psychiat.*, 123 (Juni 1967): 1545 bis 51.
Goleman, D., »Meditation and consciousness: An Asian approach to mental health«, in: *American Journal of Psychotherapy*, 1975.
- und G. E. Schwartz, »Meditation as an intervention in stress reactivity«, in: *J. of Consulting and Clinical Psychology*, 44, No. 3 (1976): 456–466.
Gordon-Taylor, G., »The incomputable factor in cancer prognosis«, in: *Brit. Med. J.*, 1 (1959): 455–62.
Gorman, P. und J. Kamiya, »Voluntary control of stomach pH.« Der Versammlung der Biofeedback Research Society, Boston, Nov. 1972, vorgelegter Untersuchungsbericht.

Gorton, B., »Autogenic Training«, in: *Amer. J. Clin. Hypn.*, 2 (1959): 31–41.

Gould, A. P., »Cancer«, in: *Lancet*, 2 (1910): 1665.

Greden, J. F., »The caffeine crazies«, in: *Human Behavior*, April 1975.

Green, A. M., »Brainwave training, imagery, creativity and integrative experiences«, in: *Proceedings of the Biofeedback Research Society*, Biofeedback Research Society, Denver 1974.

Green, E. E., A. M. Green und E. D. Walters, »Voluntary control of internal states: Psychological and physiological«, in: *Journal of Transpersonal Psychology*, 2 (1970): 1–26.

–, »Biofeedback for mind-body regulation: Healing and creativity«. Dem Symposion über »The Varieties of Healing Experience« vorgelegte Abhandlung, De Anza College, Cupertino, Kalifornien, 1971.

Green, H. N., »An immunological concept of cancer: A preliminary report«, in: *Brit. Med. J.*, 2 (1954): 1974.

Green, J. A., »Medicine and the responsibility for health«. Unveröffentlichte Abhandlung, San Francisco 1976.

Greene, W. A., Jr., »The psychosocial setting of the development of leukemia and lymphoma«, in: E. M. Weyer und H. Hutchins, Hrsg., *Psychophysiological Aspects of Cancer*, New York Academy of Sciences, New York 1966, S. 794–801.

– und G. Miller, »Psychological factors and reticuloendothelial disease. IV. Observations on a group of children and adolescents with leukemia. An interpretation of disease development in terms of the mother-child unit«, in: *Psychosom. Med.*, 20 (1958): 124–44.

–, L. Young und S. N. Swisher, »Psychological factors and reticuloendothelial disease. II. Observations on a group of women with lymphomas and leukemias«, in: *Psychosom. Med.*, 18 (1956): 284–303.

Grundy, S. M. und A. C. Griffin, »Effects of periodic mental stress on serum cholesterol levels«, in: *Circulation*, 19 (1959): 496 bis 98.

Gunderson, E. K. und R. H. Rahe, Hrsg., *Life Stress and Illness*, Charles C. Thomas, Springfield, Ill., 1974.

Guyton, A. C., *Textbook of Medical Physiology*, W. B. Saunders Co., Philadelphia ^{4}1971.

Hampton, J., C. Stout, E. Brandt und S. Wolf, »Prevalence of myocardial infarction and reinfarction and related diseases in an Italian American community«, in: *J. Lab. & Clin. Med.*, 61 (1964): 866.

Handley, W. S., »The natural cure of cancer«, in: *Brit. Med. J.*, 1 (1909): 582–88.

Hardyck, C. D., L. F. Petinovich und D. W. Ellsworth, »Feedback of speech muscle activity during silent reading: Rapid Extinction«, in: *Science*, 154 (1966): 1467–68.

Harnett, W. L., »The relation between delay in treatment of cancer and survival rate«, in: *Brit. J. Cancer*, 7 (1953): 19.

Hershkowitz, M., »Disappearance of metastases«, in: *J.A.M.A.*, 170 (1959): 996.

Hess, W. R., *Functional Organization of the Diencephalon*, Grune and Stratton, New York 1957.

Hoffman, F. C., *The Mortality from Cancer Throughout the World*, Prudential Press, Newark, N. J., 1915.

Holmes, T. H. und M. Masuda, »Life change and illness susceptibility, separation and depression«, in: *A.A.A.S.* (1973): 161–86.

Holmes, T. H. und R. H. Rahe, »Schedule of Recent Experience (SRE)«. Department of Psychiatry, University of Washington School of Medicine, 1967.

–, »The social readjustment rating scale«, in: *J. Psychosomatic Res.*, 11 (1967): 213–18.

Holmes, T. S. und T. H. Holmes, »Short-term intrusions into the life style routine«, in: *J. Psychosom. Res.*, 14 (1970): 121–32.

Homburger, F., *The Biological Basis of Cancer Management*, Harper and Row, Hoeber Medical Division, New York 1957.

Honsberger, R. und A. F. Wilson, »Transcendental meditation in treating asthma«, in: *Respiratory Therapy: The Journal of Inhalation Technology*, 3 (1973): 79–81.

House, J., »Occupational stress and coronary heart disease; A review and theoretical orientation«, in: O'Toole, Hrsg., *Work and the Quality of Life*, M.I.T. Press, Cambridge, Mass., 1974.

Hoxworth, P. I. und J. B. Hambleti, »Unexplained twelve year survival after metastatic carcinoma of the colon«, in: *Amer. J. Surg.*, 105 (1963): 126.

Huggins, C., »Endocrine-induced regression of cancer«, Vortrag v. 13. Dez. 1966, in: *Science*, 156 (1967): 1050–54.

Hutschnecker, A., *The Will to Live*, Thomas Y. Crowell, New York 1953.

Illich, I., *Medical Nemesis: The Expropriation of Health*, Pantheon Books, New York 1976; dt.: *Die Nemesis der Medizin*, Rowohlt, Hamburg 1977.

Insel, P. M. und J. Chadwick, »Work stress and cardiovascular disease: A social ecological view«, in: *Western Journal of Medicine*, 1974.

Jacobsen, O., *Heredity in Breast Cancer*, H. K. Lewis & Co., London 1946.
Jacobson, E., *Progressive Relaxation*, Chicago Press, Chicago ²1938.
–, *Modern Treatment of Tense Patients*, Charles C. Thomas, Springfield, Ill., 1970.
Jenkins, G. D., »Regression of pulmonary metastasis following nephrectomy for hypernephroma: Eight year follow-up«, in: *J. Urol.*, 82 (1959): 37.
–, »Final report – regression of pulmonary metastases following nephrectomy for hypernephroma: 13 year follow-up«, in: *J. Urol.*, 94 (1965): 99–100.
Johnson, H. E. und W. H. Garton, »A practical method of muscle reeducation in hemiplegia: Electromyographic facilitation and conditioning«. Unveröffentlichtes Manuskript. Casa Colina Hospital for Rehabilitative Medicine, Pomona, Kal., 1973.

Kamiya, J., »Conscious control of brain waves«, in: *Psychology Today*, 1 (1968): 57–60.
–, »Operant control of the EEG alpha rhythm and some of its reported effects on consciousness«, in: C. T. Tart, Hrsg., *Altered States of Consciousness*, Wiley & Sons, New York 1969.
Kasamatsu, A. und T. Hirai, »Studies of EEG's of expert Zen meditators«, in: *Folia Psychiatrica Neurologica Japonica*, 28 (1966): 315.
Katz, D. und R. L. Kahn, *The Social Psychology of Organizations*, Wiley & Sons, New York 1966.
Keith, R. A., B. Lown und F. J. Stare, »Coronary heart disease and behavior patterns: An examination of method«, in: *Psychosomatic Medicine*, 27 (1965): 424–33.
Kessel, L., »Spontaneous disappearance of bilateral pulmonary metastases«, in: *J.A.M.A.*, 169 (1959): 1737.
Keys, A., Hrsg., »Coronary heart disease in seven countries«, in: *Circulation*, 1 (1970): 41.
Kiev, Ari, *Magic, Faith, and Healing*, The Free Press, New York 1969.
Kissen, D. M., »The significance of personality in lung cancer in men«, in: E. M. Weyer und H. Hutchins, Hrsg., *Psychophysiological Aspects of Cancer*, New York Academy of Sciences, New York 1966, S. 933–45.
–, »Psychological factors, personality and lung cancer in men aged 55–64«, in: *Brit. J. Med. Psychol.*, 40 (1967): 29.
–, R. I. F. Brown und M. Kissen, »A further report on personality

and psychosocial factors in lung cancer«, in: *Ann. N.Y. Acad. Sci.*, 164 (1969): 535–45.
- und H. J. Eysenck, »Personality in male lung cancer patients«, in: *J. Psychosom. Res.*, 6 (1962): 123–27.

Kivetsky, R. E., N. M. Turkevich und K. P. Balitsky, »On the psychophysiological mechanism of the organism's resistance to tumor growth«, in: E. M. Weyer und H. Hutchins, Hrsg., *Psychophysiological Aspects of Cancer*, New York Academy of Sciences, New York 1966, S. 933–45.

Klopfer, B., »Psychological variables in human cancer«, in: *Journal of Projective Techniques*, 21 (1957): 331–40.

Korneva, E. A. und L. M. Khai, »Effects of destruction of hypothalamic areas on immunogenesis«, in: *Fizio. Zh. SRR. Sechenov*, 49, (1963): 42.

Kowal, S. J., »Emotions as cause of cancer: Eighteenth and nineteenth century contributions«, in: *Psychoanalytic Rev.*, 42 (1955): 217–27.

Kraut, A. I., »A study of role conflicts and their relationships to job satisfaction, tension, and performance.« University of Michigan, Dissertation (Dr. phil.). Mikrofilme der Universität No. 67–8312 (1965).

Lacey, J., »Somatic response patterning and stress: Some revisions of activation theory«, in: M. Appley und R. Trumbull, Hrsg., *Psychological Stress*, Appleton-Century-Crofts, New York 1967.

Lader, M. und L. Wing, »Habituation of the psychogalvanic reflex in patients with anxiety states and in normal subjects«, in: *Journal of Neurology, Neurosurgery, and Psychiatry*, 27 (1964): 210–18.

Laing, R. D., *The Politics of Experience*, Ballantine Books, New York 1969. dt.: *Die Phänomenologie der Erfahrung*, Suhrkamp, Frankfurt (Main) 1975.

Lansky, S., E. Goggin und K. Hassanein, »Male child with cancer the more anxious? Yes and no ...«, Roche Pharmaceuticals, in: *Psychiatric News*, 1975.

Lazarus, A. A., »Broad-spectrum behavior therapy«, in: *Newsletter of the Association for the Advancement of Behavior Therapy*, 4 (1969): 5–6.

Lazarus, R. S., E. M. Opton, M. S. Nomikos und N. O. Rankin, »The principle of short-circuiting of threat: Further evidence«, in: *Journal of Personality*, 33 (1965): 622–35.

Lazarus, R. S., J. C. Speisman, A. M. Mordkoff und L. A. Davidson, »A laboratory study of psychological stress produced by a motion picture film«, in: *Psychological Monographs*, 76 (1962), ganze Nummer 553.

Lebovits, B. Z. et al., »Prospective and retrospective psychological studies of coronary heart disease«, in: *Psychosom. Med.*, 29 (1967): 265–72.

Legier, J. F., »Spontaneous regression of primary bile duct carcinoma«, in: *Cancer*, 17 (1964): 730.

Leizon, K., »Spontaneous disappearance of bilateral pulmonary metastases: Report of case of adenocarcinoma of kidney after nephrectomy«, in: *J.A.M.A.*, 169 (1959): 1737–1919.

LeShan, L., »A psychosomatic hypothesis concerning the etiology of Hodgkin's disease«, in: *Psychological Reports*, 3 (1967): 565–75.

–, »Psychological states as factors in the development of malignant disease: A critical review«, in: *Nat. Cancer Inst. J.*, 22 (1959): 1–18.

–, »A basic psychological orientation apparently associated with malignant disease«, in: *The Psychiatric Qtly.*, 36 (1961): 314 bis 30.

–, »An emotional life-history pattern associated with neoplastic disease«, in: *Ann. N.Y. Acad. Sci.*, 125 (1966): (3) 780–93.

– und M. Gassman, »Some observations on psychotherapy with patients with neoplastic disease«, in: *Am. J. Psychotherapy*, 12 (1958): 723–34.

LeShan, L. und R. E. Worthington, »Some psychologic correlates of neoplastic disease: Preliminary report«, in: *J. Clin & Exper. Psychol.*, 16 (1955): 281–88.

–, »Loss of cathexes as a common psychodynamic characteristic of cancer patients: An attempt at statistical validation of a clinical hypothesis«, in: *Psychol. Rep.*, 2 (1956): 183–93.

–, »Personality as a factor in the pathogenesis of cancer: A review of the literature«, in: *Brit. J. Med. Psychol.*, 29 (1956): 49–56.

–, »Some recurrent life history patterns observed in patients with malignant disease«, in: *J. Nerv. Ment. Dis.*, 124 (1956): 460 bis 65.

Levi, L., *Stress: Sources, Management and Prevention; Medical and Psychological Aspects of the Stress of Everyday Life*, Liveright, New York 1967.

–, »Sympatho-adrenomedullary and related reactions during experimentally induced emotional stress«, in: R. P. Michael, Hrsg., *Endocrinology and Human Behavior*, Oxford University Press, London 1968, S. 200–219.

–, *Society, Stress and Disease*, Oxford University Press, London 1971.

Levin, E. J., »Spontaneous regression (cure?) of a malignant tumor of bone«, in: *Cancer*, 10 (1957): 377.

Lief, A., Hrsg., *The Commonsense Psychiatry of Dr. Adolf Meyer*, McGraw-Hill, New York 1948.

Lindemann, H., *Relieve Tension the Autogenic Way*, Peter H. Wyden, Inc., New York 1973.

Linden, W., »Practicing of meditation by school children and their levels of field independence-dependence, test anxiety, and reading achievement«, in: *Journal of Consulting and Clinical Psychology*, 41 (1973): 139–43.

Lloyd, O. C., »Regression of malignant melanoma as a manifestation of a cellular immunity response«, in: *Proc. Roy. Soc. Med.*, 62 (1969): 543–45.

Love, W. A., Jr., »Problems in therapeutic application of EMG feedback«, in: *Proceedings of the Biofeedback Research Society*, Biofeedback Research Society, Denver 1972.

–, D. D. Montgomery und T. A. Moeller, »A post hoc analysis of correlates of blood pressure reduction«, in: *Proceedings of the Biofeedback Research Society*, Biofeedback Research Society, Denver 1974.

Luce, G. G., *Body Time*, Bantam Books, New York 1973.

–, »Muscle and EEG feedback«, in: J. Segal, Hrsg., *Mental Health Program Reports*, Rockville, Md., National Institute of Mental Health, 20 852 (1973): S. 109–21.

Luthe, W., »Method, research and application of autogenic training«, in: *Am. J. Clin. Hypnosis*, 5, No. 1 (1962): 17–23.

–, Hrsg., *Autogenic Training*, Grune and Stratton, New York 1965.

–, Hrsg., *Autogenic Therapy*, Bd. 1–3, Grune and Stratton, New York 1969.

Lynn, R., *Attention, Arousal and the Orienting Response*, Pergamon Press, Oxford 1966.

Mackworth, J. F., *Vigilance and Habituation*, Penguin, Baltimore 1970.

Macmillan, M. B., »A note on LeShan and Worthington's ›Personality as a factor in the pathogenesis of cancer‹«, in: *Brit. J. Med. Psych.*, 30 (1957): 49.

Maharishi Mahesh Yogi, *On the Bhagavad-Gita: A New Translation and Commentary*, Penguin Books, Baltimore, Md., 1969.

Malmo, R. B., »Studies of anxiety: Some clinical origins of the activation concept«, in C. D. Speilberger, Hrsg., *Anxiety and Behavior*, Academic Press, New York 1966.

- und C. Shagass, »Physiologic study of symptom mechanisms in psychiatric patients under stress«, in: *Psychosomatic Medicine*, 11 (1949): 27–29.
Mannheimer, D. I., S. T. Davidson, B. B. Balter, G. D. Mellinger, I. H. Cisin und H. J. Parry, »Popular attitudes and beliefs about tranquilizers«, in: *Am. J. Psychiatry*, 130 (1973): 1246.
Margolis, J. und D. West, »Spontaneous regression of malignant disease: Report on three cases«, in: *J. Am Geriatrics Society*, 15 (März 1967): 251–53.
Marinacci, A. A., *Applied Electromyography*, Lea and Febiger, Philadelphia 1968.
Martin, B., *Anxiety and Neurotic Disorders*, Wiley, New York 1971.
Mawson, S. R., P. Adlington und M. Evans, »A controlled study evaluation of adeno-tonsillectomy in children«, *J. of Laryngology and Otolaryngology*, 81: 777–790, 1967.
McQuade, W. und A. Aikman, *Stress*, E. P. Dutton and Co., New York 1974.
Meerloo, J., »Psychological implications of malignant growth: Survey of hypotheses«, in: *Brit. J. Med. Psych.*, 27 (1954): 210 bis 15.
Mellors, R. C., »Prospects for the biological control of cancer«, in: *Bull. N.Y. Acad. Med.*, 38 (1962): 75.
Merck Sharp & Dohme Company, *The Hypertension Handbook*, Merck Sharp & Dohme, West Point, Pa., 1974.
Meyer, R. J. und R. J. Haggerty, »Streptococcal infections in families«, in: *Pediatrics*, 29 (1962): 539–49.
Mikuriya, T. H., K. R. Pelletier und A. E. Gladman, »Unstable sub-beta EEG with beta tracking failure in psychiatric dysfunction«, in: *Proceedings of the Biofeedback Society of California*, Biofeedback Society of California, San Diego, Dez. 1976.
Miller, F. R. und H. W. Jones, »The possibility of precipitating the leukemic state by emotional factors«, in: *Blood*, 3 (1948): 2880–84.
Miller, N. E., L. V. DiCara, H. Solomon, J. M. Weiss und B. Dworkin, »Learned modification of automatic functions: A review and some new data«, in: T. X. Barber et al., Hrsg., *Biofeedback and Self Control*, Aldine-Atherton, Chicago 1970.
Miller, S., N. Remen, A. Barbour, M. A. Nairles, S. Miller und D. Carell, *Dimensions of Humanistic Medicine*, Institute for the Study of Humanistic Medicine, San Francisco 1975.
Minc, S., »Psychological factors in coronary heart disease«, in: *Geriatrics*, 20 (1965): 747–55.
Moeller, T. A. und W. A. Love, Jr., »A method to reduce arterial

hypertension through muscular relaxation.« Der Versammlung der Biofeedback Society, Boston 1972, vorgelegte Abhandlung.

Moorman, L. T., »Tuberculosis on the Navajo Reservation«, in: *American Review of Tuberculosis*, 61 (1950): 586.

Moos, R. H. und G. F. Solomon, »Psychologic comparisons between women with rheumatoid arthritis and their non-arthritic sisters«, in: *Psychosomatic Medicine*, 2 (1965): 150.

Morris, J. N. et al., »Incidence and prediction of ischaemic heart disease in London busmen«, in: *Lancet*, 2 (1966): 553–59.

Moss, G. E., *Illness, Immunity and Social Interaction: The Dynamics of Biosocial Resonation*, John Wiley and Sons, New York 1973.

Musés, C. M. und A. M. Young, Hrsg., *Consciousness and Reality*, Outerbridge and Lazard, New York 1972.

Naranjo, C. und R. E. Ornstein, *On the Psychology of Meditation*, Viking, New York 1971. Dt.: *Psychologie der Meditation*, Fischer-TB 1811.

Nelson, D. H., »Spontaneous regression of cancer«, in: *Clin. Radiology*, 13 (1962): 138.

–, »Spontaneous regression of cancer«, in: *Brit. Med. J.*, 2 (1960): 670.

»The nervous factor in the production of cancer«, Leitartikel. *Brit. Med. J.*, 20 (1925): 1139.

Nidich, S., W. Seeman und T. Dreskin, »Influence of transcendental meditation: A replication«, in: *J. Counseling Psychology*, 20 (1937): 565–66.

Ormé-Johnson, D. W., »Autonomic stability and transcendental meditation«, in: *Psychosomatic Medicine*, 35 (1973): 341–49.

Otis, L. S., »The facts on transcendental meditation: If wellintegrated but anxious, try TM«, in: *Psychology Today*, 7 (1974): 45–46.

Parker, W., *Cancer: A study of ninety-seven cases of cancer of the female breast*, New York 1885.

Patel, C. H., »Yoga and biofeedback in the management of hypertension«, in: *Lancet* (10. Nov. 1973).

– und K. K. Datey, »Yoga and biofeedback in the management of hypertension: Two control studies«, in: *Proceedings of the Biofeedback Research Society*, Monterey 1975.

Paul, G. L., »Physiological effects of relaxation training and hypnotic suggestion«, in: *Journal of Abnormal Psychology*, 74, No. 4 (1969): 425–37.

Paykel, E. S., J. K. Myers, M. N. Dienalt, G. L. Klerman, J. J. Lindenthal und M. P. Pepper, »Life events and depression«, in: *Archives of General Psychiatry*, 21 (1969): 753–60.

Pearson, H. E. S. und J. Joseph, »Stress and occlusive coronary-artery disease«, in: *Lancet*, 1 (1963): 415–18.

Pelletier, K. R., »Altered attention deployment in meditation«, in: D. Kanellakos und J. Lucas, Hrsg., *The Psychobiology of Transcendental Meditation*, W. A. Benjamin Press, Reading, Mass., 1974.

–, »Influence of transcendental meditation upon autokinetic perception«, in: *Journal of Perceptual and Motor Skills*, 39, (1974): 1031–34.

–, »Neurological, psychophysiological, and clinical differentiation of the alpha and theta altered states of consciousness«, in: *Dissertation Abstracts International*, 1974, 35/1, 74–14, 806.

–, »Neurological, psychophysiological, and clinical parameters of alpha, theta, and the voluntary control of bleeding and pain«, in: *Proceedings of the Biofeedback Research Society*, Biofeedback Research Society, Denver 1974.

–, »Psychophysiological parameters of the voluntary control of blood flow and pain«, in: D. Kanellakos und J. Lucas, Hrsg., *The Psychobiology of Transcendental Meditation*, W. A. Benjamin, Reading, Mass., 1974.

–, »Diagnosis, procedure, and phenomenology of clinical biofeedback«, in: *Proceedings of the Biofeedback Research Society*, Biofeedback Research Society, Denver 1975.

–, »Diagnostic and treatment protocols for clinical biofeedback«, in: *Journal of Biofeedback*, 2, No. 4 (Herbst/Winter 1975).

–, »I shall feel no pain and bleed no blood«, in: P. G. Zimbardo und F. L. Ruch, Hrsg., *Psychology and Life*, Scott, Foresman, Glenview, Ill., 1975.

–, »Mind as healer, mind as slayer«, in: *Lifelong Learning*, Berkeley, University of California, 45 (Aug. 1975), No. 11.

–, »Neurological substrates of consciousness«, in: *Journal of Altered States of Consciousness*, 2 (1975), No. 1.

–, »Theory and applications of clinical biofeedback«, in: *Journal of Contemporary Psychotherapy*, 7 (1975), No. 1.

–, »Application of meditative exercises in enhancing clinical biofeedback outcome«, in: *Proceedings of the Biofeedback Research Society*, Biofeedback Research Society, Denver 1976.

–, »Holistic applications of clinical biofeedback and meditation«, in: *Journal of Holistic Health*, 1 (1976).
–, »Increased perceptual acuity following transcendental meditation«, in: L. Domash, J. Farrow und D. Ormé-Johnson, Hrsg., *Scientific Research on Transcendental Meditation: Collected Papers*, Maharishi International University Press, Los Angeles 1976.
–, »What to tell your patients when they ask about biofeedback«. *Extension Division Catalog*, University of California School of Medicine, Los Angeles 1976.
–, *Toward a Science of Consciousness*, Random House, New York 1977.
– und C. Garfield, *Consciousness: East and West*, Harper & Row, New York 1976.
Pelletier, K. R., A. E. Gladman und T. H. Mikuriya, »Clinical protocols: Professional group specializing in psychosomatic medicine«, in: *Handbook of Physiological Feedback*, Autogenic Systems, Inc., Berkeley 1976.
Pelletier, K. R. und E. Peper, »The chutzpah factor in psychophysiological parameters of altered states of consciousness«, in: *Proceedings of the Biofeedback Research Society*, Biofeedback Research Society, Denver 1974.
–, »The chutzpah factor altered states of consciousness«, in: *Journal of Humanistic Psychology*, 17 (1977) No. 1.
–, »Developing a biofeedback model: Alpha EEG feedback as a means for pain control«. *Biofeedback and Self-Regulation*, 1977 noch im Druck.
Pelner, L. »Host-tumor antagonism. 111. Prolonged survival of certain patients with cancer. Fortuitous occurrence or immunity mechanism«, in: *J. Amer. Geriat. Soc.*, 4 (1956): 1126.
Pendergrass, E., Presidential Address to the American Cancer Society Meeting, 1959.
Peper, E., »Reduction of efferent motor commands during alpha feedback as a facilitator of EEG alpha and a precondition for changes in consciousness«, in: *Kybernetik*, 9, No. 6, (1971): 226–31.
–, »Biofeedback as a core technique in clinical therapies«; der Versammlung der Biofeedback Research Society, Boston 1972, vorgelegte Abhandlung.
–, »Biofeedback as a core technique in clinical therapies«; der 81. Jahresversammlung der American Psychological Association, Montreal 1973, vorgelegte Abhandlung.
–, »Applications of biofeedback to reduce stress and for preventive health«; der 82. Jahresversammlung der American Psycho-

logical Association, New Orleans 1974, vorgelegte Abhandlung.

Perls, F. S., *Gestalt Therapy Verbatim*, Real People Press, Lafayette 1969.

Perry, J. W., »Reconstitutive process in the psychopathology of the self«, in: *Ann. N.Y. Acad. Sci.*, 96 (1962): 853–76.

Pickering, T., »Yoga and Bio-Feedback in Hypertension«, in: *Lancet*, Dezember 1973 (Brief).

Pitts, F. N., Jr. und J. N. McClure, Jr., »Lactate metabolism in anxiety neurosis«, in: *New Eng. J. Med.*, 277 (1967): 1329–34.

Rahe, R. H., »Life crisis and health change«, in: *Psychotropic Drug Response: Advance in Prediction*, Charles G. Thomas, Springfield, Ill., 1969.

–, »Life-change measurement as a predictor of illness«, in: *Proceedings of the Royal Society of Medicine*, 61 (1973): 1124–26.

– et al., »Social stress and illness onset«, in: *J. Psychosom. Research*, 8 (1964): 35–44.

Rahe, R. H. und M. Romo, »Recent life changes and the onset of myocardial infarction and coronary death in Helsinki«, in: E. K. E. Gunderson und R. Rahe, Hrsg., *Life Stress and Illness*, Charles C. Thomas, Springfield, Ill., 1974, S. 105–20.

Rakstis, T. J., »Helping cancer victims come back«, in: *Today's Health*, 46 (1968): 40–41.

Rashkis, H. A., »Systemic stress as an inhibitor of experimental tumors in Swiss mice«, in: *Science*, 116 (1952): 169–71.

Ray, B. S., »Discussion of Everson, T. C. and Cole, W. H.: Spontaneous regression of cancer«, in: *Ann. Surg.*, 144 (1956): 366–83.

Remen, N., *The Masculine Principle, the Feminine Principle, and Humanistic Medicine*, Institute for the Study of Humanistic Medicine, San Francisco 1975.

Richards, V., »On the nature of cancer: An analysis from concepts in current research«, in: *Oncology*, 21 (1967): 161–88.

Riley, V., »Mouse mammary tumors: Alteration of incidence as apparent function of stress«, in: *Science*, 189 (1975): 465–67.

Robbins, L. C., *How to Practice Prospective Medicine*, Methodist Hospital, Indianapolis 1970.

Rosenman, R. H., R. J. Brand, C. D. Jenkins, M. Friedman, R. Strauss und M. Worm, »Coronary heart disease in the western collaborative group study: A follow-up experience of $4^{1}/_{2}$ years«, in: *Journal of Chronic Diseases*, 23 (1970): 173–90.

–, »Coronary heart disease in the western collaborative group study: final follow-up experience of $8^{1}/_{2}$ years«, in: *J.A.M.A.*, 8 (1975): 233.

Roxburgh, D., »Spontaneous regression of cancer«, in: *Brit. Med. J.* 1 (1935): 39.

Russek, H. I., »Stress, tobacco, and coronary heart disease in North American professional groups«, in: *J.A.M.A.*, 192 (1965): 189–94.

Sacks, O. W., *Migraine*, University of California Press, Berkeley 1970.

Sales, S. M., »Differences among individuals in affective, behavioral, biochemical and physiological responses to variations in workload.« Dissertation (Dr. phil.), University of Michigan, University Microfilms No. 69–18 098, 1969.

– und J. House, »Job dissatisfaction as a possible risk factor in coronary heart disease«, in: *Journal of Chronic Diseases*, 23 (1971): 867–73.

Sargent, J. D., E. E. Green und E. D. Walters, »Preliminary report on the use of autogenic feedback techniques in the treatment of migraine and tension headaches«, in: *Psychosomatic Medicine*, 35, No. 3 (1973): 129–35.

Schacter, S., »The interaction of cognitive and physiological determinants of emotional states«, in: L. Berkowitz, Hrsg., *Advances in Experimental Social Psychology*, Vol. I., Academic Press, New York 1964.

Scheflen, A. E., »Malignant tumors in the institutionalized psychotic population«, in: *Arch. Neurol. Psychiat.*, 64 (1951): 145 bis 55.

Schildkraut, J. J. und S. S. Kety, »Biogenic amines and emotion«, in: *Science*, 156 (1967): 21–30.

Schmale, A. H., Jr. und G. L. Engel, »The giving up-given up complex illustrated on film«, in: *Arch. Gen. Psychiat.*, 17 (1967): 135–45.

Schofield. J. E., »Teratoma of testis: Spontaneous disappearance of lung metastases«, in: *Brit. Med. J.*, 1 (1947): 411.

Schultz, J. *Das Autogene Training*, Georg Thieme Verlag, Stuttgart 1953.

– und W. Luthe, *Autogenic Training: A Psychophysiologic Approach in Psychotherapy*, Grune and Stratton, New York 1959.

Schwartz, G. E., »Biofeedback as therapy: Some theoretical and practical issues«; dem dritten jährlichen Brockton Symposium on Behavior Therapy, April 1972, vorgelegte Abhandlung.

–, »Pros and cons of meditation: Anxiety, self-control, drug abuse, and creativity«; der 81. Jahresversammlung der American Psychological Association, Montreal 1973, vorgelegte Abhandlung.

– und D. J. Goleman, »Meditation as an alternative to drug use: Accompanying personality changes.« Unveröffentlichte Abhandlung, 1976.

Scott, J. B., »Spontaneous regression of cancer«, in: *Brit. Med. J.*, 1 (1935): 230.

»Seeking Cancer Cures«, *Newsweek*, 76 (31. Aug. 1970): 48.

Seguin, C. A., »Migration and psychosomatic disadaption«, in: *Journal of Psychosomatic Medicine*, 18 (1956): 404–09.

Seligman, A. M., »A review of Everson, Tilden, Cole, Waner: Spontaneous regression of cancer: A study and abstracts of reports in the world medical literature and of personal communications concerning spontaneous regression of malignant disease«, in: *J.A.M.A.*, 198 (1966): 680.

Selye, H., *The Physiology and Pathology of Exposure to Stress*, Acta, Montreal 1950.

–, *The Stress of Life*, McGraw-Hill, New York 1956. Dt.: *Streß beherrscht unser Leben*, 1957.

–, *Stress Without Distress*, J. P. Lippincott, Philadelphia und New York 1974.

Shapiro, D. und G. E. Schwartz, »Biofeedback and visceral learning: Clinical applications«, in: *Seminars in Psychiatry*, 4 (1972): 171–84.

Shapiro, D., B. Tursky, E. Gerson und M. Stern, »Effects of feedback and reinforcement on the control of human systolic blood pressure«, in: *Science*, 163 (1969): 588.

Shapiro, D., B. Tursky und G. E. Schwartz, »Differentiation of heart rate and systolic blood pressure in man by operant conditioning«, in: T. X. Barber et al., Hrsg., *Biofeedback and Self Control*, Aldine-Atherton, Chicago 1970.

Shapiro, S. I., »Spontaneous regression of cancer«, in: *Eye ear nose throat monthly*, 46 (Oktober 1967): 1306–10.

Shasta Abbey, *Zen Meditation*, Shasta Abbey Publications, Mount Shasta, Cal., o.D.

Shevrin, H., »Brain wave correlates of subliminal stimulation, unconscious attention, primary- and secondary-process thinking, and repressiveness«, in: *Psychological Issues*, 8, No. 2, Mono 30 (1973): 56–87.

Shimkin, M. B., »Duration of life in untreated cancer«, in: *Cancer*, 4 (1951): 1.

–, M. H. Griswold und S. J. Cutler, »Survival in untreated and treated cancer«, in: *Ann. Intern. Med.*, 45 (1956) 255–67.

Shrifte, M. »Toward identification of a possible variable in host resistance to cancer«, in: *Psychosom. Med.*, 24 (1962): 390.

Simeons, A. T. W., *Man's Presumptuous Brain: An Evolutionary*

Simmons, L. W., »The relation between the decline of anxiety reducing and anxiety resolving factors in a deteriorating culture and its relevance to bodily disease«, in: *Proc. Ass. Res. Neuro, Ment. Dis.*, 29 (1950): 127.

Simonton, O. C. und S. Simonton, »Belief systems and management of the emotional aspects of malignancy«, in: *Journal of Transpersonal Psychology*, 7, No. 1 (1975): 29–48.

Sloane, R. B., »Some behavioral and other correlates of cholesterol metabolism«, in: *Journal of Psychosomatic Research*, 5 (1961): 183–90.

Solomon, G. F., »Emotions, stress, the central nervous system, and immunity«, in: *Ann. N.Y. Acad. Sci.*, 164, No. 2 (1969): 335 bis 43.

–, A. A. Amkraut und P. Kasper, »Immunity, emotions and stress (with special reference to the mechanisms of stress effects on the immune system)«, in: *Psychotherapy and Psychosomatics*, 23, (1974): 209–17.

Spitzer, W. O., A. R. Feinstein und D. L. Sackett, »What is a health care trial?«, in: *J.A.M.A.*, 233, No. 2 (1975): 161–63.

»Spontaneous regression of cancer«, Leitartikel, *Brit. Med. J.*, 2 (1962): 1245.

Stein, J., »Meditation, habituation, and distractability«, unveröffentlichte Dissertation, Harvard University 1973.

Stein, M., R. C. Schiavi und M. Camerino, »Influence of brain and behavior on the immune system«, in: *Science*, 191 (6. Feb. 1976): 435–40.

Stephenson, H. I. und W. J. Grace, »Life stress and cancer of the cervix«, in: *Psychosom. Med.*, 16 (1954): 287–94.

Sterman, M. B., »Neurophysiological and clinical studies of sensorimotor EEG biofeedback training: Some effects on epilepsy«, in: L. Birk, Hrsg., *Seminars in Psychiatry*, Grune and Stratton, New York 1974, Vol. 5 (4), S. 507–25.

–, »Clinical implications of EEG biofeedback training: A critical appraisal«, in: G. E. Schwartz und J. Beatty, Hrsg., *Biofeedback: Theory and Research*, 18. Kapitel, Academic Press, New York 1975.

–, L. R. Macdonald und R. K. Stone, »Biofeedback training of the sensorimotor electroencephalogram rhythm in man: Effects on epilepsy«, in: *Epilepsia*, 15 (1974): 395–416.

Stern, J. A., W. Surphlis und E. Koff, »Electrodermal responsiveness as related to psychiatric diagnosis and prognosis«, in: *Psychophysiology*, 2 (1965): 61–66.

Sternbach, R. A., *Principles of Psychophysiology*, Academic Press, New York 1966.

Stewart, F. W., »Experiences in spontaneous regression of neoplastic disease in man«, in: *Texas Rep. Biol. Med.*, 10 (1952): 239.

Stone, H. B., R. M. Curtis und J. H. Brewer, »Can resistance to cancer be induced?«, in: *Ann. Surg.*, 134 (1951): 519–28.

– und L. Schnaufer, »Attempts to induce resistance to cancer«, in: *Ann. Surg.*, 141 (1955): 329.

Stout, C., J. Morrow, E. Brandt und S. Wolf, »Unusually low incidence of death from myocardial infarction: Study of an Italian American community in Pennsylvania«, in: *J.A.M.A.*, 188 (1964): 845–49.

Stoyva, J. und T. Budzynski, »Cultivated low arousal – an antistress response?«, in: L. V. DiCara, Hrsg., *Recent Advances in Limbic and Autonomic Nervous System Research*, Plenum, New York 1973.

Stroebel, C., Persönliche Mitteilung an den Autor. Institute of Living, Hartford, Conn., 1975.

Sumner, W. C. und A. G. Foraker, »Spontaneous regression of human melanoma: Clinical and experimental studies«, in: *Cancer*, 13 (1960): 79–81.

Tarlau, M. und I. Smalheiser, »Personality patterns in patients with malignant tumors on the breast and cervix: Exploratory Study«, in: *Psychosom. Med.*, 13 (1951): 117–21.

Theorell, T. und R. H. Rahe, »Behavior prior to myocardial infarction«, in: T. Theorell, Hrsg., *Psychological Factors in Relation to the Onset of Myocardial Infarction and to Some Metabolic Variables: A Pilot Study*, Karolinska Institut, Stockholm 1970.

Thomas, C. B. und K. R. Duszynski, »Closeness to parents and the family constellation in a prospective study of five disease states: Suicide, mental illness, malignant tumor, hypertension and coronary heart disease«, in: *The Johns Hopkins Medical Journal*, 134, No. 5 (Mai 1974): 251–70.

Thomas, C. B. und E. A. Murphy, »Further studies on cholesterol levels in the Johns Hopkins medical students: The effect of stress at examinations«, in: *Journal of Chronic Diseases*, 8 (1958): 661–68.

Tinbergen, N., »Etiology and stress diseases«, in: *Science*, 185 (1974): 26.

Toomin, M. K. und H. Toomin, *GSR Biofeedback in Psychotherapy: Some Clinical Observations*, Biofeedback Research Institute, Los Angeles 1973.

Travis, John W., »Wellness Inventory«, Wellness Center, Mill Valley, Kalifornien, 1975.
Tsuji, K., S. Ashizawa, H. Sasa et al., »Clinical and statistical observations on spontaneous regression of cancer«, in: *Jap. J. Cancer Clin.*, 15 (1969): 729–33.
Tuke, Daniel Hack, *Illustrations of the Influence of the Mind upon the Body in Health and Disease Designed to Elucidate the Action of the Imagination*, J. and A. Churchill, London ²1884.

U.S. Government Printing Office, *The Framingham Study: An Epidemiological Investigation of Cardiovascular Disease*, U.S. Government Printing Office, Section 10, Washington, D.C., September 1968.

Vachon, L., zit. in »Biofeedback in Action«, *Medical World News*, 9. März 1973.
Van Der Valk, J. M. und J. J. Groen, »Personality structure and conflict situation in patients with myocardial infarction«, in: *Journal of Psychosomatic Research*, 11 (1967): 41–46.

Wallace, R. K., »Physiological effects of transcendental meditation«, in: *Science*, 167 (1970): 1751–54.
– und H. Benson, »The physiology of meditation«, in: *Scientific American*, 226 (1972): 84–90.
– und A. F. Wilson, »A wakeful hypometabolic state«, in: *Amer. J. Physiology*, 221 (1971): 795–99.
– und M. D. Garrett, »Decreased blood lactate during transcendental meditation«, in: *Federation Proceedings*, 30 (1971): 376.
Weil, A., *The Natural Mind*, Houghton Mifflin, Boston 1973.
Weiss, E. et al. »Emotional factors in coronary occlusion«, in: *Archives of Internal Medicine*, 99 (1957): 628–41.
Weiss, T. und B. T. Engel, »Operant conditioning of heart rate in patients with premature ventricular contractions«, in: *Psychosomatic Medicine*, 33, No. 4 (1971): 301–22.
Wertlake, P. T. et al., »Relationship of mental and emotional stress to serum cholesterol levels«, in: *Proceedings of the Society for Experimental Biology and Medicine*, 97 (1958): 163–65.
West, P. M., »Origin and development of the psychological approach to the cancer problem«, in: J. A. Gengerelli und F. J. Kirkner, Hrsg., *The Psychological Variables in Human Cancer*, University of California Press, Berkeley 1954.
–, E. M. Blumberg und F. W. Ellis, »An observed correlation between psychological factors and growth rate of cancer in man«, in: *Cancer Res.*, 12 (1952): 306–07.

Weyer, E. M. und H. Hutchins, Hrsg., *Psychophysiological Aspects of Cancer*, New York Academy of Sciences, New York 1966.

Whatmore, G. B. und D. R. Kohli, »Dysponesis: A neurophysiologic factor in functional disorders«, in: *Behavioral Science*, 13, No. 1 (1968): 102–24.

Wheatley, D., »Evaluation of psychotropic drugs in general practice«, in: *Proceedings of the Royal Society of Medicine*, 65 (1972): 317.

Wheeler, J. I., Jr. und B. M. Caldwell, »Psychological evaluation of women with cancer on the breast and of the cervix«, in: *Psychosom. Med.*, 17 (1955): 256–68.

Wickramaskera, I., »Effects of EMG feedback training on susceptibility to hypnosis: Preliminary observations«, in: *Proceedings of the American Psychological Association* (1971): 783–84.

Williams, M., »Psychophysiological responsiveness to psychological stress in early schizophrenic reaction«, in: *Psychosom. Med.*, 15 (1953): 456–63.

Wolf, S., *The Stomach*, Oxford University Press, New York 1965.

Wolff, Harold, G., »Changes in vulnerability of tissue: An aspect of man's response to threat«, in: *The National Institute of Health Annual Lectures*, U.S. Dept. of Health, Education and Welfare, Publication No. 388, 1953, S. 38–71.

–, *Headache and Other Head Pain*, Oxford University Press, New York 1963.

–, *Stress and Disease*, 2., revid. und von Stewart Wolf und Helen Goodell hrsg. Auflage, Charles C. Thomas, Springfield, Ill., 1968.

Wolpe, J., *Psychotherapy by Reciprocal Inhibition*, Stanford University Press, Stanford, Calif., 1958.

– und A. A. Lazarus, *Behavior Therapy Techniques*, Pergamon Press, New York 1966.

Young, Arthur M., *The Reflexive Universe*, Delacorte Press, New York 1976.

Zen Meditation, Mount Shasta, Calif., Shasta Abbey, o.D.

Zimbardo, P. G., *The Cognitive Control of Motivation*, Scott, Foresman, Glenview, Ill., 1969.

–, »The human choice: Reason and order versus impulse and chaos«; *Nebraska Symposium on Motivation*, März 1969.

Namen- und Sachregister

Abwehrmechanismen (s. a. Immunreaktionen) 49, 62, 68, 70, 75, 113, 117, 128, 130, 147, 168
ACTH (s. a. Hypophysenhormone) 61, 72
Adaptationskrankheiten 76 f.
Adler, R. 138 f., 273
Adlington 281
Adrenalin (s. Nebennierenhormone)
afferente Nervenbahnen 53 f.
Aggressivität 103, 120, 122 f., 143, 145
Aikman, A. 61
Akishige, Y. 199
Aldosteron (s. Nebennierenhormone)
Alexander-Technik 248
Alkohol 15, 17, 32, 85
Allergene 74, 176
Allergien 14, 32, 67, 75
Allison, J. 199
Alter 86 f.
   und Arteriosklerose/Hypertonie 159
   und Arthritis 171
   und Blutdruck 152
   und Krebs 164
   und Migräne 163
   Furcht vor 86 f., 296
Amenorrhöe 14
Amkraut, A. 65, 69
Anand, B. K. 186, 199
Angina pectoris 273, 281
Angst 12, 27 f., 48, 55, 88, 130, 143 f., 149, 162, 176, 191 ff., 197, 213, 256, 283, 296
   und Krebs 131, 134
Anpassung (Adaptation, s. a. Generelles Adaptations-Syndrom) 13, 36, 49, 82 ff., 94, 100, 116, 132, 148, 188
Anschauung(ssysteme) 39, 142, 236, 277
Antidepressiva 27, 85
Antigene 65, 67, 164 f.
Antikörper 65, 173
Appley, M. H. E. 78
Arbeit und Streß (s. Streß)
Ärger (Wut) 103, 118, 129 f., 136, 144 f., 162, 176

Arteriosklerose 15, 73, 150, 155–159
  und Geschlecht 159
  Ursachen der 159
Arthritis 14 f., 25, 63, 85, 115, 117, 143 f., 169, 171, 237
  und Immunsystem 174
  Krankheitsverlauf 172 f.
  Osteo- 143, 171
  Persönlichkeitsmerkmale bei 143 f.
  Poly- 143 Fußn.
  rheumatoide 143, 171–174
Asthma 15, 25, 115, 175 f., 196, 267
Atemwege, Erkankungen der (s. a. Bronchitis, Lungenemphysem) 14, 174 ff.
Atmung 22, 29 f., 176, 179, 186, 199, 202, 224, 241, 250, 254, 270, 272, 274
A-Typ (-Verhalten) 37, 95, 119–128, 145
  und kardiovaskuläre Leiden 119–128
  und Migräne 145
Autoaggressionskrankheiten 67, 143
autogene Entladungen (s. motorische E.)
Autogenes Training 32, 163, 211–233
  i. d. psychosomatischen Medizin 236–243
  Körperhaltungen 217–220
Autohypnose 214
Autoimmunkrankheiten (s. Autoaggressionskrankheiten)
autonome Funktionen (s. a. autonome Kontrolle) 33, 36, 54, 56 f., 185
  Kontrolle 215, 226, 244, 246, 248, 251 f., 255, 273

Persönlichkeit (Verhaltensweise) 96 f., 100
Autosuggestion 215 f., 223, 225

Bacon, C. L. 132
Bagchi, B. K. 185
Bahnson, C. B. 136
Bahnson, M. B. 136
Barbiturate 27
Basalganglien 50
Bateson, Gregory 23
Bauchspeicheldrüse 95
BCG (Bazillus Calmette-Guérin) 68
Beary, J. R. 59, 270
Bellsche Lähmung 262
Benedict, Ruth 100
Benson, Herbert 21, 59, 196, 200, 262, 269 f.
Bernard, Claude 20
Beruhigungsmittel (s. a. Tranquilizer) 17
Bettnässen 14
Bewältigungsreaktion 192
Bewußtseinserforschung 182
Bioenergetik 248
Biofeedback 24 f., 32, 35 f., 38 f., 41, 53, 57, 80, 117, 146, 155, 163, 179, 197 f., 201–204, 213, 215, 218, 225, 236, 244–275
  und Asthma 267
  und Atmung 250
  und autonome Kontrolle 251 f.
  und Bellsche Lähmung 262
  und Blutdruck (Hypertonie) 249 f., 259, 262 ff.
  und Depressionen 258
  und Dickdarmkrämpfe 255, 259
  und Ekzeme 258
  und Epilepsie 268

und Fruchtbarkeitskontrolle 268
und Hautentzündungen 258
und hautgalvanische Reaktion 250, 255 ff., 265 f.
und Hemiplegie 261 f.
und Herzfrequenz 245 f., 250, 263 f.
und Hirnströme 245, 250
und Impotenz 266
und Kausalgie 262
und kardiovaskuläre Störungen 262 f.
und Krebs 268 f.
und Magengeschwüre 266
und Magensäurewerte 245, 266
und Mastdarmentzündung 259
und Migräne 245, 255, 257, 259, 266
und Muskelspannungen (-spasmen) 245, 250, 256 ff., 262
und neuromuskuläre Störungen 255, 259 ff.
und Phantomschmerzen 268
und Phobien 258
und Schmerzausschaltung 268
und Sehstörungen 267
und Selbstregulierung 257
und Temperaturregulierung 245, 267
und Tics 255
und Torticollis spasm. 261
und Tranquilizer-Abhängigkeit 255 f.
und Verdauungsstörungen 258, 267
Biofeedback Research Society 204
Biorhythmen 93
Blackwell, Barry 27
Bloomfield, Harold H. 185, 201
Blumberg, E. T. 132
Blutdruck (*s. a.* Hypertonie) 38, 64, 80, 117, 126, 151 ff., 156, 159, 179, 196, 199, 201–204, 236, 249 f., 259, 262 ff.
Blut-(B-)Lymphozyten 66 f.
Blutzuckerspiegel 58, 63
Booker, H. E. 262
Boudreau, L. 196
Boyd, William 140 f.
Brenner 262
Breslow, Lester 285
Bronchialasthma 14, 197, 273
Bronchitis 14, 174 f.
  Krankheitsverlauf 174 f.
Brosse, Therese 185
Brücke (*Pons*) 50
B-Typ (-Verhalten) 37, 120, 124 f.
Budzynski, Thomas H. 188, 256, 258, 273

Cain, M. 185
Cain, Peter 201
Camerino, Maria 66
Cannon, Walter B. 20, 22, 179
Carol, M. P. 59, 270
Carrol, V. 89
Castaneda, Carlos 39, 277, 296
Cayce, Edgar 238
Chauchard 56
Chemotherapie 26 f., 39 f., 114, 155, 174, 212, 235
Chhina 186, 199
Cholesterin 73, 89, 92, 119, 126, 153, 156 f., 159
Cobb, Sidney 85
Cole, D. 139 f.
Cole, W. H. 138
Colitis ulcerosa (*s. a.* Dickdarmentzündung) 144

Culliton, B. J. 285
Curling, Thomas 73
Cutler, M. 132

Datey, K. 199, 202, 204
Depressionen 27, 110, 131, 143, 149 f., 202, 258, 288
 und Krebs 128 f., 131, 134, 137 f.
Desensibilisierung 258, 273, 283
Desoxykortikosteron (*s.* Nebennierenhormone)
Diabetes 40, 126, 286
Dickdarmentzündung 14, 115
Dickdarmkatarrh 14
Dickdarmkrämpfe 259
DNS 165, 167
Dodge, D. L. 150
Dohrenwend, Barbara Snell 110
Dohrenwend, Bruce P. 110
Domash, L. 201
Doppelbindung (Beziehungsfalle) 23
Dreskin 187
Driesen, J. 138
Driscoll, Richard 283
Dubos, René 149, 177
Durchfall 29, 48
Duszynski, Karen 135 f.
dysfunktionelle Verhaltensweisen (Einstellungen) 24 f., 28, 30, 43, 116 ff., 192
Dysponesis, dysponetisch 258 f., 261

Eccles 40
Einstein, Albert 243
Einstellung (zu Leben, Krankheit) 14, 18, 31, 34 f., 101 f., 104, 138, 142, 182 f., 225, 234, 236, 239 f.
Ejakulation 58
elektrischer Hautwiderstand (*s.* hautgalvanische Reaktion)

Elektroenzephalogramm/graph (EEG) 80, 179, 194, 226, 255, 257, 269, 272
Elektrokardiogramm/graph (EKG) 80, 246
Elektromyogramm/graph (EMG) 80, 255 f., 258–262, 272 f.
Elektrookulogramm/graph (EOG) 267
Ellis, F. W. 133
Emotionen 52, 58, 77, 128, 162, 245
 und Atmung 176
 Ausdruck von 136 f., 143 ff.
 und Biofeedback 265 f.
 und Hirnfunktion 48
 und Migräne 162
Emphyseme 14
endokrine Drüsen (*s.* Hypophyse, Nebennieren, Schilddrüse, Bauchspeicheldrüse)
endokrines System (-e Funktionen) 22, 51, 55 ff., 59–66, 69 f.
Engel, G. L. 144
Entbindung nach Leboyer 279 f.
»Entspannungsreaktion« 59, 227, 249, 255, 269 f.
Entspannung(stechniken) 30, 215
 autogene 241 (*s. a.* Autogenes Training)
 meditative 32 f. (*s. a.* Meditation)
 progressive 32, 188, 251, 254, 273
 tiefe 211–214, 217, 222, 229, 234, 244 f., 249, 254, 256, 259, 270, 273, 275
Entzündungen 74 f. (*s. a.* Hormone)
Epilepsie (Epileptiker) 52 f., 225, 268
Epstein, Mark D. 21

Ernährung 41, 158, 283 ff.
Evans 281
Everson, T. C. 139 f.

Farrow, F. 201
Feindseligkeit 120, 123 ff., 132, 136 f., 144 f., 162
Feinstein, Alvan R. 280
Ferguson 187, 191
Fettleibigkeit (Übergewicht) 159, 287
Fettsäuren 64, 159
Fier, B. 85
Fluchtmechanismen 48
Frankenhäuser, Marianne 91
French, David 267
French, J. D. 54
Friedman, Meyer 36 f., 89, 94, 115, 119–121, 124, 127, 138 f., 145, 156
Friedman, S. B. 138 f.
Funkenstein, Daniel H. 103

Galen 131
Gallagher, Robert E. 167
Gallo, Robert C. 167
Gangräne 157
Gardner, E. 52
Garfield, C. 23
Garfield, Sidney 16, 187
Garton, W. H. 255, 261
G.A.S. (s. Generelles Adaptations-Syndrom)
gastrointestinale Störungen 28 f., 258, 267
  Geschwüre (s. a. Magengeschwüre) 73
Gehirn (s. a. Hirnfunktionen) 47–56, 77
Geisteskrankheiten 15, 23, 110, 114, 135, 150
Geller-Tabelle 288
Gellhorn, E. 56, 69

Generelles Adaptations-Syndrom (G.A.S.) 26, 71–77
Genetik 41
Geschlecht (mitverurs. ätiol. Faktor) 159
Geschlechtshormone 62, 120, 158
Gestalt-Therapie 248, 252
»Gesundheitsrisiken, Schätzung der« 187–290
»Gesundheitsverhalten« 284 ff.
Gicht 171
Glasgow 138 f.
Glukokortikoide (s. Nebennierenhormone)
Goggins, Eileen 130
Goldfarb, Charles 137 f.
Goleman, Daniel J. 187, 189 ff., 195
Gorman, Paul 266
Gorton, B. 215 f., 228
Gowan 187, 191
Grace 133
Greden, John F. 85
Green, Alyce M. 128, 245, 253, 256
Green, Elmer E. 32, 38, 245, 253, 255 f., 271 f.
Green, J. A. 291
Greene, W. A. Jr. 128
Großhirnrinde (s. Kortex)
Guenther, Herbert V. 232
Gunderson 100, 150

Haggerty, R. J. 105
Harrington, Robert 17
Harrison 152
Hassanein, Khatab 130
»Hastkrankheit« (s. a. Zeitdruck) 94, 121
hautgalvanische Reaktion 179, 188–194, 202 f., 250, 255 ff., 265 f.
Hauttemperatur 33, 117, 128

Heilberufe (Geschichte der) 18 f.
Herz 151–159, 223, 246
- -frequenz (Schlagfolge) 117, 178, 185 f., 190, 194, 245 f., 250, 263 f., 271 f.
- -krankheiten (s. a. Koronarleiden, Myokardinfarkt) 83, 150
  und Persönlichkeitstyp 119–128
- -stromtätigkeit 38
Heuschnupfen 14 f.
Hexenschuß 48
Hippokampus 52
Hirai, T. 186, 199
Hirnfunktionen 49–56
Hirnschlag 15, 150, 157–159
Hirnstamm 50, 53 f., 56
Hirnstrom (-tätigkeit, -bilder) 32, 38, 117 f., 179, 184, 186, 194, 198 f., 209, 226, 245, 248, 250, 253, 256, 270 f., 275
  Alphawellen 118, 184, 186, 194, 199, 226 f., 268, 271, 275
  Betawellen 117, 192, 209
  Thetawellen 186, 194, 199, 256
Hodgkinsche Krankheit 164
holistische Medizin 19 f. (Definition) *et passim*
Holmes, Thomas H. 12, 105–110, 270
Homöostase 62, 70, 73, 190 f., 198
Honsberger, R. 196
Hopi-Indianer 96
Hormone (s. Hypophyse, Nebennieren, Schilddrüse, Bauchspeicheldrüse)
  »Angsthormon« 64
  antiphlogistische 63, 75
  »Streßhormone« 63, 90
  phlogogene 63, 73, 75
  »Wuthormon« 64
House, J. 89
Hutschnecker, Arnold A. 35, 240
Hypertonie 14 f., 26, 41, 73, 79, 92, 135, 150–156, 158 f., 180, 196, 200, 202 f., 226
  »essentielle« 152
  Ursachen 159
Hypnose 40, 214 f., 247
Hypophyse (Hirnanhangsdrüse) 51, 59–62, 72
Hypophysenhormone
  adrenocorticotropes = ACTH = Kortikotropin 61
  gonadotrope 61
  Somatotropin 62
  Thyreotropin (TTH) 61
  Vasopressin 61
Hypothalamus 50–53, 55 f., 59–63, 65 f., 69 f., 77, 170, 226

identifizierte Persönlichkeit (Verhaltensweise) 96–98, 100
Illich, I. 278
Immunglobuline 140
Immunreaktionen (-system, Immunität) 63–69, 74, 81, 128, 138, 140, 164–171, 174, 177, 234–237, 240, 243
  afferente 66, 68
  efferente 66 f.
  zentrale 66, 68
Impotenz (s. a. sexuelle Funktionsstörungen) 14, 29, 85, 237, 266
Indien 83 f.
Infektionskrankheiten 14, 21, 26, 148, 167

Innenschau (s. Vergegenwärtigung)

Jacobson, Edmund 188, 273
Jaffe, Dennis T. 201
Jaffe, R. 185
James, William 279
Japan 14, 102, 159
Jenkins 123
Johnson, H. E. 255, 261
Jung, Carl Gustav 38
Junior League 119 f.

Kaiser-Permanente-Kliniken 16 f.
Kalvinismus 18
Kamiya, Joseph 199, 226 f., 266
Kampf-oder-Flucht-Reaktion 58 f., 63, 69 ff., 179, 188, 259
kardiovaskuläre Leiden (s. a. Koronarleiden) 14, 25, 32, 36, 40, 115, 177, 262 f.
Karzinogene 166, 169
Karzinom (s. Krebs)
Kasamatsu, A. 186, 199
Keimdrüsen 59
Kelty, Ed. 16
Kety, S. S. 64
Keys, A. 156
Khai, L. M. 65
Kissen, David M. 134 ff.
Kleinhirn (*Cerebellum*) 50
Kleinman 262
Klopfer, B. 128
Koff 192
Koffein 85 f., 163
Kohli, Daniel R. 258
Konzentration, aktive 221
  passive 33, 214, 220 f., 223–227, 230, 233
Kopfschlagader (*A. carotis*) 158, 160

Korneva, e. A. 65
Koronarleiden (-versagen) 73, 89 f., 92, 95, 98 f., 110, 119 f., 123, 126 ff., 135, 145, 150 f., 156 f., 159
Kortex, kortikal 47 f., 50, 52–56, 69, 77, 170, 226 f., 268
  sensomotorischer 53, 268
  Scheitellappen 52 f.
  Schläfenlappen 52 f.
  Stirnlappen 53
Kortikoide (s. Nebennierenrindenhormone)
Kortison (s. Nebennierenrindenhormone)
Kortisol (s. Nebennierenrindenhormone)
Kowal, Samuel J. 131
Kreativität 125, 246, 257, 282
Krebs 14, 35, 37, 64, 67 f., 74, 79, 115, 117, 128–142, 146–171, 177, 180, 212, 234–243, 281
  Bestrahlungstherapie 236 f., 241
  Brust- 131, 133, 164, 166 f. 236 f.
  Chemotherapie 242, 281
  Gebärmutter- (Zervixkarzinom) 133, 238
  Genital- 164
  und Immunsystem 138, 164–171, 235 ff.
  Kehlkopf- 236 f.
  Leukämie 130, 164, 166 f., 235
  Lungen- 131, 135, 164
  Magen/Darm- 164
  Metastasen 132, 236
  Persönlichkeitsmerkmale und 128–142
  spontane Rückbildung 139–142
Kreislauf, peripherer 117

Lacey, J. 250
Lader, M. 192
Laktate 197
Langerhanssche Inseln 59
Langlebigkeit 295
Lansky, Shirley 130
L.A.S. (s. Lokales Adaptations-Syndrom)
Lazarus, A. A. 189, 191
Lebensereignisse (-veränderungen) und
 Krankheit 83, 105–110, 115, 138, 149, 178
Lebenserwartung 285, 288 f.
Leber 73, 158
Leboyer, Frederick 279 f., 296
LeShan, Lawrence 128 f., 132 ff., 136 f.
Leukämie (s. Krebs)
Leukozyten, eosinophile 72, 74, 169
Leukozytenzahl 245
Levi, L. 90
Librium (Chlordiazepoxid) 27
Lilly, John 236
Limbisches System 51 f., 55 f.
Linden, W. 187, 191
Lokales Adaptations-Syndrom 74 f.
Loofbourrow, G. N. 56, 69
Love, W. A. 256, 259
Luce, Gay Gaer 87
Lungen 58, 158, 173–176
 -emphysem 174 f.
 -ödem 158
Luthe, Wolfgang 216, 221, 223, 225 ff., 230, 275

Magengeschwüre 14 f., 29, 32, 72 ff., 85, 266, 273
Magensäure 266
Maharishi Mahesh Yogi 183, 199 f.

Makrophagen 67 f.
Malmo, R. B. 198
Mantra 180, 199 f.
Marihuana 17
Marinacci, A. A. 262
Marmot, Michael G. 99
Martin, W. T. 150, 192
Mastdarmentzündung 259
Masuda, M. 106, 108 f.
Mawson, S. R. 281
McClure 197
McGrath, Charles 167
McQuade, W. 61
Meditation 15, 25, 30 f., 35, 39 ff., 80, 87, 95, 155, 163, 179–213, 216, 222 f., 227–242, 245, 247, 249 ff., 254, 269, 273 ff., 278 f.
 autogene 226–231, 244
 Rinzai Zen 180, 186
 Soto Zen 180, 186
 Transzendentale (TM) 180, 183, 185, 189, 193 f., 196 f., 199 ff., 205, 211
 Zen-Meditation 180, 183, 185, 205–209, 270
 Anleitung zur Zen-M. 206–209
Medulla oblongata (verl. Mark) 50, 53
Meyer, Adolph 83
Meyer, R. J. 105
Migräne 14 f., 22, 37, 46, 79, 115, 118, 144 ff, 160–164, 202, 245, 255, 257, 259, 266
 und A-Typ-Verhalten 145
 Behandlung 163
 und Persönlichkeit 144 ff., 162 f.
Miller 128
Miller Stuart 293, 295
Mineralkortikoide (s. Nebennierenrindenhormone)

Mittelhirn 50, 54 f.
Moeller, T. A. 256, 259
Montgomery 256
Moorman, L. T. 84
Moos, R. H. 143 f.
Morris, J. N. 90
Moss, Gordon E. 96
motorische Entladungen 225
Murphy, Michael 291
Musès 39
mushin
Muskeln, glatte, 25, 33, 57, 64, 152, 176
  quergestreifte 56
Muskeltonus (-spannung) 11, 24 f., 70, 117 f., 241, 245, 250, 256 ff., 262
Mutanten (*s.* Zellen, mutierende)
Myokardinfarkt 89 f., 98 f., 110, 154, 157

Naranjo, C. 181
NATO-Studie 110, 150
Navaho-Indianer 84
Nebennieren 59, 61 ff., 72
  -markhormone
    Adrenalin (Epinephrin) 61–65, 72, 90, 92, 168
    Noradrenalin (Norepinephrin) 62 ff., 72, 90, 168
  -rindenhormone = Kortikoide 63, 65, 72 f., 75 f., 114
    1. Glukokortikoide:
      Kortison (Cortison) 63, 173
      Kortisol 63
    2. Mineralkortikoide:
      Aldosteron 63
      Desoxykortikosteron 63
Nebenschilddrüsen 59
Neoplasma, neoplastisch (*s.* Krebs)

Nervensystem, autonomes 32 f., 38, 55–60, 62 f., 66, 70, 180, 188, 244
  parasympathisches 57 f., 62
  sympathisches 57–60, 62 f., 70, 180, 188
Nesselsucht 14
neurophysiologische Funktionen 43–80, 113, 121, 128, 179, 245, 249
Nidich, S. 187
Niere(nkrankheiten) 62, 73, 151, 273 (*s. a.* Hypertonie)
NIMH = National Institute of Mental Health 16
Noradrenalin (*s.* Nebennierenhormone)

Ödeme, angioneurotische 14
Orientierungsreaktion 192
Ormé-Johnson, David 187, 193, 201
Ornstein, R. E. 181
Otis, Leon 200

Paracelsus 296
Parker, Willard 131
Patel, Chandra H. 201–204
»Patienten-Behandlung« 280 f., 287
Pawlow, Iwan 20
Paykel, E. S. 110
Pelletier, Kenneth R. 23, 38, 117, 145, 187, 190 f., 199, 247, 268, 271
Pendergrass, Eugen 141, 147, 170 f.
Peniserektion 58
Peper, E. 145, 247, 268
Persönlichkeit und Krankheit 116–130
  und kardiovaskuläre Leiden 119–128
  und Krebs 128–142

Persönlichkeitstypen (-merkmale, -profile, -faktoren, s. a. A-Typ, B-Typ) 36 ff., 67, 113–130, 146 f.
Peru, Indianer 84
Pfeffer 256
Phagozyten 67
Phantasien 130, 215, 229 f., 251, 272 f.
Phobien 196, 258
Pickering, Thomas 203 f.
Pitts, F. N. 197
Placebo(-effekt) 21, 27, 203 f., 242
Polygraph (»Lügendetektor«) 189
Pott, Percival 166
Prädisposition (für eine Krankheit) 45, 131 f., 135, 137 f.
Prodrome (Migräne) 161 f.
Proteinmangel 284
Proust, Marcel 95
Prozesse, endipsychische 216
Psychogenese einer Krankheit 22 f.
Psychopharmaka 27 f.
psychosomatisch 19 f. (Definition)
psychosomatische Medizin 44 *et passim*
  Geschichte der 44 f.
  Krebsbehandlung und 239 ff.
  Meditation und 194 ff.
  traditionelle Medizin und 212 f.
psychosomatische Störungen (Leiden)
  und endokrines System 62
  Entwicklungsprozesse 13, 22 f., 25, 29, 44, 51, 62, 73, 105, 114, 149, 171, 248, 253 f., 264, 271, 284
  und Hirnfunktion 51, 53, 55
  und Meditation 195 ff.
  ökonomische Faktoren 85
  soziale Faktoren 84, 194 f.
  und Vergegenwärtigung 233 f.
psychosoziale Normen 71, 95–104
  Faktoren 139, 237
Psychosynthese 247
Psychotherapie 127, 146, 162, 215, 232, 241, 247, 259–262, 275
  transpersonale 187
psychotisches Verhalten (s. Geisteskrankheiten)
psychotrope Medikamente (s. a. Psychopharmaka, Antidepressiva, Tranquilizer) 27 f.
puritanische Ethik (und Lebensstil) 94, 120

Rahe, Richard H. 12, 89, 105, 107–110, 150, 270
Randa, Swami 38
Rationale Therapie 247
Rauchen (Nikotin) 159, 166, 174, 195, 284 f., 289
Raynaudsche Krankheit 14, 118
Reaktionen
  ergotrope 59
  katanone 104
  syntone 104
  trophotrope 59
Reaktionssyndrome 72
Reaktionstypen (hautgalvanische nach Toomin) 265 f.
Regelkreise 45 f., 53 f., 59, 65, 69 f., 73, 130
Regelkreiseffekt, negativer 73
Rehabilitation, neuromuskuläre 79, 254 f., 260 ff.
Reichard, Susan E. 289
Reichsche Strukturierung 248
Reizauswahl 54 f.

»Reizunterbelastung« 91
Religion(en) 87 f.
  östliche 212
Remen, N. 293
Remissionen, spontane 138, 295
Rennecker 132
Retikuläres (Aktivierungs-) System 53–56, 226
Rezeptoren, sensorische 216
Rheumafaktor 144, 173
Rich, Marvin 167
Riechhirn (Rhinenzephalon) 52
Riley, Vernon 167 f.
Risikoschulungsprogramm 287
Robbins, L. 287
Rollenkonflikt 86 f.
Rosenmann, Ray H. 36 f., 89, 94, 115, 122–127, 145, 156–159
Roseto, Rosetaner 98 f.
Rückenmark 50
Rückkopplung, Rückmeldung; immer im Sinne von Biofeedback, (s. dort)
Russek, H. I. 89

Sackett, David L. 280
Sacks, Oliver W. 161
SAGE 87
Sales, S. M. 89
Salzsäure i. Magen und Streß 29
samadhi 186, 211
Sargent 255
satori 180, 211
Schacter, Stanley 48
Schiavi, Raul C. 66
Schilddrüse 14, 59, 61, 65
Schilddrüsenhormon: Thyroxin 61
Schilddrüsenüberfunktion 14
Schildkraut, J. J. 64
Schizophrenie 110, 150

Schlaf 11, 179, 185 f., 195, 282
 -losigkeit 15, 48, 146, 195, 270, 273
 -mittelentwöhnung 256
 -Wach-Mechanismus 56
Schlaganfall, Lähmungen nach 262
Schmerz (als positives Phänomen) 294 f.
 – als Streßfolge 90
 – Alphawellen und 268
Schultz, Johannes H. 213–216, 226 f.
Schwartz, Gary E. 187, 195, 262 f.
Schwarz, Jack 38
Schweißdrüsen 58
Seeman 187
Seguin, C. A. 84
Sekundärer Gewinn (Migräne) 148, 163
Selbstanästhesierung 215, 226
Selbstbild 132, 142
Selbstheilung 39, 140, 177, 215, 233, 275
Selbstmord 110, 135, 288
Selbstregulierung, psychophysiologische 52, 216, 225, 244, 250 ff., 255, 257, 263, 267, 270, 272
Selye, Hans 11, 20, 22, 26, 71–77, 79, 82, 103 f., 106
Sensomotorischer Rhythmus (SMR) 268
Sensoren (Biofeedback) 266
Serotonin 161 f.
Sexualität 28, 48, 52
sexuelle Fehlanpassungen 133 f., 137
  Funktionsstörungen (s. a. Impotenz) 14, 29, 85, 155, 237, 266
Shagass 198

Shapiro, David 262 f.
Shavasana (»Leichen-Lage«) 185, 201–205, 218, 220
   Anleitung 204 f.
Shevrin, H. 55
Simeons, A. T. W. 20, 22, 29, 47 ff., 79
Simmons, L. W. 96
Simonton, O. Carl 35, 142, 177, 180, 212, 234–242, 249
Simonton, Stephanie (Matthews-) 142, 180, 234, 239–243
Singh 186, 199
Smog 166
Society of Prospective Medicine 286
Sokrates 149
Solomon, George F. 64 f., 67 ff., 143 f., 169
Somatropin (s. Hypophysenhormone)
Sonnengeflecht 224
Soziale Neuanpassung 105 f.
   Bewertungsskala der s. N. 106–109
Spannungskopfschmerz 37, 46, 255, 259
Spastik 259
Spitzer, Walter O. 280 f.
Stabilität, autonome 194
Stein, Marvin 66
Stephenson, H. I. 133
Sterman, M. Barry 53, 268
Stern, J. A. 192
Sternbach, R. A. 180
Stoffwechsel und Meditation 194
Stout, C. 98
Stoyva, Johann M. 188, 258, 273
Streß 11 ff. *et passim*; Definitionen 11, 71, 78 f., 82
   -alarmreaktionen (Notfallsreaktionen) 11, 13 f., 62
   Arbeit und Streß 88–92
   -auslöser (-reize, -ursachen), spezifische 12 f., 17, 22 f., 31, 43–46, 81–89, 101–104, 108
   Gewöhnung an 191–194
   und Immunsystem 64–69
   -niveau, psychosoziales 105 ff.
   -profil, neurophysiologisches 78–81, 117, 264, 289
   Psychophysiologie des 43 ff.
   -reaktionen, positive 5, 12, 38
   -reduzierung (-erleichterung) 17, 25, 35, 41, 46 f., 159 f., 178, 283, 286, 292
   durch Biofeedback 257 ff., 272 ff.
   durch Meditation 180–191, 195 f., 201, 204, 234 f., 240, 242
Stroebel, Charles 185, 267
Subkortex, subkortikal 47–54, 77, 227
Subkulturen 96, 98–101
   chinesische in den USA 100
   japanische in den USA 99
Sufismus 180
Surphlis, W. 192
Suzuki, D. T. 183
Syme, Leonard S. 99
Synovia (»Gelenkschmiere«) 172

Tachykardie 14
Tai Chi 294
Technologie, medizinische 19
Termindruck (s. Zeitdruck)
Thalamus 50, 52, 54, 226
Theorell, T. 89
Thermographie 268
Thomas, Caroline 135 f.
Thymus(drüse) 65 f.

Thymus-(T-)Lymphozyten 65 ff., 72, 168 f.
Thyreotropin (*s.* Hypophysenhormone)
Thyroxin (Schilddrüsenhormon) 61
Tics, neuromuskuläre 255
Tinbergen, Nikolas 20, 22
TM (*s.* Transzendentale *Meditation*)
Tod (Einstellung zum) 296
Toomin, Marjorie 265 f.
Transzendentales Bewußtsein (*s. a.* Meditation, transzendentale) 211
Tranquilizer 27, 32, 85, 255 f.
Traum 40
Traumata 133, 166, 270
Travis, John W. 288 f.
Travis (Ort) 237 ff.
Trumbull 78
TTH (*s.* Hypophysenhormone)
Tuke, Daniel Hack 44
Tumoren und Streß im Tierversuch 72, 167 f., 170
Tursky, Bernard 262 f.

Überaktivierung 63
Überernährung 159, 284
Übertragung (Biofeedback) 249, 262 f.
Übertragung(seffekt) i. d. Meditation 187
Umschaltung (Autog. Training) 214, 216
Umweltfaktoren 41
Unbewußtes 33, 39, 215, 256
United States Public Health Services Hospital, Baltimore 288
University of Colorado Medical Center 273
Untererregung 256

USA (Streßkrankheiten) 14
Utilitarismus (und Lebensstil) 94

Vachon, L. 267
Valium (Diazepam) 27
vaskulärer Kopfschmerz (*s.* Migräne)
vaskuläre Störungen (*s.* kardiovaskuläre Leiden, Hypertonie)
Vasopressin (*s.* Hypophysenhormone)
Veränderung, soziale, und Streß 83–86
Verantwortung (des Patienten) 23, 39, 252 f., 278, 286, 293
Vererbung 76, 159, 166, 173
Vergegenwärtigung 35, 40, 211 f., 218, 227–233, 272 ff., 296
  in der psychosomatischen Medizin 233–241, 243, 260
Verhaltensänderungen (-modifikationen) 117, 128, 233, 247, 274, 284 ff.
Verhaltensmuster (-profile, -merkmale), pathogene 115–128, 147
  bei kardiovaskulären Leiden 119–128
  bei Krebs 128–142
Verhaltenstherapien 245 f., 259, 273
Verstärkung im Hirn 40
  im Regelkreis 45 f.
Verzweiflungssyndrom 136
Viren 66, 150, 164–169, 174, 234 (*s. a.* Immunreaktionen)
Viruskrankheiten, nichtkanzeröse 167

viszerale Funktionen 52
  -s Hirn 25
  Reflexe 57
  Reize 55
Vitaminmangel 284
Vogt, Oskar 214
vorbeugende – holistische – Medizin (Gesundheitsfürsorge) 19–22, 28, 30 f., 42, 57, 78, 81, 108 f., 148, 177 f., 243, 282, 285 f., 290
Voth, Harold 133 f.

Wachstumsbewegungen 18
Wachstumsgeschwindigkeit (Karzinome unter Streß) 132
Wallace, Robert Keith 185, 193 f., 196 f.
Walters, E. D. 32, 245, 253, 255
Watts, Alan 183
Weil, Andrew 33
Weiss, Steven 284
Wenger 185
West, R. M. 132
Westeuropa (Streßkrankheiten) 14
Wettbewerb(sdenken) 12, 99, 120–125
Whatmore, George B. 258
Wheatley, D. 27
Wille (des Patienten) 34 f., 138, 215, 252, 279, 293, 318
  passiver 261; Wollen, passives 33, 261, 274
Wilson, A. F. 196
Wing 192
Winkelstein, Warren Jr. 99

Wolff, Harold G. 20, 77, 79, 83, 100, 102, 105, 145
Wolpe, J. 188, 273
Worthington, R. E. 129, 132 f.

Yoga 32, 180, 183 ff., 189, 201–205, 208, 252
  Chakra- 180
  »elektronisches Schnell-« 270
  Hatha- 185
  Karma- 184
  Kriya- 184
  Kundalini- 180, 183
  Mudra- 180
  Shavasana- (s. dort)
  Tantra- 180
Yogis 185 f.
Young, A. M. 39 f.

Zazen (s. Meditation, Zen-)
Zeitdruck (-mangel) 11 f., 94, 120 ff., 125
Zellen, mutierende 150, 164 f., 169 f., 234 (s. a. Immunreaktionen)
Zen-Buddhismus 291
Zen-Meister 185 f., 296 (Anekdote)
Zentralnervensystem (ZNS) 65, 69, 170 f., 224
Zimbardo, Phillip G. 46
Zivilisationskrankheiten 14, 148–178 *passim*, 279
Zwischenhirn (Dienzephalon) 47 f., 50 f., 226
Zysanski 123